頭皮鍼治療のすべて

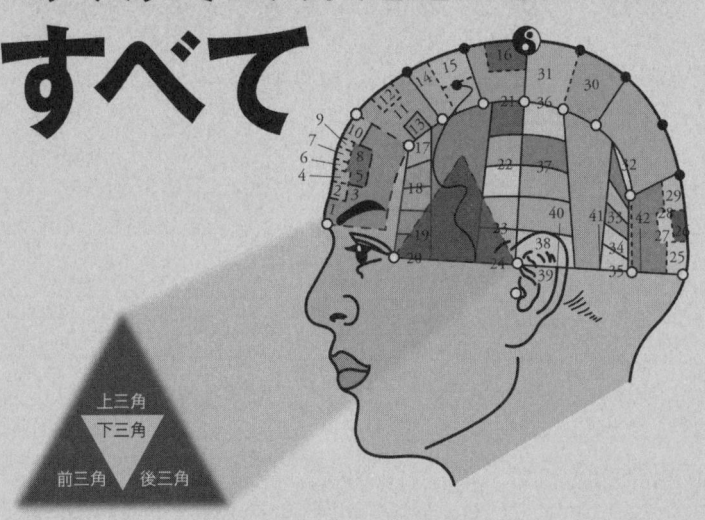

頭鍼・頭穴の理論と
　　　135病の治療法

浅野 周 著

はじめに

　頭鍼には2つのシステムがある．
　焦順発氏と方雲鵬氏のシステムである．

　まず脳卒中治療で有名な焦氏システムだが，これは脳の機能局在に基づいている．そして経絡にこだわらず伝統的な経穴をラインで結び，国際標準化方案とした．最初の出発点は機能局在でも，頭皮へ刺鍼するときはアバウトでよいことが分かったからだ．だいたいのラインが正しければ，少しぐらい位置がズレていてもまったく問題がない．だから焦氏頭鍼刺入点に近い経穴を取って，国際標準化方案とした．
　国際標準化方案は，治療ラインはアバウトなラインであるという前提に基づいている．それならばラインでなく，面に刺して刺激量を増やしたらどうかというのが朱氏の頭鍼である．そして焦氏頭鍼の200回/分捻転は大変なので，朱氏は抽気法と進気法を提唱する．
　これらは西洋医学の脳機能局在に基づいて取穴していたものが，経穴どうしを繋いでラインに替え，さらにラインに幅を持たせた進化である．したがって直刺ではなく，焦氏の開発したオリジナルを踏襲して，同じく帽状腱膜下層を透刺する．
　陝西省の方雲鵬氏は，自分の頭に痛みを感じ，そこへ刺鍼したところ身体の痛みが消えたという．それからは「耳鍼のように，頭皮にも身体の縮図があるのではなかろうか？」と考えて，1つずつ調べてゆき，頭皮に人体の縮図を作った．
　その後に誕生した頭鍼も，焦氏か方氏の系統を引き継いでいる．

　焦氏か方氏かのシステムを判断するには，透刺するか，しないのかで見分ける．

方氏頭鍼は点なので，直刺か斜刺する．
　焦氏頭鍼は多少のブレが許されるあいまいなラインなので，ラインを透刺する．またあいまいさゆえに，その両側へも追加透刺したりする．
　もっとも多く使用されるのは，焦氏系統だと思う．それは方氏頭鍼の取穴ポイントが点なので繁雑だからだ．対して焦氏系統はラインなので，2つの基準線さえ分かれば，さらに国際や朱氏のような大ざっぱな取穴ですら許されるということになれば，非常に簡単だからである．

　一般的に頭鍼は，脳卒中や脳障害を治療する鍼法と思われている．日本では田中角栄が，最初に頭鍼治療を受けた有名人だからだ．
　しかし方氏は，最初から頭鍼を脳卒中治療には使っていなかった．
　頭鍼に限らず，中国には眼鍼，耳鍼，鼻鍼，口鍼など，さまざまな流派があり，韓国の高麗手指鍼も手を人体の縮図と考えるため，現在では全息療法と一まとめにされている．

　頭鍼の治療法は，耳鍼治療のようなもので，その対応点を取る．基準となるのは，中心溝で，それを中心に中心前回と中心後回に分かれる．
　中心前回は，焦氏の運動区であり，前頂と懸釐を結ぶラインに相当し，国際標準化方案の頂顳前斜線でもある．
　中心後回は，焦氏の感覚区であり，百会と曲鬢を結ぶラインに相当し，国際標準化方案の頂顳後斜線でもある．
　焦氏と標準化方案を一緒にしたものが，だいたい朱氏の頂顳帯で，これには幅1寸，つまり2.5㎜幅の帯なので，1.5㎜しか離れていない焦氏の運動区と感覚区は含まれてしまう．また前神聡と百会も1寸離れているので，やはり朱氏の頂顳帯に含まれてしまう．
　焦氏・国際・朱氏の3者で治療に使いやすいのは，やはり焦氏頭鍼であろう．ほかの頭鍼ではラインを大ざっぱな部位で命名しているから，そのラインが何を主治するかを覚えなくてはならない．それに対して焦氏は

ラインを主治で命名しているため，胃の痛みなら胃区，運動疾患なら運動区，知覚障害なら感覚区，震えなら舞踏震顫区，眩暈や耳鳴なら暈聴区，下関係なら生殖区，血管関係なら血管舒縮区のように，疾患名があれば即時に治療ラインが取れる．

　これは耳穴と近い治療法だが，耳穴は細かい部分を正確に取穴する必要があり，頭鍼はアバウトで取穴も少なく，その病気が何と関係しているか当てはめれば，誰でも治療ができる，もっとも簡単な治療法である．

　頭鍼では，確かに刺鍼は簡単だが，焦氏頭鍼のような毎分200回の捻鍼などできないと思う人もあるだろう．

　確かに！

　たぶん焦順発は若かったので，毎分200回の捻鍼ができたのだろう．歳を取ると，手が硬くなって，とても200回の捻鍼などできない．

　だから朱氏は抽気法と進気法を考え出した．これは操作が非常に簡単である．2mmずつ急速に動かして，ゆっくりと元の位置まで入れ戻せばよい．

　まったく運鍼操作ができなくとも，それも問題ない．パルスに繋げばよいのだ．パルスを買うお金がないなら，中古の出物を探せばよい．

　捻転操作とパルスは，同じ作用があるといわれている．毎分200回ならば60秒で割ると3Hz（ヘルツ），つまり1秒間に3回のパルスをすればよいことになる．一般に30Hz以下では興奮作用，30Hz以上では鎮静作用，疎密波では調整作用があるという．

　だから頭鍼には，すべて3〜4Hzの連続波か，疎密波を使ってもよい．こうすると非常に治療が楽だ．

　病名や症状を聞き，それは胸腔か，胃か，泌尿生殖か，知覚か，運動か，言葉か，視力かに分類して，そこへ頭鍼してパルスを流し，そのまま30分放置して，抜鍼すればよい．

　脈を診たり，舌を診たり，匂いを嗅いだり，身体を調べたり，しつこく問診したりする必要など一切ない．ただ「どこが悪いのですか？　どうし

た症状で困っているのですか？」と質問し，対応する頭穴ラインへ刺鍼してパルスするだけである．

したがって焦氏頭穴さえ知っていれば，何も知らなくても治療できる．国際も朱氏も同じなのだ．それではほかの頭鍼療法が記載されているのはなぜかということだが，別システムの頭穴を使うことで，連続した同一部位への刺鍼を避けられるからだ．

こうした治療ラインさえ覚えれば，それで十分に治療できるのだが，参考として10章に「頭鍼の治療例」を記載した．

治療の方法がどんなに詳しく記載されていても，実際の治療例を模倣してみなければ，やってみる気になれないという人もあるはずだ．

ここに参考として記載した頭鍼治療は，その疾患はどこが原因か分かれば，だいたい同じ治療ラインを選択するだろうというものである．だから焦氏と国際は，違う治療法として記載してあるが，実際は似たような部分を取穴している．つまり当たらねど遠からず．

だから頭鍼治療は，十人十色の治療には絶対にならない．誰がやっても同じ病人ならば同じラインを選択する．当然先生によって「私は焦氏だ」とか，「私は朱氏だ」などの流派があるので，何mmかのズレはあるだろうが，しょせん頭鍼はアバウトなので，誤差の範囲に含まれてしまう．

つまり臨床経験の長い先生と，鍼灸免許を取りたての新米鍼灸師が，まったく同じ治療をできる数少ない治療法の一つである．

習ってから3日でできる治療法とか，本を読んだだけで3日でできる治療法など，滅多にない．普通は何十年と修行して，初めて正確な治療ができるものなのだ．こんな治療法は，耳鍼と頭鍼ぐらいだろう．

こういう私は，頭鍼を使っているかというと，主に肢体麻痺で使っている．体鍼で萎縮した筋肉を緩め，項鍼で頸の筋肉を解して頭に血が流れやすくし，頭鍼で大脳皮質の血流を活発にする．やはり体鍼，項鍼，頭鍼を

併用したほうが，相乗効果があるようだ．特に脳障害では，項鍼とともに必ず頭鍼を使う．

　耳鍼や手鍼も，頭鍼と同じように病名取穴だが，耳鍼と手鍼は近い．しかし頭鍼は別物である．
　身体には経絡系統がある．それは神経と筋肉を使えば説明ができる．体鍼の基本は全身を触り，凝り固まったり異常な部分を探して刺鍼する．だからツボに刺鍼する理由を解剖学によって説明できる．
　頭鍼も，脳の機能局在によってラインが決まっている．視野に関する部分は後ろとか，運動は中心前回とか，知覚は中心後回だとかだ．
　「神経は大後頭神経と小後頭神経なのに，どうして頭鍼の効果があるのか？」といった先生があるが，鍼灸治療で神経そのものに刺鍼することは，チック治療で顔面神経節を鍼で破壊するときぐらいのものだろう．神経に鍼を当てたところで，ビリッと衝撃が走るだけで，脳に対してしか刺激がない．
　頭鍼をすると，その直下にある大脳皮質では血流が活発になることが分かっている．以前は，どうして脳障害が頭鍼で治るのか分からなかったが，現代の技術は生体の脳血流まで測定できるまでになった．
　なぜ刺鍼した直下の脳血流が活発になるのかだが，中国では「捻転による骨振動が，大脳皮質の血流を活発化させる」と考えられている．だが骨は緻密なので，振動が広い範囲に伝わる．もし骨振動が作用するのであれば，頭穴ラインなど関係なく，どこに刺鍼しても効果があるはずである．それなのにラインは決まっている．また方氏のように点でしか骨に接しない手法ならば，捻転しても骨が振動することはほとんどないだろう．さらに頭鍼をしたまま長時間留鍼して，その間に運動させる手法もある．また頭鍼では，捻転法とパルス通電は，あまり効果に大差がない．パルス通電で，どうして骨が振動するのか？
　こうした数々の事実は「頭鍼の捻転が骨を振動させ，それによって大脳

皮質の血流が活発化する」という仮説に疑問を抱かせる．

　頭鍼によって大脳皮質の血流が活発化する作用原理だが，鍼には留鍼しておくと，毛細血管を広げる作用があることは確認されている．頭皮には，びっしりと毛細血管が張り巡らされて頭髪を栄養している．だから頭鍼や項鍼して頭皮の血流を活発にすると，まばらだった頭髪が生えてくる．頭蓋骨には細かな穴がたくさんあって，頭皮と頭蓋骨内部を連絡している．頭皮の毛細血管が拡張すれば，当然にして繋がっている頭蓋内側の血管も拡張し，血流が活発化するはずだ．血管ならば1カ所が拡張すれば，それと繋がる部分も拡張する．だから「頭皮へ刺鍼すると，頭皮の血管が拡張するために，その頭蓋骨内部の血流も活発化する」と考えたほうが合理的だ．

　また頭鍼をしても，頭蓋骨付近にある大脳皮質の血流は活発化するが，頭蓋骨から離れた深部の出血には効果がないという発見も，刺鍼した血管から離れると効果が弱くなることを物語っている．

　そもそも骨振動ならば，脳は髄液中に浮かんでいるのであり，それによって外部の衝撃を防いでいるので，鍼ごときのわずかな振動が脳血流に影響を及ぼすとも考えられない．

　「頭鍼が，なぜ効果があるのか？」という問題については，ほかには誰も意見を出していないので，いまのところ中国では骨振動説，日本では血管拡張説が主流だ．

　耳鍼や高麗手指鍼が，なぜ効果があるのかについて，現在でも説明がついてない．しかし脳は，全身の知覚と運動を管理し，聴覚や視覚，嗅覚など五官，さらには体温調節なども担当しているので，頭鍼は体鍼に匹敵するほどの作用があるのは明白だ．さらに頭鍼だけでなく，心臓から頭に流れる頸の血流も改善させれば，治療が完全になる．

　頭鍼の本を出してくれと，最近はメールが来るようになった．
　しかし，ある本を訳そうとすると，別の本の内容も捨てがたく，あれこ

れと迷ってしまう．私の持っている頭鍼の本は，すでに20冊は越えているだろう．だから特定の本を翻訳すると，内容が古くなっていたり，片寄ったりする．同じ内容のことが，ある本では分かりやすく解説されているのに，ほかの本では理解不能に書かれていたりする．そこで何冊かの本をまとめて内容を取捨選択し，1冊の本にまとめることにした．中国では盛んに行われている手法である．特に『頭鍼療法治百病』は参考になる．

過去に書かれた「焦氏頭鍼」は，とても薄っぺらな本だった．ここでは中国の頭鍼本には必ず記載されている大脳の機能局在や解剖的な内容，そして頭鍼による生理的変化は省き，実際に使われている頭鍼システムを紹介し，さらに頭鍼治療システムを使った治療処方を挙げることで，「こうした疾病には，このラインを取ればいいのだ」と，発想できるようにした．そして頭鍼がもっとも得意とする脳障害に対する治療法は，あまりにも知られているので付け足しとして記載するにとどめた．

本書は最新の刺法を含め，現時点（2011年）で頭鍼のことをもっとも網羅した体系書である．もちろん，ダイジェスト版の頭鍼紹介にとどめたので，さらに知識を深めたければ，中国書籍で学んでいただくしかない．だが本書で，現存する頭鍼治療ならすべて実施できる．内弟子の岡田君が索引作りを手伝ってくれたので，辞書機能もついた．

本書は私の初めての作品なので間違いや不足の部分があると思う．気づかれた点などは，正しい知識を普及させるためにも出版社に指摘いただきたい．

脈診システム，トリガーシステム，耳鍼システム，手鍼システムなど，さまざまな治療システムがあるが，もっとも理論的で応用範囲の広い頭鍼システムも，ぜひとも日本で普及させたいと思う．

頭皮鍼治療のすべて／目次

はじめに ……………………………………………………………… i

第1章　頭鍼体系のあらまし

第1節　頭鍼穴名国際標準化方案 …………………………………… 2
第2節　焦氏頭鍼体系 ………………………………………………… 3
第3節　方氏頭鍼体系 ………………………………………………… 3
第4節　林氏頭鍼体系 ………………………………………………… 4
第5節　湯氏頭鍼体系 ………………………………………………… 5
第6節　朱氏頭鍼体系 ………………………………………………… 6
　　　　(1)抽気法 ……………………………………………………… 6
　　　　(2)進気法 ……………………………………………………… 7
第7節　後頭骨全息療法 ……………………………………………… 7
　　　　(1)枕療定位 …………………………………………………… 7
　　　　(2)診断方法 …………………………………………………… 8
　　　　(3)治療方法 …………………………………………………… 8
　　　　　①枕点按法 ………………………………………………… 8
　　　　　②枕点鍼法 ………………………………………………… 8
第8節　于氏頭鍼体系 ………………………………………………… 9
　　　　(1)誕生 ………………………………………………………… 9
　　　　(2)場説 ………………………………………………………… 10
　　　　(3)刺鍼方法 …………………………………………………… 10
　　　　　①叢刺 ……………………………………………………… 10
　　　　　②長時間の留鍼, 間欠的な捻転 ………………………… 11
第9節　山元氏頭鍼体系 ……………………………………………… 11
　　　　(1)治療点の探し方 …………………………………………… 12
　　　　(2)適応症 ……………………………………………………… 12

第2章　頭部の経絡

第1節　頭部の経絡循行 ……………………………………………… 16
　　　　1.経脈 ………………………………………………………… 16

ix

		①足太陽膀胱経	16
		②足少陽胆経	17
		③足陽明胃経	17
		④手少陽三焦経	18
		⑤足厥陰肝経	18
	2．奇経		18
		①督脈	18
		②陽蹻脈	20
		③陽維脈	20
	3．経筋		20
	4．十二経別		21
	5．十二皮部		21
	6．十五絡脈		21
第2節	頭部の伝統的経穴と頭鍼刺激区の関係		21
	1．焦氏頭穴と関係する経絡や穴位との対応関係		22
		①感覚区	22
		②運動区	22
		③舞踏震顫区	22
		④血管舒縮区	22
		⑤暈聴区	23
		⑥言語二区	23
		⑦言語三区	23
		⑧足運感区	23
		⑨運用区	23
		⑩視区	23
		⑪平衡区	23
		⑫胃区	24
		⑬胸腔区	24
		⑭生殖区	24
	2．国際頭穴の治療ラインと穴位主治の対応関係		24
		①額中線	24
		②額旁1線	24
		③額旁2線	24
		④頂中線	25
		⑤頂顳前斜線	25
		⑥頂顳後斜線	25
		⑦頂旁1線	25

⑧頂旁2線 ……………………………… 25
　　　⑨顳前線 ………………………………… 26
　　　⑩顳後線 ………………………………… 26
　　　⑪枕上正中線 …………………………… 26
　　　⑫枕下旁線 ……………………………… 26

第3章　治療原理

経絡学説 …………………………………………… 28
　1．百脈は頭に帰す …………………………… 28
　2．臓腑の気血は頭に送られる ……………… 30
　3．根結・標本・気街・四海は頭に集中する …… 31

第4章　取穴と配穴

第1節　取穴方法 …………………………………… 36
　1．対症取穴 …………………………………… 36
　2．経験取穴 …………………………………… 36

第2節　配穴原則 …………………………………… 37
　1．単穴区配穴 ………………………………… 37
　2．多穴区配穴 ………………………………… 37
　　①相乗効果 …………………………………… 37
　　②兼証治療 …………………………………… 38
　3．多体系配穴 ………………………………… 38
　4．多療法配穴 ………………………………… 38

第3節　穴区の交換 ………………………………… 39
　1．左右で穴位を交換する …………………… 39
　2．同じ適応症の穴位を交換する …………… 39
　3．異なる頭鍼体系を交換する ……………… 40
　4．異なる治療方法を交換する ……………… 40
　5．異なる補助治療を交換する ……………… 41

第5章　操作方法

第1節　切皮前 ……………………………………… 44
　1．鍼 …………………………………………… 44
　2．治療ラインの確定 ………………………… 44

　　　　　　3．治療部位の露出　　　　　　　　　　　45
　　　　　　4．切皮　　　　　　　　　　　　　　　　45
　　第2節　切皮後　　　　　　　　　　　　　　　　46
　　　　　　1．刺入方向　　　　　　　　　　　　　　46
　　　　　　　(1)治療の必要性　　　　　　　　　　　46
　　　　　　　(2)経脈循行　　　　　　　　　　　　　46
　　　　　　　(3)穴区の特徴　　　　　　　　　　　　46
　　　　　　　(4)特殊刺法　　　　　　　　　　　　　47
　　　　　　2．刺入する角度と長さ　　　　　　　　　47
　　　　　　　(1)刺入角度　　　　　　　　　　　　　47
　　　　　　　　①平刺　　　　　　　　　　　　　　47
　　　　　　　　②斜刺　　　　　　　　　　　　　　47
　　　　　　　　③直刺　　　　　　　　　　　　　　48
　　　　　　　(2)刺入距離　　　　　　　　　　　　　48
　　　　　　　　①浅刺　　　　　　　　　　　　　　48
　　　　　　　　②深刺　　　　　　　　　　　　　　48
　　第3節　操作法　　　　　　　　　　　　　　　　48
　　　　　　1．運鍼　　　　　　　　　　　　　　　　48
　　　　　　　(1)捻転　　　　　　　　　　　　　　　49
　　　　　　　(2)提插　　　　　　　　　　　　　　　49
　　　　　　　　①抽気法　　　　　　　　　　　　　49
　　　　　　　　②進気法　　　　　　　　　　　　　50
　　　　　　　(3)震顫　　　　　　　　　　　　　　　50
　　　　　　　(4)弾撥　　　　　　　　　　　　　　　51
　　　　　　　(5)通電　　　　　　　　　　　　　　　51
　　　　　　2．補瀉　　　　　　　　　　　　　　　　51
　　　　　　　(1)捻転補瀉　　　　　　　　　　　　　51
　　　　　　　(2)提插補瀉　　　　　　　　　　　　　52
　　　　　　　(3)徐疾補瀉　　　　　　　　　　　　　52
　　　　　　　(4)迎随補瀉　　　　　　　　　　　　　52
　　　　　　　(5)開闔補瀉　　　　　　　　　　　　　53
　　　　　　　(6)平補平瀉　　　　　　　　　　　　　53
　　　　　　3．刺激量　　　　　　　　　　　　　　　53
　　　　　　　①強刺激　　　　　　　　　　　　　　53
　　　　　　　②弱刺激　　　　　　　　　　　　　　54
　　　　　　　③中刺激　　　　　　　　　　　　　　54

第4節　鍼感 ······ 54
　　1．鍼刺感応 ······ 54
　　　⑴患者の鍼感 ······ 54
　　　　①患者の肢体感覚 ······ 54
　　　　②症状の改善 ······ 55
　　　⑵術者の鍼感 ······ 55
　　　⑶鍼感の特徴 ······ 55
　　　⑷鍼感の出現時間 ······ 57
　　2．鍼感に影響する要因 ······ 57
　　　⑴手法 ······ 57
　　　⑵刺鍼部位 ······ 57
　　　⑶個体差 ······ 58
　　　⑷鍼感と治療効果 ······ 58
　　　⑸鍼感の効果 ······ 58
　　　　①即時効果 ······ 58
　　　　②緩慢効果 ······ 59
　　　　③遅延効果 ······ 59
　　　　④瞑眩効果 ······ 59

第5節　最近の刺法 ······ 59
　　1．特殊刺法 ······ 59
　　　⑴対刺法 ······ 60
　　　　①上下対刺 ······ 60
　　　　②前後対刺 ······ 60
　　　⑵傍刺法 ······ 60
　　　⑶交叉刺法 ······ 62
　　　⑷十字刺法 ······ 63
　　　⑸斉刺法 ······ 63
　　　　①額中線 ······ 64
　　　　②頂中線 ······ 64
　　　　③枕上正中線 ······ 64
　　　⑹接力刺法(リレー刺法) ······ 64
　　　⑺揚刺法 ······ 65
　　　⑻井字刺法 ······ 66
　　　⑼扇状刺法(額五鍼, 額三鍼) ······ 67
　　　⑽排刺法 ······ 67
　　　⑾環状刺法 ······ 67
　　　⑿透刺法 ······ 68

第6節　操作終了 ………………………………………… 69
　　　1．留鍼 ……………………………………………… 69
　　　　(1)留鍼に影響する要因 …………………………… 69
　　　　(2)留鍼方法 ………………………………………… 70
　　　　　①静留鍼 ………………………………………… 70
　　　　　②動留鍼 ………………………………………… 70
　　　　(3)留鍼の注意事項 ………………………………… 70
　　　2．抜鍼法 …………………………………………… 71
　　　3．刺鍼頻度と治療クール ………………………… 72
　　　　　①急性疾患 ……………………………………… 72
　　　　　②慢性疾患 ……………………………………… 72

第6章　併用する治療方法

　　第1節　電気鍼 …………………………………………… 74
　　　1．操作方法 ………………………………………… 74
　　　2．波形の選択 ……………………………………… 75
　　　　　①密波 …………………………………………… 75
　　　　　②疎波 …………………………………………… 75
　　　　　③疎密波 ………………………………………… 76
　　　　　④断続波 ………………………………………… 76
　　　　　⑤ノコギリ波 …………………………………… 76
　　　3．適応症 …………………………………………… 76
　　　4．注意事項 ………………………………………… 77
　　第2節　皮膚鍼 …………………………………………… 78
　　　1．鍼と準備 ………………………………………… 78
　　　2．刺鍼方法 ………………………………………… 79
　　　3．適応症 …………………………………………… 80
　　　4．注意事項 ………………………………………… 80
　　第3節　三稜鍼 …………………………………………… 81
　　　1．鍼 ………………………………………………… 81
　　　2．刺鍼方法 ………………………………………… 82
　　　　　①点刺 …………………………………………… 82
　　　　　②散刺 …………………………………………… 82
　　　　　③瀉血 …………………………………………… 82
　　　3．適応症 …………………………………………… 82
　　　4．注意事項 ………………………………………… 83

第4節	穴位注射	83
	1．道具と薬剤	84
	2．操作方法	84
	3．適応症	85
	4．注意事項	86
第5節	埋線	86
	1．用具と穴位選択	87
	2．操作方法	87
	3．適応症	88
	4．注意事項	88
第6節	灸	89
	1．隔物灸	89
	2．施灸方法	89
	(1)直接灸	89
	①瘢痕灸	89
	②無瘢痕灸	89
	(2)間接灸	90
	①姜灸	90
	②ニンニク灸	90
	③隔塩灸	90
	④隔附子餅灸	90
	(3)棒灸	91
	①温和灸	91
	②雀啄灸	91
	(4)灸頭鍼	91
	(5)温灸器	93
	3．適応症	93
	4．注意事項	93
第7節	レーザー鍼	94
	1．器具	94
	2．操作方法	94
	3．適応症	95
	4．注意事項	95
第8節	皮内鍼法	95
	1．鍼	96
	2．操作方法	96
	①円皮鍼	96

		②皮内鍼	97
		③留鍼時間	97
	3．適応症		97
	4．注意事項		97
第9節	指鍼（指圧）		98
	1．操作方法		98
	(1)揉		98
	(2)押		99
		①単指法	99
		②双指法	99
	(3)切		99
	(4)点		99
	2．適応症		99
	3．注意事項		100
第10節	穴位磁石療法		100
	1．操作方法		100
	(1)静磁法		100
		①直接貼敷法	100
		②間接貼敷法	101
		③磁鍼法	101
	(2)動磁法		101
		①パルス磁気療法	101
		②交流磁気療法	102
	2．治療とクール		102
	(1)刺激量		102
	(2)治療クール		103
	3．適応症		103
	4．注意事項		104

第7章　刺鍼反応と事故

第1節	暈鍼		106
	(1)発生原因		106
	(2)状態		106
	(3)処理		107
	(4)予防		107
		①心理的予防	107

②生理的予防 108
第2節　滞鍼 108
(1)発生原因 108
(2)状態 109
(3)処置 109
(4)予防 109
第3節　皮下出血 110
(1)発生原因 110
(2)状態 110
(3)処置 110
(4)予防 110
第4節　頭皮の知覚異常 111
(1)発生原因 111
(2)状態 111
(3)処置 111
(4)予防 112
第5節　弯鍼 112
(1)発生原因 112
(2)状態 112
(3)処置 112
(4)予防 113
第6節　折鍼(断鍼) 113
(1)発生原因 113
①鍼の問題 113
②術者の問題 113
③患者の問題 114
④折鍼部位 114
⑤電気鍼 114
(2)状態 115
(3)処置 115
(4)予防 115
①治療前の準備 115
②操作 116
第7節　感染 116
(1)発生原因 116
(2)状態 117
(3)処置 117

　　　　　(4)予防 117
　第8節　**クモ膜下出血** 118
　　　　　(1)発生原因 118
　　　　　　①穴位の原因 118
　　　　　　②操作の原因 118
　　　　　(2)状態 119
　　　　　　①症状 119
　　　　　　②徴候 119
　　　　　　③特徴 119
　　　　　(3)処置 119
　　　　　(4)予防 120
　　　　　　①刺入方向と深さに注意 120
　　　　　　②手法操作 120
　第9節　**小脳と延髄損傷** 120
　　　　　(1)発生原因 120
　　　　　　①穴位の原因 120
　　　　　　②操作の原因 121
　　　　　(2)状態 121
　　　　　　①小脳損傷 121
　　　　　　②延髄損傷 121
　　　　　(3)処置 121
　　　　　(4)予防 122
　　　　　　①刺入方向と深度を把握する 122
　　　　　　②鍼尖の感覚に注意 122
　　　　　　③慎重な操作 122

第8章　適応症と禁忌症, 注意事項

　第1節　**適応症** 124
　　　　　1．神経精神疾患 124
　　　　　2．痛みと知覚異常 125
　　　　　3．機能性疾患 125
　第2節　**禁忌症** 126
　第3節　**注意事項** 126

第9章　諸氏の頭鍼システムと補助治療

第1節　方雲鵬の頭穴 ……………………………… 130
　(1) 伏象（総運動中枢）……………………………… 130
　(2) 伏臓（総感覚中枢〈焦氏頭鍼の胸腔区から
　　　生殖区〉）……………………………………… 132
　　　a. 上焦 ……………………………………… 132
　　　b. 中焦 ……………………………………… 133
　　　c. 下焦 ……………………………………… 133
　(3) 倒象（運動中枢〈焦氏頭鍼の運動区〉）……… 134
　(4) 倒臓（知覚中枢〈焦氏頭鍼の感覚区〉）……… 134
　(5) 思維 ……………………………………………… 136
　(6) 説話（言語中枢）……………………………… 136
　(7) 書写（書中枢）………………………………… 136
　(8) 記憶（識字中枢）……………………………… 137
　(9) 信号（信号中枢）……………………………… 138
　(10) 運平（運動平衡中枢）………………………… 138
　(11) 視覚（視覚中枢）……………………………… 138
　(12) 平衡（平衡中枢）……………………………… 139
　(13) 呼循（呼吸中枢と心臓調節中枢）…………… 139
　(14) 聴覚（聴覚中枢）……………………………… 139
　(15) 嗅味（嗅覚中枢と味覚中枢）………………… 140

第2節　焦順発の頭穴 ……………………………… 140
　(1) 運動区 …………………………………………… 141
　(2) 感覚区 …………………………………………… 141
　(3) 舞踏震顫控制区 ………………………………… 142
　(4) 血管舒縮区 ……………………………………… 142
　(5) 暈聴区 …………………………………………… 143
　(6) 言語二区 ………………………………………… 143
　(7) 言語三区 ………………………………………… 143
　(8) 運用区 …………………………………………… 144
　(9) 足運感区 ………………………………………… 144
　(10) 視区 …………………………………………… 145
　(11) 平衡区 ………………………………………… 145
　(12) 胃区 …………………………………………… 145
　(13) 胸腔区 ………………………………………… 146
　(14) 生殖区 ………………………………………… 146

- ⑮制癇区 ... 146

第3節　国際標準頭穴 ... 147
- (1)前頭区 ... 147
  - ①MS1－額中線 ... 147
  - ②MS2－額旁1線(胸腔区) ... 148
  - ③MS3－額旁2線(胃区, 肝胆区) ... 148
  - ④MS4－額旁3線(生殖区, 腸区) ... 148
  - ⑤額頂線 ... 148
- (2)頭頂区 ... 148
  - ①MS5－頂中線 ... 148
  - ②MS6－頂顳前斜線(運動区) ... 149
  - ③MS7－頂顳後斜線(感覚区) ... 149
  - ④MS8－頂旁1線 ... 150
  - ⑤MS9－頂旁2線 ... 150
- (3)側頭区 ... 150
  - ①MS10－顳前線 ... 150
  - ②MS11－顳後線 ... 151
- (4)後頭区 ... 151
  - ①MS12－枕上正中線 ... 151
  - ②MS13－枕上旁線 ... 151
  - ③MS14－枕下旁線(平衡区) ... 152

第4節　朱明清の頭穴 ... 152
- ①額頂帯 ... 153
- ②額旁1帯 ... 153
- ③額旁2帯 ... 154
- ④頂顳帯 ... 154
- ⑤顳前帯 ... 155
- ⑥顳後帯 ... 155
- ⑦頂結前帯 ... 155
- ⑧頂結後帯 ... 155
- ⑨頂枕帯 ... 156
- ⑩顳底帯 ... 156

第5節　林学俊の頭穴 ... 157
- (1)顳三鍼 ... 157
- (2)額五鍼 ... 158
- (3)運動前区 ... 158
- (4)附加運動区 ... 159

		(5) 声記憶区	159
		(6) 語言形成区	160
第6節	于致順の頭穴		160
		(1) 頂区	160
		(2) 頂前区	161
		(3) 額区	161
		(4) 枕区	161
		(5) 枕下区	161
		(6) 顳区	162
		(7) 項区	162
第7節	頭鍼の新穴		162
		(1) 安神区	162
		(2) 精神情感区	162
		(3) 鼻咽口舌区	163
		(4) 次鼻咽口舌区	163
		(5) 清醒区	163
		(6) 眼球協同運動中枢	164
		(7) 頭三角	164
		(8) 強壮区	164
		(9) 制狂区	164
		(10) 腰区	165
		(11) 唾穴	165
		(12) 天谷八陣穴	165
		(13) 益脳十六穴	166
		(14) 治聾五穴	166
		(15) 運動区透感覚区五鍼	167
		(16) 失算区	168
		(17) 情感区	168
		(18) 癲癇区	168
		(19) 手指加強区	168
		(20) 語言区（ブローカの中枢）	169
第8節	湯頌延の頭穴		169
		① 前後正中線	169
		② 前後正中内線	170
		③ 頂耳線	170
		④ 眥枕線	170
		⑤ 陰陽点	170

- ⑥陰陽内点 …… 170
- ⑦印堂内点 …… 170
- ⑧枕外隆凸内点 …… 170
- ⑨陰陽両面 …… 170

(1) 陰面点, 線, 区 …… 171
- A. 天突点 …… 171
- B. 天突内点 …… 171
- C. 剣突点 …… 171
- D. 剣突内点 …… 171
- E. 臍点 …… 171
- F. 臍内点 …… 171
- G. 額面区 …… 171
  - 1. 頂前区 …… 171
  - 2. 額区 …… 172
  - 3. 顳区 …… 172
  - 4. 眼区 …… 172
  - 5. 耳区 …… 172
  - 6. 鼻区 …… 172
  - 7. 口唇区 …… 172
  - 8. 咽喉区 …… 172
  - 9. 面区 …… 172
  - 10. 頚前区 …… 172
- H. 上焦区 …… 172
  - 11. 肺・支気管区 …… 172
  - 12. 心区 …… 172
  - 13. 腋区 …… 172
- I. 中焦区 …… 173
  - 14. 肝胆区 …… 173
  - 15. 脾胃区 …… 173
- J. 下焦区 …… 173
  - 16. 泌殖区 (泌尿生殖区) …… 173
- K. 上肢陰区 …… 173
  - 17. 肩陰線 …… 173
  - 18. 肘陰線 …… 173
  - 19. 腕陰線 …… 173
  - 20. 指掌線 …… 173
- L. 下肢陰区 …… 173

   21.股陰線 ……………………… 173
   22.膝陰線 ……………………… 173
   23.踝陰線 ……………………… 173
   24.趾底線 ……………………… 173
  M.三角区 …………………………… 173
   a.上三角 ……………………… 174
   b.下三角 ……………………… 174
   c.前三角 ……………………… 174
   d.後三角 ……………………… 174
 (2)陽面点,線,区 ……………………… 174
  N.胃脊点 …………………………… 174
  O.胃脊内点 ………………………… 174
  P.大椎点 …………………………… 174
  Q.大椎内点 ………………………… 174
  R.陽関点 …………………………… 174
  S.陽関内点 ………………………… 174
  T.膈下点 …………………………… 174
  U.枕項区 …………………………… 174
   25.頂後区 ……………………… 174
   26.睛明区 ……………………… 174
   27.枕区 ………………………… 174
   28.語智区 ……………………… 174
   29.項後区 ……………………… 175
  V.背区 ……………………………… 175
  W.腰骶区 …………………………… 175
   30.腰区 ………………………… 175
   31.骶区(仙骨区) ……………… 175
  X.上肢陽区 ………………………… 175
   32.肩陽線 ……………………… 175
   33.肘陽線 ……………………… 175
   34.腕陽線 ……………………… 175
   35.指背線 ……………………… 175
  Y.下肢陽区 ………………………… 175
   36.股陽線 ……………………… 175
   37.膝陽線 ……………………… 175
   38.踝陽線 ……………………… 175
   39.趾背線 ……………………… 175

		Z.前庭区	175
		&.静線・風線・血線	175
		40.静線	176
		41.風線	176
		42.血線	176
第9節	後頭骨全息法頭穴		176
第10節	項鍼穴		177
	(1)頸鍼		177
	(2)温通督陽法		177
	(3)項叢刺		178
第11節	山元敏勝の頭穴		180
	(1)治療点の取穴法		180
	(2)YNSA基礎点の部位と主治		181
	①A点		181
	②B点		181
	③C点		182
	④D点		182
	⑤E点		182
	(3)穴位の細分		182
第12節	靳三鍼		184
	①智三鍼		184
	②四神鍼		184
	③脳三鍼		184
	④顳三鍼		185
	⑤暈痛鍼		185
	⑥定神鍼		185
第13節	夾脊鍼療法		186
	(1)部位と主治		186
	①頸夾脊		186
	②胸夾脊		186
	③腰夾脊		186
	④骶夾脊		187
	(2)取穴原則		187
	(3)操作方法		188
	①頚膨大区		188
	②腰膨大区		188

第10章　135病の治療法

第1節　内科疾患 ········· 192
    1. 風邪 ········· 192
    2. 日本脳炎の後遺症 ········· 192
    3. おたふく風邪 ········· 193
    4. 細菌性赤痢 ········· 194
    5. 気管支炎 ········· 194
    6. 気管支喘息 ········· 195
    7. 狭心症 ········· 195
    8. 不整脈 ········· 196
    9. 高血圧 ········· 196
    10. 本態性低血圧 ········· 197
    11. レイノー病 ········· 198
    12. シャックリ ········· 198
    13. 胃炎 ········· 199
    14. 胃十二指腸潰瘍 ········· 199
    15. 胃下垂 ········· 200
    16. 潰瘍性結腸炎 ········· 201
    17. 便秘 ········· 202
    18. バセドウ病 ········· 202
    19. 不眠 ········· 203
    20. 神経衰弱 ········· 203
    21. 鬱病 ········· 204
    22. 統合失調症 ········· 205
    23. 癲癇 ········· 205
    24. あがり症 ········· 206
    25. 脳動脈硬化性認知症 ········· 206
    26. 頭痛 ········· 207
    27. 三叉神経痛 ········· 208
    28. 顔面神経麻痺 ········· 208
    29. 顔面痙攣 ········· 209
    30. 寝違い ········· 209
    31. 頚椎症 ········· 210
    32. 頚性眩暈 ········· 210
    33. 船酔い（乗り物酔い） ········· 211
    34. 多発性神経炎 ········· 211

第2節　外科疾患 212

- 35. 脊髄損傷 212
- 36. 肩痛 212
- 37. 五十肩 213
- 38. 橈骨神経損傷 213
- 39. テニス肘（上腕骨外側上顆炎） 214
- 40. 肘痛 215
- 41. 手首の痛み 215
- 42. 橈骨茎状突起狭窄性腱鞘炎 215
- 43. 肋間神経痛 216
- 44. 肋軟骨炎 216
- 45. ギックリ腰 217
- 46. 腰の痛み 217
- 47. 椎間板ヘルニア 217
- 48. 慢性腰痛 218
- 49. 坐骨神経痛 218
- 50. 不穏下肢症候群（レストレスレッグス症候群） 219
- 51. 股関節の痛み 219
- 52. 膝の痛み 220
- 53. 膝関節炎 220
- 54. 総腓骨神経麻痺 221
- 55. 四肢の捻挫 221
- 56. 足首の捻挫 222
- 57. かかとの痛み（足跟痛） 222
- 58. 軟部組織の損傷 223
- 59. インポテンツ 223
- 60. 遺精 224
- 61. 糖尿病 224
- 62. 尿失禁 225
- 63. 排尿障害 225
- 64. 頻尿 226
- 65. 泌尿器感染 226
- 66. 尿管結石 227
- 67. 糸球体腎炎 228
- 68. 前立腺炎 228
- 69. ショック 229
- 70. 胆嚢炎 229

	71. 急性虫垂炎	230
	72. 脱肛	230
	73. 術後の痛み	231
	74. 癌の痛み	231
第3節	**婦人科疾患**	232
	75. 生理痛	232
	76. 生理不順	233
	77. 機能性子宮出血	233
	78. 無月経	234
	79. 月経前緊張症	234
	80. 月経期の頭痛	234
	81. 月経期に乳房が痛い	235
	82. 月経期に身体が痛い	235
	83. 月経期に下痢する	235
	84. 月経期のむくみ	235
	85. 月経期に感情が異常になる	236
	86. 子宮下垂	236
	87. 骨盤内炎症性疾患	237
	88. 外陰部の痒み	237
	89. 乳腺炎	237
	90. 乳腺房増殖	238
	91. 乳汁過少	238
	92. 更年期障害	239
	93. 妊娠悪阻	239
	94. 子癇	240
	95. 難産	240
	96. 胎盤残留	240
	97. 出産後の腹痛	240
第4節	**小児科疾患**	241
	98. おねしょ	241
	99. 脳性麻痺	241
	100. 知能障害	242
	101. 多動症(微細脳障害・MBO・ADHD)	243
	102. トゥレット症候群	243
第5節	**皮膚科疾患**	244
	103. ジンマシン	244
	104. 皮膚掻痒症	245

	105. 神経皮膚炎(アトピー性皮膚炎乾燥型)	245
	106. ヘルペス	246
	107. ニキビ	246
	108. 円形脱毛症	246
第6節	**耳鼻咽喉眼科の疾患**	**247**
	109. 麦粒腫	247
	110. 結膜炎	247
	111. 視神経炎	248
	112. 視神経萎縮	248
	113. 中心性漿液性脈絡膜症	249
	114. 近視	249
	115. 色盲	250
	116. 老人性白内障	250
	117. 耳鳴と難聴	251
	118. メニエル病	251
	119. アレルギー性鼻炎(花粉症)	252
	120. 鼻血	252
	121. 顎関節症	253
	122. 扁桃炎	253
	123. 咽頭炎	254
	124. 咽喉頭異常感症(梅核気)	254
	125. 口腔潰瘍	254
	126. 歯痛	255
第7節	**脳障害**	**255**
	127. 脳卒中	257
	128. 脳卒中後遺症	258
	129. 仮性球麻痺	258
	130. パーキンソン症候群	259
	131. 脳萎縮	259
	132. 運動失調	260
	133. 植物人間	260
	134. 小舞踏病	261
	135. 外傷性脳症	262

おわりに	263
図版出典一覧	268
索引	270

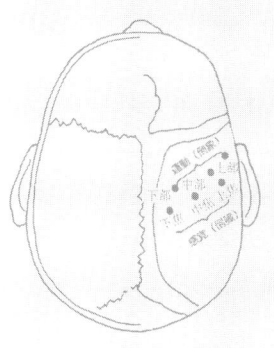
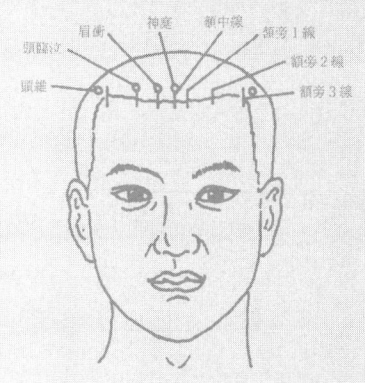
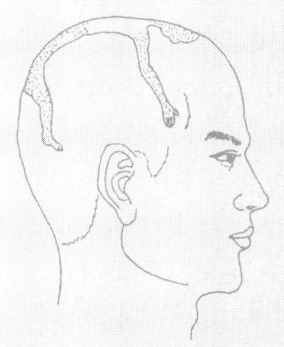

第 **1** 章

頭鍼体系のあらまし

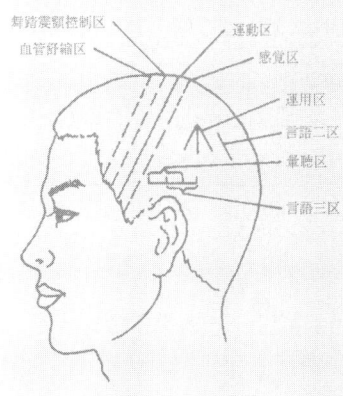

第1節　頭鍼穴名国際標準化方案

　頭鍼穴名国際標準化方案では，焦順発の頭鍼療法を伝統的中医理論に適合させるため，例えば督脈の神庭穴から下へ1寸の直線が額中線，百会から前頂へ向かう直線が頂中線などのように，穴位透刺の方法によって刺激区を制定した．

　頭鍼は中国で1970年から，徐々に使われ始め，しばらくすると国家臨床医師が常用する治療方法となった．そして世界保健機構西大平洋地区―鍼灸穴名標準化会議（1984年5月，東京にて開催）で検討され，中国鍼灸学会法により，経に分けて選穴し，透刺法に基づいて「頭鍼穴名国際標準化方案」が制定されたが，それは頭穴名のアルファベット数字コード，穴名の中国語ピンインと漢字の3要素を含んでいる．コードのＭＳは「micro-system」と「scalp-points」の略である．つまり，Mは微鍼システムであり，Sは頭鍼システムである．ここで14本の刺激ラインを制定した．

　この方案は1984年5月，世界保健機構西太平洋地区―鍼灸穴名標準化会議を通過し，1989年11月，世界保健機構が開いた国際標準鍼灸穴名科学組会議（ジュネーブ）で正式に通過し，世界の鍼灸界に推薦された．

　国際標準化方案の頭鍼は，頭穴を刺激ラインとし，刺鍼操作では1.5～2インチ毫鍼を多用して，頭皮と30度角で刺入し，鍼が帽状腱膜下層へ達したら，刺激ラインに沿って必要な長さだけ入れ，200回/分の快速捻転法を使って1分間ほど運鍼する．快速捻転法によって鍼感を誘発し，短時間のうちに一定の刺激量に到達させる．また国際標準化方案の頭鍼は，経脈から選穴しているので，経脈循行に基づいて迎随補瀉もできる．例えば頂中線は督脈なので，百会から前頂へ刺入すれば補法，前頂から百会へ刺入すれば瀉法となる．

第2節　焦氏頭鍼体系

　焦氏頭鍼穴は，山西省の焦順発が1971年に発表した方法で，大脳皮質の機能局在に基づいて刺鍼し，さまざまな疾病を治療した．臨床では脳を原因とする疾病に常用された．
　焦氏頭鍼では刺激区を正確に取穴するため，まず頭部の目印によって2本の基準線を確定する．前後正中線は，眉間から外後頭隆起下縁までの正中ラインである．眉枕線は，眉毛上縁中点と外後頭隆起尖端を頭部側面で繋いだラインである．こうして国際標準化方案と同じく14本の刺激ラインを決定する．
　国際標準化方案は，焦氏頭鍼の治療ラインを，経穴を繋ぐラインに替えたものなので，両者の治療ラインは似通っている．だが国際標準化方案は部位によって命名され，焦氏頭鍼穴は機能によって命名されている．

第3節　方氏頭鍼体系

　方氏頭鍼体系はもっとも早期に確立された頭鍼で，焦氏頭鍼と双璧をなす頭鍼である．陝西省の方雲鵬(ほう)が，自分の経験に基づいて作り上げた．彼は頭皮を人体の縮図が投影される部分だと考え，伏象と伏臓を作り出した．「伏象」は冠状縫合，矢状縫合，ラムダ縫合で頭を前にして人体が伏せている．
　彼の理論では，矢状縫合が体幹部，冠状縫合は上肢，ラムダ縫合には下肢が投影されており，額には半身の内臓が投影される．
　取穴するには，2本の基準ラインを定める．
①眉頂枕線：両眉の中点（印堂）から矢状縫合を通り，外後頭隆起（脳戸）を繋ぐ縦ライン．大脳半球を左右に分けるライン．

②眉耳枕線：眉間の中点から耳を経由して，外後頭隆起（脳戸）を繋ぐ横ライン．
③プテリオン：頭頂骨の前下角で，冠状縫合と蝶頭頂縫合の交点．
④アステリオン：頭頂骨の後下角で，ラムダ縫合と頭頂骨側頭骨の縫合が交わる点．

　方氏の取穴方法は，ある部分に病があれば，相応する穴区を取る．例えば肩の痛みならば伏象の肩を取る（相応取穴法）．また胃痛ならば伏象の「中枢」を取穴するが，この場合は伏臓の上焦の内関を取穴してもよい（倣体取穴法）．また言語障害には「説話」を取穴する（特定取穴法）．また伏象や伏臓の倒置を取る繆刺もある（米式取穴法）．
　方氏頭鍼では5mmほど刺入する．0.5～1寸の毫鍼を使って直刺で切皮し，骨膜まで到達させる．または1～1.5寸の毫鍼で切皮し，ゆっくりと捻転しながら刺入して骨膜へ到達させる．鍼法には単鍼法，双鍼法，排刺法，皮鍼法がある．

第4節　林氏頭鍼体系

　林学倹の頭鍼刺激新区は，上海の林学倹が大脳皮質の機能局在に基づいて頭鍼刺激区を特定し，神経生理学，ならびに脳機能と血流の関係から，新たな刺激区を発見した．全部で6区あり，小児の脳性麻痺，頭部外傷後遺症，神経性難聴に優れた効果がある．
　林氏の頭穴には，顳三鍼（しょう），額五鍼，運動前区，附加運動区，声記憶区，語言形成区がある．

第5節　湯氏頭鍼体系

　湯頌(しょう)延頭鍼穴名体系は，上海の湯頌延が中医臓象経絡学説に基づき，生物全息理論（身体の部分に全体の縮図があるとする発想）の立場から頭鍼モデルを作ったものである．1970年代，彼は大脳と人体投影像の関係を研究し，十数年の模索により「湯氏頭鍼」を完成した．彼の思想は，頭皮の百会を境界にして人体投影像の縮図があるとするものだった．

　湯氏は，前頭部と頭部髪際区に全身の縮図があると考えた．彼は頭部を前後の2つに分け，眉間と外後頭隆起下縁を繋いだ線の中点が，耳珠と繋がる線を分界線とし，前半分は臨床で対応区に刺鍼する部分であり，全身の疾患を治療できるとした．彼は，頭部を陰部と陽部に大別し，「陰陽点」を中心にして60の区域へ分け，百会から耳門のラインを分界線（頂耳線）とし，その線から前を陰面として人体縮図が頭部に仰臥しており，顔面部・胸腹部・手足ならびに手掌や足底が位置する．その線から後ろが陽面で，人体縮図がうつ伏せになっており，後頚部・背ならびに手足の背面を表し，陰陽点の後半部は陽である．分界線を境として，仰臥位と腹臥位になった2人の手足は左右両側に下垂する．

　穴区を定める前に，まず次の標識点・線・面を把握する．
① 前後正中線：印堂から頭頂を経て外後頭隆起下縁に至る線．
② 前後正中内線：前後正中線と1眶(きょう)横径（眼窩の横幅）ほど離れた平行線．
③ 頂耳線：陰陽点と耳珠を繋いだライン．
④ 眥(し)枕線：外眥と外後頭隆起下縁を繋ぐライン．頂耳線によって眥耳線と耳枕線に分けられる．
⑤ 陰陽点：前後正中線の中点．
⑥ 陰陽内点：前後正中内線と頂耳線の交点．
⑦ 印堂内点：印堂を通る，眥耳線の平行線と前後正中内線の交点．

⑧外後頭隆起内点：脊枕線上で，外後頭隆起下縁から1眶横径ほど離れている．

⑨陰陽両面：頂耳線を境とし，前頭部を陰，後頭部を陽とする．

湯氏頭鍼は人体の縮図に基づくので，仰臥位は額面区・上焦区・中焦区・下焦区・上肢陰区・下肢陰区から構成され，腹臥位は腰骶区・背区・枕項区・上肢陽区・下肢陽区に分けられる．これらの区域は，例えば中焦区なら肝胆区・脾胃区，上肢陰区なら肩陰線・肘陰線・腕陰線・指掌線など，さらに数個の刺激区や数本の刺激ラインに分けられる．

湯氏頭鍼と方氏頭鍼は，浅刺を主とする．湯氏頭鍼は，1インチの毫鍼を使い，頭頂中心から周囲へ向けて0.2〜0.3寸刺入することが多い．

第6節　朱氏頭鍼体系

北京の朱明清は「頭鍼穴名標準化方案」に基づき，中医理論をよりどころに臨床と結び付け，新たに9本の頭鍼治療帯を増やした．その特徴は，百会を治療部位の中心とし，督脈を中心線として，頭皮を8つの治療ベルトに分けた．その額頂帯と頂枕帯は，湯氏頭鍼の全息思想を取り入れ，額頂帯なら前から後ろへ頭頚→上焦→中焦→下焦などの臓腑病証を主治し，頂枕帯は項（後頚部）→背→腰脊正中の病証を主治するとした．額旁帯は，方氏の伏臓学説の全息思想を取り入れている．頂結前帯と頂結後帯は，それぞれ寛骨部の病証と肩甲部の病証を治療するが，これは頂枕帯の両側を頭なら後ろへ，足なら前に向かう全息穴区である．その運鍼法は抽気法と進気法を主とする．

(1) 抽気法

毫鍼を頭皮と15度角で，指の力で一瞬に切皮し，鍼を帽状腱膜下層へ刺入したら鍼体を寝かせ，ゆっくりと1寸ほど刺入する．そのあと突然の

力で鍼を引くが，1回に0.1寸ずつ引き抜いて，1寸ほど抜いたら，ゆっくり元の位置まで戻す．この操作を何回か繰り返し，得気すればよい．

(2) 進気法

毫鍼を頭皮と15度角で，指の力で一瞬に切皮し，鍼を帽状腱膜下層へ刺入したら鍼体を寝かせゆっくりと1寸ほど刺入する．そのあと突然の力で鍼を押し込むが，1回に0.1寸ずつ押し込んで，1寸ほど入れたら，ゆっくりと元の位置まで戻す．この操作を何回か繰り返し，得気すればよい．

第7節　後頭骨全息療法

日本の板本哲康は，後頭骨に反射区があるとした．それは脊柱骨（頚・胸・仙椎）が，後頭骨反射区に並んでいる．まず後頭骨を3つのラインに分け，外後頭隆起下縁を第2ライン，上縁を第1ライン，第2ラインの下を第3ラインとする．3本のラインは1横指ずつ離れている．疾病の治療は，第2ラインを主にする．第1ラインは難病や頑固な疾患を治療するが，その後頭部の点（枕点）は痛みも激しく，結節も顕著である．第3ラインは頚椎症を治療する．それに基づいて陳耀南は，臓象学説と考え合わせ，人体臓腑の順序で後頭骨の反射点を配列すべきだとし，按摩や刺鍼で優れた効果を上げた．そして『枕骨全息療法』（中国針灸，1997年）を出した．

(1) 枕療定位

後頭骨第2ラインの定位は，後頭骨下縁から取る．外後頭隆起を終点とし，両側乳様突起を起点に左右6つずつの枕点反射区があり，各点は1横指ずつ離れている．人体臓腑は，中央から外へ①心→②肺→③胃→④脾→⑤腎→⑥生殖区（前立腺や子宮）と並ぶ．この配列は，後頭部に人体の縮

図が横たわっているようである.

(2) 診断方法

　枕点を揉んで,病巣部の位置が診断できる.指で枕点を揉み,枕点に痛みや脹痛,結節があれば,それが病状反応である.例えば第4点を揉んで虚痛があれば脾陽不振で,焼けるような脹痛があれば糖尿病.第1点を揉んで脹痛があれば頭痛や眩暈,焼けるような痛みならば心臓疾患である.

　総じて臓腑機能が弱(虚証)ければ痛みが弱く,揉んだあと元気が出る.臓腑の邪が盛ん(実証)ならば焼けるように痛み,揉んだあと症状が和らぐ.

(3) 治療方法

①枕点按法

　親指と中指で,時計回りか逆時計回りに枕点を揉めばよい.力は軽から重へ,軽いが浮くようではなく,重いが滞らないように,指の力を浸透させる.患者は坐位がよい.完骨から始めて,順々に外後頭隆起まで各点を7～8回揉む.そのとき枕点が痛ければ病巣なので,多く揉まなければならない.疾患が即時に消えることもあるが,何クールかの治療が必要な場合もある.

②枕点鍼法

　患者は坐位でも腹臥位でもよい.枕点は「以痛為兪」とするか,辨証(経脈を取穴するとか)して刺鍼する.毎回1鍼か3～4鍼をゆっくり0.5～0.8寸に刺入する.深すぎないよう刺入し,提挿せず,ましてや強刺激してはならない.軽く何度も捻転し,酸・脹・麻の鍼感が発生するようにする.鍼下に鍼感が現れなければ,候気してから捻転してもよい.毎回30分留鍼する.抜鍼したあと,手で後頭部の筋肉を揉み,筋肉を弛緩させる.後頭部は神経や血管が多く,延髄にも近いので,刺鍼では注意が必要である.

第8節　于氏頭鍼体系

于氏頭鍼体系は，黒龍江中医学院の于致順が治療のなかから作り出した頭鍼治療方法である．

(1) 誕生

于致順は，1972年から脳卒中の片麻痺を頭鍼によって治療し始めた．最初は焦氏の刺激区を使って効果を上げていた．しかし長期に及ぶ臨床治療により，以下のことを発見した．穴位でない部分（刺激区から離れていたり，対側の刺鍼）でも効果がよい．1つの刺激区に複数の機能があり，例えば運動区は運動障害を治療するだけでなく，知覚やほかの障害も治療できる．

『千金方』には百会で脳卒中を治療し，『普済方』には百会と曲鬢などで脳卒中による言語障害や半身不随を治療すると記載されていた．そこで百会から曲鬢へ透刺してみたところ効果があった．その後に健側の百会から曲鬢へ透刺，患側の百会から曲鬢へ透刺と健側の前頂から懸顱の透刺，健側の通天から承光の透刺，患側の通天から承光の透刺と運動区，両側の正営から目窓への透刺と前頂から懸釐の透刺，両側の玉枕から天柱の透刺と前頂から懸釐の透刺，神庭から顖会の透刺，強間から脳戸の透刺と運動区などを系統的に比較観察した．その結果，運動障害や知覚障害，ほかの指標などで，後頭部の穴位は前頭部の穴位より効果が悪く，頭頂部と側頭部の穴位は効果がよいことを発見した．それに基づいて脳卒中による片麻痺と知覚障害などの刺鍼部位を発表し，さらに百会や前頂から神庭，その両側や曲鬢までの菱形区域で効果がよいという結論を得た．そこから「場」理論が誕生する．

(2) 場説

鍼を頭穴へ刺入したあと，手法によって一種の鍼場が発生するが，それが頭穴作用を大脳皮質へ伝えると場説理論は考える．この場は，頭部の軟組織を貫くことによって，大脳皮質の対応部位に直接作用する．つまり鍼を刺入すると，鍼本体，ならびに鍼と組織の作用，組織破壊などにより物理的や化学的な変化が発生し，それによって作り出された場が大脳皮質や関係部位に直接作用し，そうした部位の病理変化を改善する．しかし，こうした「場」は点でもなく，線でもなく，本質は面である．だから刺鍼の作用は鍼直下の組織に留まらず，その周囲にも作用が及ぶ．例えば中心前回直上の頭皮に刺鍼すれば，運動障害だけでなく，知覚ならびにほかの障害も改善できる．

これは臨床で運動誘発電位を研究しているうちに発見し，研究によって証明された．誘発電位の刺激器を使って側頭部を刺激すると母指球にMEP波形が現れるが，頭部の対応部位へ刺鍼したあと捻転しても母指球にMEP波形が現れた．誘発電位の刺激器は，電気と磁力を使って作り出す作用だから，これは電磁場が大脳皮質に作用した結果である．鍼を捻転することにより運動誘発電位が発生するのも，やはり鍼場の作用である．

「場」の理論を脳機能と結び付け，于教授は頭部治療区の区分見解を発表した．そして頭部を7区に分け，各治療区の位置と大脳皮質の投影関係，ならびに主治作用を模索した．

(3) 刺鍼方法
①叢(そう)刺

病状に基づいて，対応する刺激区に1.5～2寸の毫鍼を平刺して帽状腱膜下層へ1～1.5寸刺入したら，同じような方法で，その左右か上下の両側へ1～1.5mmの間隔をおいて排刺する．各穴の範囲をはみ出さないように，各区へ3～5本刺入する．各区へ刺入する本数が多いため叢刺と呼ぶ．鍼の本数は，病変部位の大きさによって決めるが，病変部位を覆う程

度がよい．補瀉は，刺入方向が経脈走行と一致しているかどうかで決まり，経に沿って刺入すれば補法，経と逆向きに刺入すれば瀉法である．

②長時間の留鍼，間欠的な捻転

刺鍼方法では，1日当たりの刺鍼回数・捻転強度・捻転時間・捻転と提挿・留鍼時間などを比較した．その結果，適切に刺激量を増やしたり，留鍼時間を延長すると，効果も向上した．そこで長時間の留鍼，間欠的な捻転を編み出した．長留鍼とは留鍼時間を増やすことだが，一般に6〜10時間留鍼する．夜間は，患者が鍼に当たったり睡眠に影響するので，勤務時間の終了か睡眠前に抜鍼し，留鍼中に1〜2回ほど捻転する．

第9節　山元氏頭鍼体系

　この頭鍼体系は，日本の宮崎県日南市山元病院院長の山元敏勝博士が，中国頭鍼療法を応用する過程で出来上がったものである．

　山元敏勝は焦氏頭鍼に基づき，1975年から，大脳皮質の中心溝を境界とし，前方を運動区，後方を感覚区に分け，脳障害による運動や知覚麻痺の治療に対応部位の頭皮を刺激し，運動機能や知覚異常の回復を図った．彼は督脈の神庭を中心とし，人体の半身で一定の距離を置いて，それぞれ異なる部位へ「得気」反応が伝導することを発見した．1975年，その基礎点A，B，C，D，Eを主体とし，さらにD点領域を運動区域と感覚区域に区分した．これらをYNSA基礎点とか山元式新頭鍼療法（YAMAMOTO New Scalp Acupunctere）と呼ぶ．

　神庭穴は人体の中線上にあるが，神庭を中点として，刺鍼部位が両側に向かって変化したとき，鍼感部位も変化することを山元氏は発見した．それに基づいて頭部に5点（A，B，C，D，E）を確定し，新頭鍼の主要な刺激点とした．

　前頭部の関係する穴位を圧迫すると，患側の圧痛が健側より顕著で，局

部に硬結が触れることもある．中枢性片麻痺では，健側に圧痛点が出現したりする．

(1) 治療点の探し方

　各疾患部位と関係する前頭部の穴位を圧迫したとき，健側より強い圧痛を患者が覚え，局部に硬結を触知することの多い場所が治療点である．急性期では，圧迫したとき局部が陥没することが多い．もし前頭部に異常点がなければ，後頭部を探す．また経穴探索器やノイロメーターなどでも探せるが，頭部は電気が通りやすいので，穴位かどうかの判別が難しい．だからできるだけ低電圧で探さねばならない．こうした点が中枢性疾患に起因していれば，だいたい対側にあり，健側と反対側にある．末梢性疾患では，患側から治療点を探す．

(2) 適応症

1) **疼痛性疾患**：外傷や癌，ヘルペス性神経痛，各種神経痛，リウマチ性疾患の痛みなど．
2) **アレルギー性疾患**：ジンマシン，アレルギー性鼻炎，気管支喘息など．
3) **運動性機能障害**：中枢性や末梢性．耳鳴や眩暈など，平衡機能によるもの．

　山元敏勝の頭鍼体系の効果は，各治療点の有効留鍼と深い関係がある．そして1mmの違いが効果に大きく影響する．脳血管障害の運動麻痺患者では，CとDを併用するのが原則である．

　1981年，こうしたYNSAはZ基礎点の細分により，A点を頚椎（C_1〜C_7）に分け，D点を腰椎（L_1〜L_5）から仙骨まで細分化し，E点は胸椎（T_1〜T_{12}）に分けた．こうした部位は運動器官と関係がある．それだけでなくD点を12臓器に区分し，Y点とした．Y点の12点は，穴位であると同時に，十二経絡とも深い関わりがある．

また古典の腹診も細分したが,どうやら腹診はYNSAやY点と深い関係があるようだ.腹診による所見に基づくと,A点が頚椎（C_1～C_7）に,D点が腰椎（L_1～L_5）に,E点は胸椎（T_1～T_{12}）に細分化し,YNSA点へ刺鍼すると,腹部の所見が消えると同時に,症状も消えたり軽減した.例えば腹診して胃点に異常所見があれば,患者の主訴がどうであれ,YNSAの胃点に刺鍼すれば,腹部所見は消えるとともに,患者の症状も軽減する.

1987年,頚部でも腹部とピッタリ一致する診断点が見つかり,その方法を頚診（neck diagnostic）と命名した.その診断点は,頚部両側にある胸鎖乳突筋と斜角筋にある.範囲が狭くて掌握するのが難しいが,頚診は診察が短時間で済み,簡単なうえ腹診とも比較でき,現れる所見も感度がよい.こうした点も腹診と同じく,古典の経絡と一致するか深い繋がりがある.例えば頚部の肺点に圧痛や硬結があれば,YNSA点である側頭部の肺点へ刺入すると,頚部の所見が消えると同時に,症状が軽減するか消える.もし再検査して所見が残っていれば,留めた鍼を少し動かしてやれば所見が消える.それでも変化がなければ,後頭部の肺点を使う.また腹診でも頚診でも所見がないとき,YNSAの基礎点を取ればよい.頭鍼を怖がる患者は,最初に腹診か頚診で所見を探し,そのあと古典の経絡上から対応する穴位を取って留鍼しても治療できる.

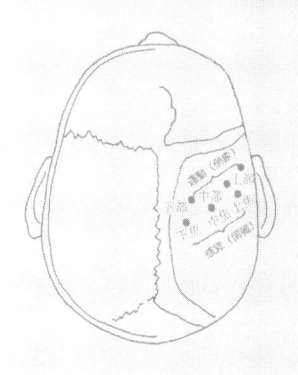

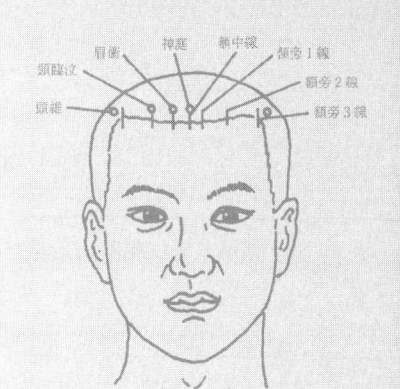

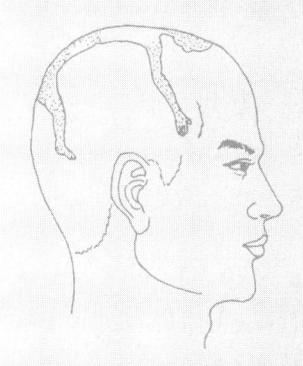

第 2 章

頭部の経絡

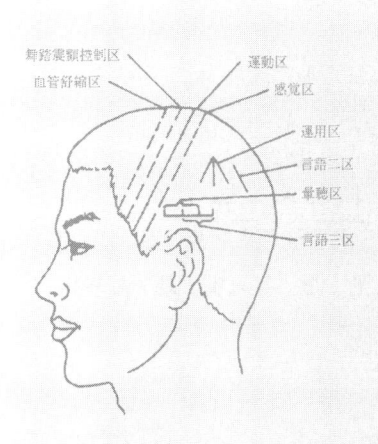

第1節　頭部の経絡循行

　『霊枢・邪気臓腑病形篇』に「十二経脈，三百六十五絡．その血気はすべて顔に上がり，空竅へ走る」とあり，『鍼灸大成』も「頭は諸陽の会であり，百脈の竅である」という．人体の経気は，経脈や経別などによって頭面部に集中する．経脈と奇経のうち8脈が頭部を循行しており，経別・経筋・皮部も通っている．気街学説は「頭の気街」を最初に挙げているが，それは経絡系統が頭部に集中しているからで，「気出於脳」とも記載している．つまり頭面部は経気が集中する要所であり，頭部の経脈は頭鍼治療の基礎ともなるので，臨床的意義も大きい．

1. 経脈

①足太陽膀胱経

- 足太陽膀胱経の頭部路線：目内眥に起こり，額へ向かって上がり，督脈と神庭で交会，足少陽経と頭臨泣で交会，頭頂部で督脈と百会で交会したのち，頭頂から分支が出る．耳上角へ向かう経脈は，足少陽胆経と曲鬢・率谷・浮白・頭竅陰・完骨などで交会する．直行する経脈は，頭頂から内へ向かって脳へ入り，脳戸で督脈と交会し，戻って下がり，後頚部に至る．
- 頭部の経穴：眉衝・曲差・五処・承光・通天・絡却・玉枕・天柱．
- 連絡臓腑：膀胱・腎・心・脳．
- 『霊枢・経脈』病：是動則病，衝頭痛，目似脱，項如抜，脊痛，腰似折，髀不可以曲，膕如結，踹如裂，是為踝厥．是主筋所生病者，痔，瘧狂癲疾，頭脳項痛，目黄，涙出，鼽衄，項・背・腰・尻・膕・踹・脚皆痛，小趾不用．

②足少陽胆経

- 足少陽胆経の頭部路線：外眼角に起こり，頭へ上行して額角に至り，後ろへ曲がって下行し，耳前上方へ至って，耳の後ろを回り，耳の後ろから分支が出て耳中へ入る．本線は斜めに外眼角外側へ至り，外眼角から大迎へ下がり，分支が斜めに上行し，顴骨前を通って眼下方を過ぎる．その主幹線は大迎から下顎角へ至り，頚側面を下行して鎖骨窩に至る．耳後ろからの分支は，頭側面に沿って回って額に至り，側頭部へ走り，頭角で耳前のラインと合流する．
- 頭部の経穴：頷厭・懸顱・懸釐・曲鬢・率谷・天衝・浮白・竅陰・完骨・本神・頭臨泣・目窓・正営・承霊・脳空・風池．
- 連絡臓腑：胆・肝．
- 『霊枢・経脈』病：是動則病，口苦，善太息，心脇痛－不能転側，甚則面微有塵，体無膏沢，足外反熱，是為陽厥．是主骨所生病者，頭痛頷(がん)痛，目鋭眥痛，缺盆中腫痛，腋下腫，馬刀俠瘻(えい)，汗出振寒，瘧，胸・脇・肋・髀・膝外至脛絶・外踝前・及諸節皆痛，小指次指不用．

③足陽明胃経

- 足陽明胃経の頭部路線：鼻の両側に起こり，上行して内眼角へ至って足太陽経と睛明で交会し，下行して鼻外側を経て口角両側に至り，唇下を回って左右の脈が督脈の人中にて交叉し，下へ向かって承漿で交会し，下顎に沿って大迎へ至り，一分支が出て，下顎角を経て耳前を上行し，髪際に沿って懸釐と頷厭で少陽経と交会し，前頭部へ至って神庭で督脈と交会する．主要な幹線は大迎から人迎へ下がり，気管両側に沿って鎖骨上窩へ入る．別絡が上行し，口角外側に出て，眼窩へ上行し，眼球後方へ入る．
- 頭部の経穴：頭維．
- 連絡臓腑：胃・脾．
- 『霊枢・経脈』病：是動則病，灑灑(しゃしゃ)振寒，善伸，数欠，顔黒，病至－悪人与火，聞木音則惕(てき)然而驚，心動，欲独閉戸牖(ゆう)而処，甚則欲上高而歌，

棄衣而走，賁響腹脹，是為骭厥．是主血所生病者，狂瘧温淫－汗出，鼽衄，口喎唇胗，頚腫喉痺，大腹水腫，膝臏腫痛，循膺・乳・気街・股・伏兎・骭外廉・足跗上－皆痛，中指不用．

④手少陽三焦経
・手少陽三焦経の頭部路線：鎖骨から頚側面を上行して耳後ろへ至り，2本に分かれる．1本は耳後ろから耳前上角に至り，顴骨下方を経て目の下方に至る．1本は耳中へ入り，耳前へ出て斜めに外眼角へ達する．
・頭部の経穴：翳風・瘈脈・顱息・角孫・和髎．
・連絡臓腑：三焦・心包絡．
・『霊枢・経脈』病：是動則病，耳聾－渾渾焞焞，嗌痛喉痺．是主気所生病者，汗出，目鋭眥痛，頬痛，耳後・肩・臑・肘・臂－外皆痛，小指次指不用．

⑤足厥陰肝経
・足厥陰肝経の頭部路線：目系から下行して唇内を回り，眼窩から額へ出て上がり，斜めに行って百会穴に至る．
・頭部の経穴：百会．
・連絡臓腑：肝・胆・肺・胃・脳．
・『霊枢・経脈』病：是動則病，腰痛－不可以俯仰，丈夫㿉疝，婦人少腹腫，甚則嗌乾，面塵脱色．是主肝所生病者，胸満，嘔逆，洞泄，狐疝，遺溺，閉癃．

2. 奇経

①督脈
・督脈の頭部路線：頚椎後ろの突起を上行し，頭項は正中線に沿って行き，後頚部の風府へ至って脳に入り，頭頂を上行し，前頭部正中を経て下行して，鼻尖に沿って鼻下の人中へ至り，任脈と繋がる．
・頭部の経穴：瘂門・風府・脳戸・強間・後頂・百会・前頂・顖会・上

第 2 章　頭部の経絡

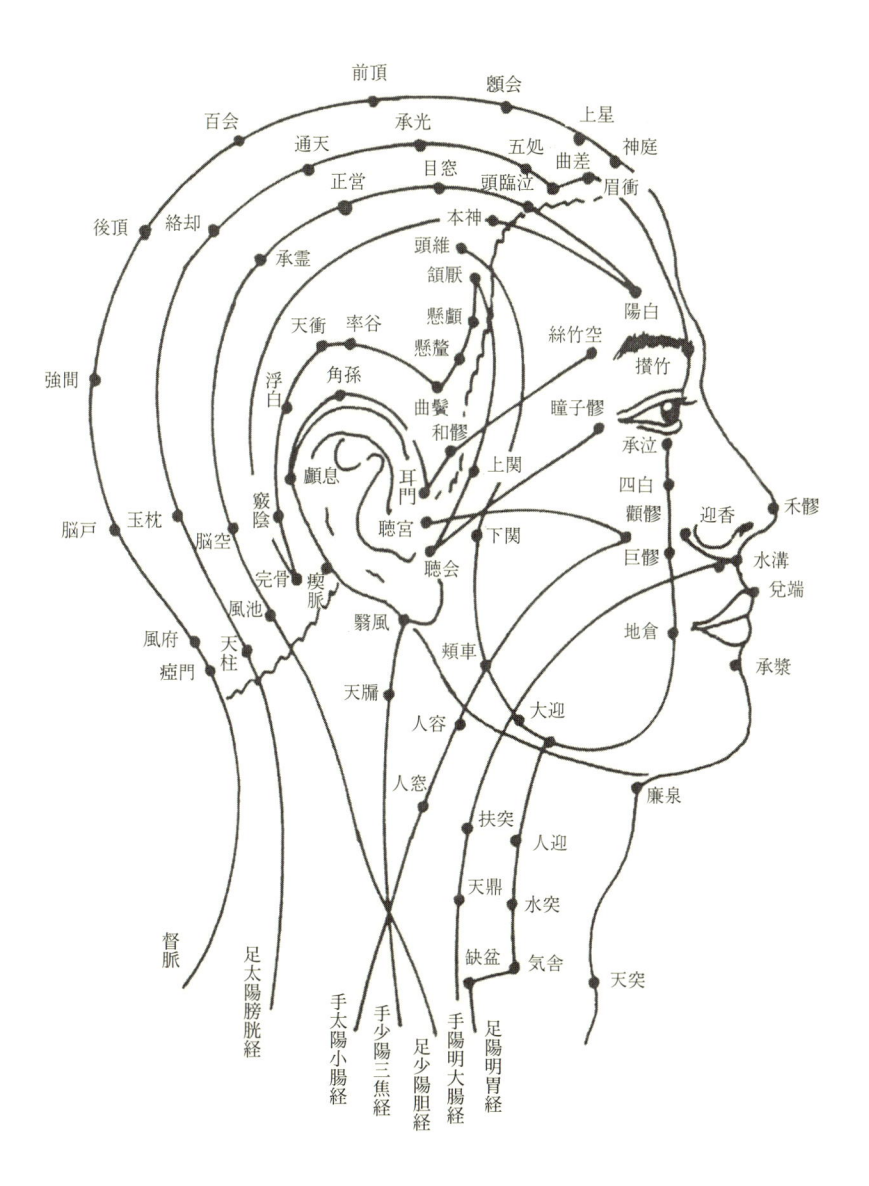

図 1　頭部の経絡循行

星・神庭.
- 連絡臓腑：脳・腎・心・肝・膀胱・三焦.
- 『霊枢・経脈』病：実則脊強，虚則頭重，高揺之.

② 陽蹻脈
- 陽蹻脈の頭部路線：頚に沿って口角の傍らへ上がり，眼内角に達して，太陽経や陰蹻脈と一緒に上行し，髪際へ入り，耳後ろに至り，風池に達して，後頚部の風府から脳に入る．
- 頭部の交会穴：風池（胆経），風府（督脈）.
- 病：『難経・二十八難』の「陽蹻為病，陰緩而陽急」．『脈経』の「動苦腰痛，癲癇，悪風，偏枯，僵仆（きょうほく），羊鳴，久痺，癲癇昼発」．

③ 陽維脈
- 陽維脈の頭部路線：陽維脈は，各陽経の交会穴に起こり…（省略）…肩の後面へ入り，上に向かって耳の後方に分布し，前頭部に達したあと，耳の上方に達し，後頚部の風府の外に至る．
- 頭部の交会穴：風池（胆経），瘂門・風府（督脈），脳空・承霊・正営・目窓・頭臨泣・本神（胆経），頭維（胃経）.
- 病：『素問・刺腰痛』の「陽維之脈，令人腰痛，痛上怫然腫（ふつ）」．『難経・二十九難』の「陽維為病苦，寒熱」．

3. 経筋

十二経筋のうち6本が頭部に分布する．
① 足太陽：後頭骨に結び，頭頂を上行し，下がって前額に当たる．
② 足少陽：額角に上がり，頭頂に集まる．
③ 足少陰：後頭骨に結び，足太陽経筋と交わる．
④ 手太陽：額を上行し，頭角に結ぶ．
⑤ 手少陽：額を上行し，頭角に結ぶ．
⑥ 手陽明：左額角を上行し，頭部に絡まって，右側額部に下がる．

4. 十二経別

　経別は，経脈が分かれて深く体腔へ入る支脈である．陽経の経別は，四肢から胸腹の内臓へ入ったあと，多くは頚項部に浅く出て，表面の経脈と合流する．陰経の経別は，経脈から分かれ出て，表裏の経別と一緒に進むか合流し，最後に表裏の陽経と合流する．十二経別のうち頭部髪際と連絡する経別は2本．
①足陽明経別：額顱へ上行する．
②手少陽経別：頭頂から分かれ出る．

5. 十二皮部

　皮部とは経絡系統の皮膚部分で，経絡分布範囲と一致している．頭部髪際の皮部には，足太陽膀胱経皮部・足少陽胆経皮部・手少陽三焦経皮部がある．前頭部には足陽明胃経皮部が分布する．

6. 十五絡脈

　十二絡脈に任脈・督脈，そして脾の大絡を加えた十五絡脈だが，頭部と関係するのは2脈である．
①足陽明の絡：頭頂に絡まり，諸陽の気と会合する．
②督脈の絡：脊柱に沿って頭頂部を上行し，頭部に散る．

第2節　頭部の伝統的経穴と頭鍼刺激区の関係

　頭鍼治療区は，頭部の経絡穴位に基づいて設定されたものが多い．また大脳皮質の機能局在に基づいた頭鍼治療区も，やはり頭部の経絡循行路線

に集中しており，関係する経脈や経筋，経別，皮部と交わったり，重なったり，平行している．例えば焦氏の頭鍼治療区は，関係する経絡経穴と一定の相関性がある．また頭鍼治療区の主治も，頭部経絡穴位の主治と一致（あるいは部分的に一致）していたりする．さらに直接対応していなくとも，経絡の交叉や循行から解釈できたりする．次に頭鍼標準化方案の12治療ラインが，頭部腧穴の主治とどう対応するかを解説する．

1. 焦氏頭穴と関係する経絡や穴位との対応関係

①感覚区

関係する経絡：督脈に始まり，足太陽・足少陽・足厥陰経，陽蹻脈・陽維脈，足太陽・手陽明経筋，足太陽経皮部・足少陽経皮部を斜めに横切る．

関係穴位：通天，正営に近く，懸釐を通る．

②運動区

関係する経絡：督脈に始まり，足太陽・足少陽・足厥陰経，陽蹻脈・陽維脈，足太陽・手陽明経筋，足太陽経皮部・足少陽経皮部を斜めに横切る．

関係穴位：前頂，懸顱．

③舞踏震顫区

関係する経絡：督脈に始まり，足太陽・足少陽・足厥陰経，陽蹻脈・陽維脈，足太陽・手陽明経筋，足太陽経皮部・足少陽経皮部を斜めに横切る．

関係穴位：承光，頷厭．

④血管舒縮区

関係する経絡：督脈に始まり，足太陽・足少陽・足厥陰・足陽明経，陽蹻脈・陽維脈，足太陽・手陽明経筋，足太陽経皮部・足少陽経皮部を斜めに横切る．

関係穴位：承光, 目窓, 頭維.

⑤暈聴区

関係する経絡：足少陽経・足太陽経の分支, 足少陽・手陽明経筋, 手少陽経別, 足少陽経皮部を横切る.

関係穴位：懸釐に近い.

⑥言語二区

関係する経絡：足少陽経・陽維脈に平行する. 足少陽経筋と督脈の絡に近い. 足少陽経皮部に位置する.

関係穴位：承霊に近い.

⑦言語三区

関係する経絡：足少陽経を横切る. これは太陽の分支, 足少陽経筋, 足少陽経別, 足少陽経皮部である. 陽維脈に近い.

関係穴位：浮白に近い.

⑧足運感区

関係する経絡：足太陽経を横切り, 足厥陰経を斜めに横切る. 手陽明経筋・足少陽経筋, 手少陽経別, 足太陽経皮部と平行.

関係穴位：前頂, 百会に近い.

⑨運用区

関係する経絡：足少陽経, 陽維脈, 足少陽経筋, 手少陽経別, 足少陽経皮部と交叉する.

関係穴位：承霊に近い.

⑩視区

関係する経絡：足太陽経を横切る. 督脈の絡に位置し, 足太陽経皮部.

関係穴位：玉枕, 脳戸に近い.

⑪平衡区

関係する経絡：足少陽経, 陽維脈, 足少陽経皮部に平行する. 督脈の絡を斜めに横切る.

関係穴位：上端は玉枕に近く, 下縁は風池に達する.

⑫**胃区**

関係する経絡：足少陽経に平行する．足厥陰経，陽維脈，足少陽経皮部を斜めに横切る．

関係穴位：頭臨泣．

⑬**胸腔区**

関係する経絡：足太陽経，陽蹻脈，足太陽経筋，足太陽経皮部に平行する．下端は足陽明胃経皮部に属する．

関係穴位：五処，曲差．

⑭**生殖区**

関係する経絡：足少陽経，陽維脈，足少陽経皮部に平行する．

関係穴位：本神．

2. 国際頭穴の治療ラインと穴位主治の対応関係

小面積の頭部に十数種の異なる頭鍼システムが存在しているため，異種頭鍼システムどうしの関係は複雑となり，相互に連絡している．特に国際標準化頭穴は，伝統頭穴に基づいて取穴方法を制定しているので，異種頭鍼システム間で取穴に関連があるだけでなく，主治も対応している．

①**額中線**

主治：癲癇，精神病，鼻．

関係穴位：神庭——前頭痛，眩暈，不眠，癲癇．

対応関係：治療ラインと穴位主治が一致．

②**額旁1線**

主治：肺，気管支，心臓（上焦）．

関係穴位：眉衝——頭痛，眩暈，鼻詰まり，癲癇．

③**額旁2線**

主治：胃胆，肝膵（中焦）．

関係穴位：頭臨泣——頭痛，目翳（目の影），流涙，鼻詰まり，驚癇（ヒキツケ）．

対応関係：足少陽・足太陽経・陽維脈の交会穴なので，中焦病を治療する．

④**頂中線**

主治：中枢性麻痺，失語，中枢性多尿，脱肛，小児のおねしょ，高血圧，頭頂痛．

関係穴位：百会・前頂——頭痛，頭暈，耳鳴，脳卒中の失語，脱肛，蓄膿症，癲癇，頭痛．

対応関係：治療ラインと穴位主治が一致．

⑤**頂顳前斜線**

主治：中枢性麻痺，運動性失語，流涎，四肢の疾患．

関係穴位：前頂・懸釐——百会や前頂と同じ．片頭痛，外眥痛，耳鳴．

対応関係：懸釐は，手足の陽明・手足の少陽経の交会穴なので，前頂から懸釐へ透刺すれば，その効能がある．

⑥**頂顳後斜線**

主治：肢体と頭面部の知覚異常．

関係穴位：百会・曲鬢——百会や懸釐と同じ．片頭痛，牙関緊閉，驚風（ヒキツケ），顔の浮腫，嗄声．

対応関係：曲鬢は，足少陽と足太陽経の交会穴．

⑦**頂旁1線**

主治：腰，大腿，足．

関係穴位：承光——前頭痛，目眩，鼻詰まり，顔面麻痺．

⑧**頂旁2線**

主治：肩，腕，手．

関係穴位：正営——片頭痛，眩暈，歯痛．

対応関係：正営は，足少陽経と陽維脈の交会穴．

⑨ **顳前線**

主治：片頭痛，運動性失語，顔面麻痺，口腔疾患．

関係穴位：頷厭——片頭痛，外眥痛，耳鳴，歯痛，驚癇．

対応関係：治療ラインと穴位主治がいくらか一致．

⑩ **顳後線**

主治：片頭痛，眩暈，耳鳴，難聴．

関係穴位：率谷——片頭痛，驚風（ヒキツケ）．

対応関係：治療ラインと穴位主治がいくらか一致．

⑪ **枕上正中線**

主治：眼疾患，腰背痛．

関係穴位：強間・脳戸——癲狂（鬱と狂），頭痛，目眩，後頚部のこわばり，頭暈，癲癇，嗄声，頚項痛．

対応関係：治療ラインと穴位主治がいくらか一致．

⑫ **枕下旁線**

主治：後頭痛，小脳疾患による平衡障害．

関係穴位：玉枕・天柱——頭痛，眼疾患，鼻疾患，後頚部のこわばり，咽頭腫痛，癲癇．

対応関係：治療ラインと穴位主治がいくらか一致．

第 **3** 章

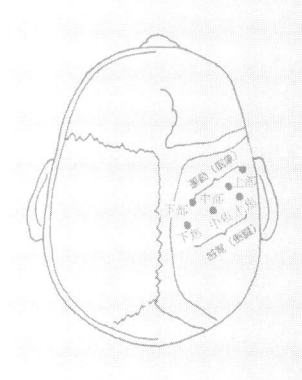

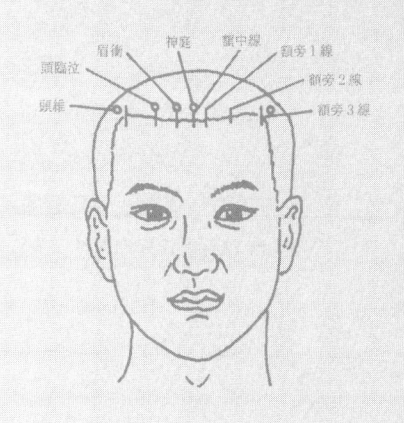

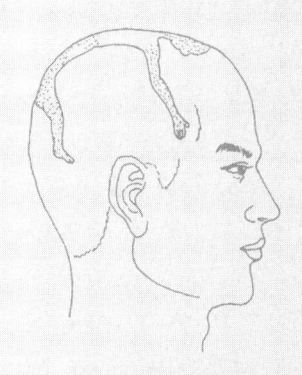

治療原理

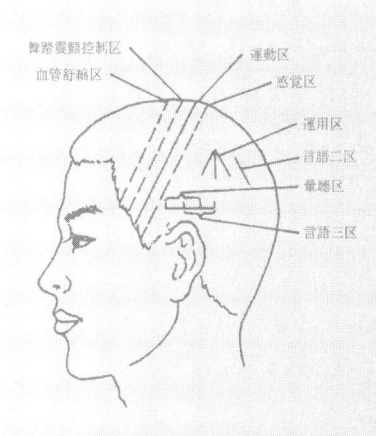

頭鍼療法は，効果が認められて広く普及し，治療メカニズムの研究でも成果があったが，完全に解明されたわけではない．現在の頭鍼療法メカニズムでも，依然として経絡学説や神経学説，生物全息学説（身体の一部に全身の縮図があるとする説）の理論が主である．

経絡学説

　経絡は全身に気血を運行させ，臓腑を連絡し，身体の上下内外を繋ぐ通路である．経絡は臓腑に内属し，肢節に外絡して，臓腑と体表を連絡するが，その経絡システムには十二経脈，奇経八脈，十五絡脈，十二経別，十二経筋，十二皮部，そして多量の浮絡や孫絡があり，そうした経絡のネットワークによって，人体は臓腑組織や器官が連絡され，全身が一体となっている．また経絡によって，全身の各臓腑や器官，四肢百骸に気血が運行し，人体の必要によって供給され，身体の各部分の機能活動が調和と相対的な平衡を保てるようにしている．発病すると，身体が病邪を攻撃するため，それが経絡によって体表に現れて，全身や局部の証候となる．そして病気の予防や治療において，経絡は刺激の伝導感応を起こし，虚実を調整する．鍼灸は体表の穴位を使って経絡に干渉し，経絡は体表の刺激を受けて，関係する臓腑に刺激を伝導させ，気血を流通させて臓腑機能を調整する．頭鍼療法も同じ原理で，頭部の穴位を刺激することにより治療している．こうした頭鍼による治療作用は，経絡や臓腑，気血，そして根結，標本，気街，四海学説によって説明できる．

1. 百脈は頭に帰す

　前に述べたように，頭部と経絡の関係は非常に深い．『霊枢・邪気臓腑病形篇』に「十二経脈，三百六十五絡．その血気はすべて顔に上がり，空

竅へ走る」とある．空竅とは顔面の五官だけでなく，頭蓋腔と脳髄も含んでいる．『鍼灸大成』は「頭は諸陽の会（集合）であり，百脈の竅である……百脈はすべて頭に帰する」という．十二経脈と奇経八脈のうち，頭部を循行する経脈は8本あり，それが手少陽三焦経，足陽明胃経，足太陽膀胱経，足少陽胆経，足厥陰肝経，督脈，陽維脈，陽蹻脈である．そのうち足陽明胃経は顔面部と前頭部を行き，手足少陽経と陽維陽蹻脈は側頭部を行き，足太陽膀胱経は頭頂と後頭頂・後頚部を行き，督脈は後頚部と後頭・頭頂・顔面部を行き，足厥陰肝経は頭面部を上がって頭頂に至る．また頭部に経絡がなくとも，表裏経や属絡関係によって間接的に頭部と連絡され，すべての陰経の経別は表裏になる陽経経別と合流したあと頭部に達している．このほか十二経別・経筋・皮部，そして十五絡脈も，頭と深い連絡がある．以上の諸経は，生理的に頭部と深く関係するだけでなく，病理的にも深い関係がある．古人は昔から「刺鍼の真は，まず神を治める」と強調している．頭穴へ刺鍼して鍼感が発生すると，経絡の一定路線に沿い，体幹や四肢に向かって伝導し，それによって全身各部の疾病が治療できる．頭鍼をすると，しばしば患部に発熱や水の流れる感覚，痙攣などの反応が現れる．これは頭と経絡が繋がっているからである．

　頭皮は，頭蓋骨によって大脳と隔離されている．しかし脳へ入る経脈もある．『霊枢・経脈』に「足太陽膀胱の脈，その分支は頭頂から脳へ入って絡まる」とあり，『難経』は「督脈……風府へ上がり，脳に属す」といい，「足厥陰肝の脈……督脈と頭頂で会合する」とある．『霊枢・海論』は「脳は髄の海であり，その輸は上が蓋，下が風府にある」というが，蓋とは督脈の百会穴なので，督脈は大脳と繋がる特殊な通路と分かる．人体の各経絡は，督脈によって直接，あるいは間接に大脳と連絡している．

　脳は生命活動の中枢であり，精神や思考を担っている．中医理論では「脳は髄の海で，真気の集まる部位」であり，奇恒の腑であり，臓腑や経絡の気血が集まる部位であって，全身の気血と臓腑機能を調整する作用がある．脳は，経絡によって臓腑や器官，四肢百骸と連絡し，情報信号を受

け取って，自分の調整信号を送り出す．これも経絡という特殊な通路によってのみ，栄養物質が大脳に送られ，脳は正常に働ける．病理状態では「髄海が不足すれば脳転と耳鳴し，目は見えなくなって，怠くて横になりたがる」のである．だから頭部穴位を使って臓腑疾患を治療できるのは，経絡システムの「気血を調える」，「不足を補う」，「有余を瀉す」作用による．頭鍼の治療信号も，経絡の臓腑や器官を伝達する作用によって，疾病を治療している．

2. 臓腑の気血は頭に送られる

　経絡と臓腑の連絡によって，臓腑で作り出された精気は頭部へ送られる．だから臓腑機能が失調すれば，頭部にも相応した症状が発生するが，そうした症状は頭部を循行する経絡によって現れる．例えば『素問・邪気蔵府病形』は「肝病では……気逆すれば痛む」，『素問・厥論』は「巨陽（太陽）の厥では，頚が腫れて頭が重い」，『素問・邪気蔵府病形』は「心脈……わずかに渋れば……巔疾」，「肺脈が激しく引きつれば巔疾」という．五臓の病がひどければさまざまな精神障害が起きる．例えば手厥陰心包病では昏厥（失神）・譫語・嬉笑不休，手少陰心病では眩となる．

　頭穴は作用点であり，反応点でもあるが，こうした反応点も頭鍼で全身や臓腑の疾患を治療する手がかりとなる．漢代の『太平経』は「刺灸は，三百六十脈を調え，陰陽経の気を通らせて害を除く．三百六十脈は……外は身上を周り，頭頂に集まって，内は臓に繋がる」と述べている．頭鍼は，治療信号を発生させることで，こうした連絡網によって臓腑の疾病を治療する．

　頭部髪際は経絡の密集する部位であり，経絡は気血が運行する通路であって，臓腑活動によって作り出された気血は経絡によって頭部に集まるので，頭は気血の集まる部位である．気血の盛衰は，頭皮の潤いと頭髪の艶やかさに直接影響する．『霊枢・経脈』は「少陰の気が絶えて脈が通じ

なくなると，脈が通じなければ血が流れなくなり，血が流れなければ毛が艶やかにならない」．『儒門事親』は「若いのに脱毛したり，白髪になれば，血熱が過剰」，『医学入門』は「血が盛んならば髪が潤い，血が衰えれば髪も衰える」という．つまり頭部は気血が集まる部分で，気血の盛衰は頭部髪際の皮膚・毛髪の状態に表れる．また気血の盛衰は大脳の思索活動にも影響し，気血が大脳を栄養しなければ思索活動に問題が発生し，臓腑活動のバランスが崩れ，さまざまな疾病が現れる．頭鍼療法も頭部穴位を刺激することで，気血を調えることができる．

3. 根結・標本・気街・四海は頭に集中する

　根結・標本・気街・四海学説は，経絡学説の重要な内容であり，経絡と各部位の関係を解説し，人体の上下や内外・三陽などの連絡を含めた多種の理論である．これも頭鍼療法の理論的根拠の1つである．『素問・標本病伝論』は「標本を知れば何をしても正しい．標本を知らなければすべてがでたらめである」という．

　経絡学説の標本とは，経絡の上下である．本とは経気が集まる中心で，標は経気の拡散する部分である．四肢が本，頭面や体幹を標とする．標本理論によると，手足の三陰経と三陽経の本部は，すべて四肢末端の穴位である．そして標部は，体幹や頭面部の穴位である．標本は六経脈気の拡散について解説した理論で，経脈は四肢末端の本部に始まり，頭面に終わって，人体の上下（末梢と中枢）が連絡していることを表している．

　根は本の意味で，四肢末端に集まっている．結は標の意味で，頭面や体幹に分布する．根結理論によると，足六経の経気は下肢末端に根ざし，頭・胸・腹の各部と連絡する．根部と結部は，いずれも下肢から体幹に向かっている．根と結は，経脈が四肢末端から頭面胸腹体幹に達する関係を示したものである．

　根結と標本は理論が一致しており，根本が源で，標結が流れである．つ

まり四肢の末端が「根」と「本」であり，頭・胸・腹・背が「結」であり「標」である．具体的にいえば，「根」は四肢末端の井穴であり，「結」は頭・胸・腹の特定部位である．「本」は四肢，「標」は頭面と体幹にあり，「根結」に較べて範囲が広い．根結学説は，各経が四肢から頭・胸・腹へ上る連絡の特徴を際だたせ，それを使って手足の穴位と頭・胸・腹の主治法則を明らかにしている．標本学説は，経気拡散による影響を解説しており，それらは繋がって経脈の気が上下内外で連絡する原理を明らかにし，「上病には下を取り，下病には上を取る」という鍼灸治療の理論的根拠ともなって，頭鍼によって全身疾患を治療できる理由も説明できる．

　気街とは経気が流注集散し，縦横に通行する通路であり，十二経脈の経気が集中する部位である．頭部気街・胸部気街・腹部気街・脛部気街がある．『霊枢・衛気』は「頭気には街があり，胸気にも街があり，腹気にも街があって，脛気にも街がある」という．つまり頭・胸・腹は，経気が集まって循行する部位であり，こうした場所は気街が存在する範囲であって，「結」と「標」の部位である．そのうち「頭気有街」は，頭面部の経気が出入する道であり，頭面部と脳部の連絡を示している．つまり全身の経気は，すべて頭を上行するので，『霊枢・衛気』に「気が頭にあれば，脳に止まる」と記載されている．気街理論は，経絡系統の体内交流と相互連絡を説明したもので，経絡という縦方向の通路だけでなく，「頭・胸・腹・脛」という横方向の交流と連絡もある．

　四海は，「脳が髄の海」・「☒中が気の海」・「胃が水穀の海」・「衝脈が血の海」である．『霊枢・海論』は「人にも四海，十二経水（河川）がある．経水は，すべて海に注ぐ……．人には髄海・血海・気海・水穀の海があり，この４つで四海に対応する」としている．これは喩えによって，人体で十二経脈が大地の河川と同じように，最終的には集まって四海へ流れることを説明している．四海と十二経脈の連絡が密なため，十二経の「臓腑に内聯し，肢節（手足の関節）に絡まる」という生理機能は一層完全になる．だから四海理論は，経絡システムの補足と発展ともいえ，四海理論と

気街理論は深く結び付いて,四海部位が気街区分と似たようなものとなった.

　根結・標本・気街・四海学説の理論は,いずれも五臓六腑の気血が経脈によって頭部へ注がれ,臓腑と頭部の連絡を強化していることを示している.だから臨床において,頭部の治療ライン(治療区)に刺鍼すれば,全身の気血を調整し,臓腑や体幹・四肢の機能を回復させ,治癒できる.

第 **4** 章

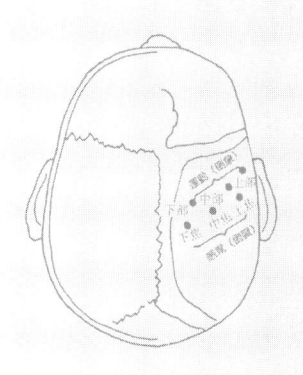

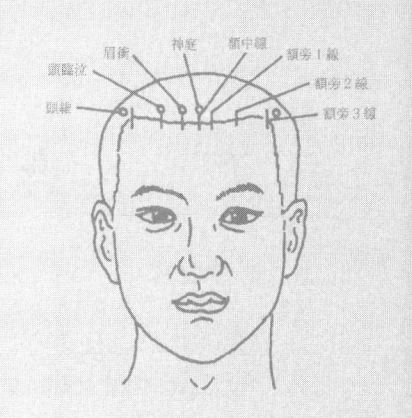

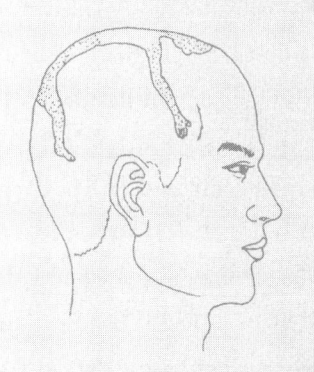

取穴と配穴

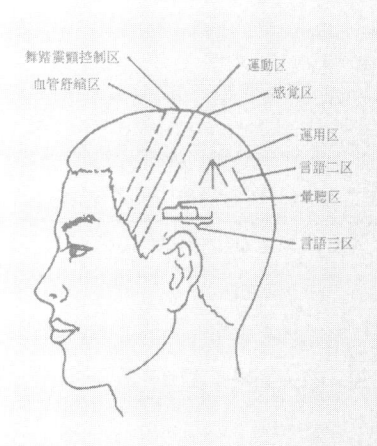

第1節　取穴方法

1．対症取穴

　各刺激区には主治があるので，頭鍼治療では主治に基づいて対症選穴する．対症取穴は臨床経験に基づき，その症状に対する効果の優れている頭鍼刺激区（線や帯）を選んで刺鍼治療する．例えば朱氏頭鍼の「頂結後帯（頂結後線）」は，肩関節周囲炎などの肩痛を治療する頭鍼刺激ラインである．また朱氏頭鍼の「頂結前帯（頂結前線）」は，坐骨神経痛や腰腿痛を治療する頭鍼刺激ラインである．こうした肩痛や腰腿痛などの主治に基づいた処方を対症取穴（あるいは経験取穴）と呼ぶ．

　中医整体観（頭皮に全身の縮図が投影されているという考え）に基づいて頭鍼刺激ラインを取ることは，対症取穴で使われる．湯氏頭鍼の刺激区は，多くが人体の対応部位で命名されている．だから対症取穴では，それに対応する部位を使用する．例えば咽喉痛では咽喉区，肩前痛では肩陰線，肩後痛では肩陽線，心悸には心区，排尿障害には泌殖区，言語障害や知恵遅れに語智区を取るなどは，対症取穴である．

2．経験取穴

　経験取穴とは，長年の臨床治療によって見つかった，特定疾患に特殊効果のある穴位を取ることである．鍼治療と同じく，頭鍼療法も長年に多用されており，多くの治療家の経験によってまとめられた治療方法なので，そうした経験の蓄積は今後も続いてゆく．例えば，ある治療者が感覚区を取って頭痛を治療したとき，偶然にもインポテンツが治ったとする．そこで彼はインポテンツを治療するときに，常に感覚区を併用したところ，効果が上がった．また別の治療者は，額旁1線，額旁2線，額旁3線ならび

に額頂線の前1/3，中1/3，後1/3を取って，上，中，下の三焦病証を治療したところ，額旁1，2，3線が急性疾患と痛み，額頂線が慢性疾患に優れていることを発見した．そこで臨床で，それらを組み合わせたり，交互に使用して効果を強めた．こうした経験によって，頭鍼療法は絶えず内容が豊富になった．

第2節　配穴原則

1. 単穴区配穴

　ある1つの臓腑や経脈が発病していれば，それと対応する1本の頭穴ラインを取って治療して，他穴を加えない．こうした方法は，急性結膜炎で視区を取るとか，胃炎で胃区を取るなど，病状が軽くて単純な疾病で使われる．こうした配穴法は，指向性が強く，効力が集中し，操作が簡単などの長所がある．一側の肢体疾患では対側の刺激区を使い，両側の肢体疾患では両側の刺激区を取る．また局部や全身の疾患では，両側刺激区を使う．

2. 多穴区配穴

　病状が複雑だったり，重症なケースでは，複数穴位を取って治療する．そうすれば刺激できる範囲が広がって相乗効果があり，また疾病のさまざまな面に対応できる．多穴区配穴には，次のような作用がある．
①相乗効果
　複数の穴区を取って1つの疾病を治療すれば，治療作用を強化できる．例えば胃痛に胃区を取り，感覚区の中2/3を加えれば相乗効果がある．また運動麻痺には頂中線と頂顳前斜線の対応部位を取る．

②兼証治療

　病気によっては，主症状だけでなく随伴症状もあるので，主証だけでなく兼証も治療する必要がある．異なる疾患が脳の皮質野にあれば，その代表刺激区を主とし，さらに兼証に基づいて関連した刺激区を併用する．例えば坐骨神経痛では，対側感覚区の上 1/5 だけでなく，対側運動区の上 1/5 と足運感区なども加える．また頂旁 1 線ならば，頂顳前斜線と頂顳後斜線の上 1/5 を加える．また運動麻痺の治療ならば，頂中線と頂顳前斜線の対応部位を取る．もし知覚麻痺を伴っていれば頂顳後斜線の対応部位を加え，肺熱を伴えば額旁 2 線を加え，湿熱なら額旁 3 線を加える．

3．多体系配穴

　多体系配穴とは，各種の頭穴系統を組み合わせることである．各種の頭穴体系は，異なる思考や学説に基づいて作られており，その位置や主治，鍼法，効果も違うが，互いに補完性がある．1 つの疾患に複数体系の配穴をすれば，相乗効果もある．例えば眩暈に焦氏頭穴の暈聴区を取り，さらに湯氏頭穴の伏象頭部を加えれば，治療効果が上がる．

4．多療法配穴

　これは，現在のほとんどの臨床で使われている配穴法である．さまざまな鍼灸療法は，それぞれ特徴があり，長所があったり短所があったりする．そこで頭鍼を項鍼や体鍼と組み合わせて治療すれば効果がよい．つまり頭穴には脳出血を消すという長所があるが，脳が圧死してしまえば，出血を消しても回復しない．また拘縮した手足に刺鍼しても，脳内血流が顕著に変化しない．頚の筋肉が拘縮していれば，血管を圧迫して脳血流が悪くなる．そこで頭鍼と体鍼を併用したり，体鍼と項鍼を併用したりすれば，さらに効果も高まる．特に頭鍼だけを使っても効果が悪い場合，ほか

の治療法も併用しなければならない．例えば胃病の治療では，焦氏頭鍼の胃穴だけでなく，体穴の胃兪や背部圧痛点を併用すれば，だいたい満足できる効果がある．

第3節　穴区の交換

臨床では以上のような取穴と配穴に基づいて1つの治療処方を完成させるが，病状や状況によって処方も変化させる．融通を利かせることは中医辨証の治療原則であり，治療効果を高めるために必要な措置である．特に長期の頭鍼を受けている患者では，毎回異なった穴位処方群を使うことで，刺激による慣れをなくし，同じ部位へ刺鍼しないようにして患者の痛みを和らげる．こうした交換は，穴区の交換であっても，治療方法の交換であってもよい．そうした処方穴の組み分けは，次のように行う．

1. 左右で穴位を交換する

一般に頭鍼は局部が痛く，一穴へ何度も刺鍼することに耐えられないので，患者が治療を拒否するようになる．しかし左右対称の頭穴を交互に，今日は右側，明日は左側と使用すれば，そうした問題も避けられる．例えば脳卒中の治療で，運動区を左右交替で取れば，今日は右側，明日は左側と2組を交互に治療できる．また今日は運動区の上1/5，明日は中2/5と交互に治療してもよい．

2. 同じ適応症の穴位を交換する

頭穴のうち，ある穴位と刺激区は適応症が同じだったり，似ていたりする．だから組み分けするときに，似たような主治を持つ穴位と刺激区を交

互に使用するとよい．つまり頂顳前斜線と頂旁1線2線，頂中線と額中線を交換すれば，穴位は違っても効果は変わらない．例えば顔面麻痺の治療で，運動障害があり，知覚障害もあれば，今日は運動区を取り，明日は感覚区を取るなどのように交替使用する．

3. 異なる頭鍼体系を交換する

現在の頭鍼療法には10種近い頭鍼体系があり，穴名や刺激部位が異なっていても適応症が同じだったり，似通っていたりする．そこで処方の組み分けでは，病状に基づいて何種類かの頭鍼体系を組み合わせてもよい．その方法は次の2つである．
①適応症が同じだが，体系の異なる頭鍼療法を交換する
例えば耳下腺炎では，国際標準頭穴（頭部経穴模型のライン）の額中線と頂顳後斜線の下2/5を取り，次は焦氏頭鍼の感覚区の下2/5と差し換える．
②異なる適応症の穴位を交換する
異なった治療作用を持つ穴位を組み合わせて，兼証や併発症を治療する．例えば顔面麻痺の運動障害では百会穴へ平刺し，知覚障害も伴えば焦氏頭鍼の感覚区を翌日に取る．

4. 異なる治療方法を交換する

頭鍼は刺激療法の1つであり，鍼灸療法には電気鍼，梅花鍼，施灸や温灸，按摩，埋線，穴位注射などさまざまな刺激方法があるので，そのなかから病状や患者に応じて何種類かの刺激方法を選んで組み分けする．例えば胃炎で胃区を取れば，今日は毫鍼刺法，明日は梅花鍼などのように交換する．

5. 異なる補助治療を交換する

　頭鍼療法で，ほかの治療方法や腧穴を使って補助治療するとき，それらを組み分けして交互に治療する．一般に次の2つがある．

①ほかの療法に特有な穴位を使う

　例えば体鍼穴，耳鍼穴，項鍼穴などと組み合わせる．頭鍼治療では，ほかの治療を併用することが多いが，異なる穴位体系と組み合わせて交互に使用する．

②ほかの方法を使った組み合わせ治療する

　局部按摩，イメージ訓練（意念導引），肢体運動などを頭鍼と組み合わせる．だが病状によって，こうした方法と交互に治療してもよい．例えば脳卒中後遺症に，頭鍼と併せて局部按摩や肢体運動を交互に組み合わせる．

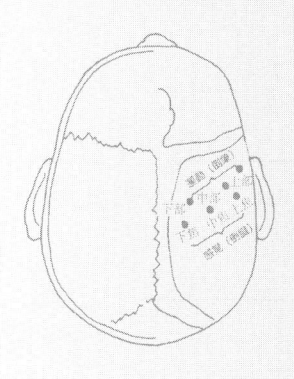

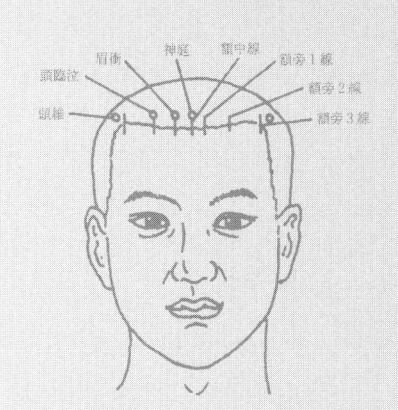

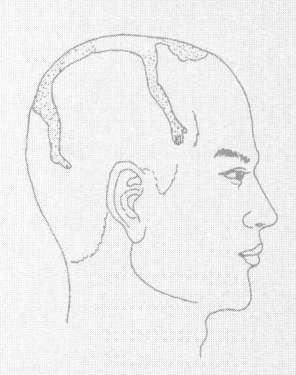

第 **5** 章

操作方法

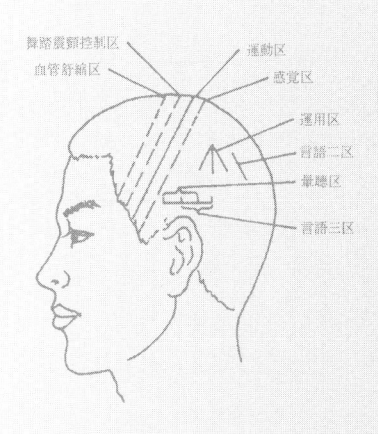

第1節　切皮前

1. 鍼

　患者の年齢，体位，部位，病状，個人差によって鍼を変える．頭皮は厚くて堅いので，太い鍼がよい．一般に26〜28号（12〜16番）の毫鍼を使うが，患者の痛覚が過敏ならば30〜32号（5〜8番）の毫鍼でもよい．乳幼児は0.5インチ，成人には1.5〜2インチ（1.3〜1.6寸）の鍼を使う．老人や衰弱していれば28〜30号の1インチ鍼，頑健ならば26〜28号の1.5〜2インチ鍼や，もっと長い3インチの毫鍼を使ったりする．前頭部や側頭部には短い毫鍼，頭頂部には長い毫鍼を使う．急病では太い鍼，慢性なら細い鍼を使う．

2. 治療ラインの確定

　頭鍼療法は，一般に繆刺と巨刺に基づいて選穴するので，半身の発病なら対側の穴区を取る．両側とも発病していたり，内臓や全身性疾患など左右を区別しにくい疾患は，両側の穴区を取る．一般に疾病と対応する穴区を主とし，関連する穴区を配穴する．しかし対側が使えなければ，同側を取ってもよい．

　例えば下肢麻痺には頂顳前斜線と頂旁1線を取る．しかし一側へ刺鍼すれば，両側の脳血流と機能活動が改善することが分かったため，「頭皮と皮質が対応する」という理論が支持されなくなった．また脳卒中患者を対象に，病巣側へ刺鍼した群を非病巣側へ刺鍼した群と比較したところ，脳血流と機能活動が同じように変化した．患側だろうが健側だろうが，頭皮の「運動区」へ刺鍼しさえすれば患肢の機能が改善し，両者に有意差がなかったので，「頭皮と皮質が対応する」という理論が懐疑的に見られるよ

うになったものの，どちらも運動区へ刺鍼していることから「病巣部と対応する頭皮へ刺鍼すると症状が改善する」という観点を完全に否定できない．頭鍼選穴に特異性がないのならば，病巣であれ非病巣であれ，場所が違えば特異性があったり，病巣の大きさや深さが刺鍼部位を確定する根拠となるのではないだろうか？

　私の経験では，頭鍼をした側のみ出血がなくなっていた．それは運動区を使ったのだが，頭半分の出血が消えていた．だから頭皮のどこへ刺鍼しても，そちら半分なら効果が同じように思える．そうしたことから相当アバウトに取穴しているが，取穴ラインが1～2mm違っていても問題ないと感じている．

　中国では基準線（眉枕線と前後正中線），経脈循行ラインと臓穴を目印とし，骨度分寸や同身寸，解剖指標などを目安に位置を定める．また治療部位（穴，ライン，区，帯）の長さに基づいて，メチルバイオレットで表記したりする．

3. 治療部位の露出

　刺鍼する前に穴区の頭皮を掻き分ける．それは正確に取穴するためと，鍼尖が毛包に入って痛みを起こさないようにするため，そして完全に消毒するためである．可能ならば毛髪を剃り落とすとよい．頭皮を掻き分けたとき，頭皮に感染や瘢痕があれば，そこを避けて刺鍼する．必要があれば髪留めを使う．

4. 切皮

　鍼管を使って切皮するとよい．中国鍼ならば付属の鍼管を使ってもよいが，プラスチックで痛いため，真鍮製の鍼管の穴をドリルで広げたり，アルミ管を切って作るとよい．

切皮は痛いので，呼吸を止めさせて切皮するとよい．

第2節　切皮後

1. 刺入方向

(1) 治療の必要性

臨床では，百会から前の頭穴を陰，後ろの頭穴を陽としている．したがって陰部（内臓，胸腹，肢体の前面，頭面部）に病変があれば，鍼を後ろから前へ刺入する．そして陽部（体幹，腰背，肢体の後面，後頭部）に病変があれば，鍼を前から後ろへ刺入する．また鍼感を病巣部へ到達させるため，刺入時に鍼尖を病巣に向ける．

(2) 経脈循行

頭鍼治療ライン（刺激区）は経脈循行ラインと重なるものが多い．例えば額中線，頂中線，枕上正中線などは督脈と重なっている．経脈走向に基づいて刺入方向を決めれば，扶正祛邪ができるので，迎随補瀉となる．そこで刺入時に経脈走向に沿わせたり，逆に刺したりする．一般に補法では鍼尖を経脈循行と一致させ，瀉法では逆にする．

(3) 穴区の特徴

刺鍼穴区の部位によっては，安全性や刺入しやすさの理由で，方向が決まっているラインもある．例えば後頭部や側頭部の頭穴では，一般に上から下へ刺入したほうが操作しやすいし，局部の痛みも少ない．また風府，風池，瘂門なども上から下方向へ刺入したほうが，延髄や脳幹を損傷しない．

(4) 特殊刺法

頭鍼体系によって刺入点が異なるため，刺入方向も変わってくる．例えば湯氏頭鍼の刺入方向は特殊で，頭頂の「陰陽点」を主な標識とし，常に頭頂から周囲に向かって下がるように刺入する．

2. 刺入する角度と長さ

頭鍼では角度と刺入する長さが重要である．角度が深すぎれば必要な鍼体長さが入らず，鍼感も弱くて効果も上がらない．頭鍼は平刺することが多いが，鍼体が帽状腱膜下層に刺入できる角度で，だが頭蓋骨に当たらないように深めの平刺する．平刺は穴区や病状によって角度や刺入距離も異なる．例えば側頭部では筋肉が分厚いため，前に向けて刺入するとき，かなり深めに斜刺で刺入する．

(1) 刺入角度

刺入角度とは，刺入時の鍼体と刺鍼部位皮膚の成す夾角である．刺入時の角度が小さすぎれば，堅い頭皮に阻まれて鍼が渋った感じになり，運鍼しにくくて患者も痛い．角度が大きすぎれば，鍼尖が骨膜に刺さって痛い．

頭鍼のなかには直刺や斜刺を主張する流派もある．例えば方雲鵬は，快速直刺と慢速斜刺を主張している．

①平刺

鍼体と皮膚が15～25度角を成すように穴位へ刺入する．沿皮刺（横刺や平刺）のことである．この方法は，鍼体が帽状腱膜下の疎性結合組織に刺さるため，締めつけも緩くもなく，鍼が吸い込まれる感覚が術者にあり，操作しやすく，患者の痛みも少なく，効果もよい．頭鍼穴や頭鍼ライン，頭鍼区，頭鍼帯で常用される．

②斜刺

35～65度角である．伝統的な頭穴（頭部の経穴）ならびに方氏頭穴で

多用される.
③直刺

75～90度角である．伝統的な頭穴または方氏頭穴で0.3～0.5寸に直刺する．

(2) 刺入距離

　頭鍼で刺入する距離も，人によって異なる．部位によって刺入する長さが異なり，頭の大きさによっても違いがある．成人頭蓋骨の厚さは2～10mmであり，側頭窩や眼窩壁などは特に骨が薄いため，力を込めて深刺してはならない．一般的に鍼体は帽状腱膜の疎性結合組織へ平刺する．つまり帽状腱膜と頭蓋外膜の間で，一般には頭皮下と呼んでいる部分へ刺入する．

①浅刺

　病状が複雑で，複数の頭穴を使う必要があれば，多鍼浅刺法を使う．これは乳幼児にも多用する．例えば小児下痢では額中線の中段を取るが，0.1寸直刺すればよい．湯頌延と方雲鵬は浅刺法を主張し，湯氏頭鍼は0.2～0.3寸沿皮刺する．

②深刺

　一般的には鍼体を帽状腱膜下層へ刺入するので，鍼体を寝かせて1～1.5寸平刺する．また頭鍼処方では芒鍼（4インチ以上の長鍼）を使った深刺もあり，5寸の長さに透穴したりする．

第3節　操作法

1. 運鍼

　毫鍼を帽状腱膜下層へ刺入したあと，鍼感を発生させて有効刺激量にす

るため運鍼する．頭鍼の運鍼手法には，捻転，提挿，震顫，弾撥がある．

(1) 捻転

これは焦順発氏の提唱した運鍼法である．毫鍼を帽状腱膜下層へ必要な距離まで刺入したら，術者の肩，肘，手関節と親指を動かさないようにする．そして人差指を半屈曲状態にし，人差指末節橈側と親指末節掌側で鍼柄を挟み，人差指の中手指節関節を屈伸させれば，鍼体は高速で捻転する．一般に200回/分の速さで，左右に2回転ずつ捻り，これを2〜3分持続する．運鍼が速いので鍼感が発生しやすく，短時間内で有効刺激量に達する．快速捻転したあとは5〜10分留鍼し，再び同じ方法で捻転する．こうした留鍼と捻転を何度か繰り返したあと抜鍼する．

快速捻転手法は患者の鍼感を強めるので，疾患によっては効果が高い．捻転時や留鍼時には，患者自身や家族が手足を動かして機能訓練し，効果を高める．一般に3〜5分ほど刺激すれば，患者によっては熱，痺れ，腫れぼったさ，冷え，ピクピクするなどの感覚が患部に発生する．そうした感覚が発生した患者は，効果がよい．

(2) 提挿

これは朱清明の提唱した運鍼法で，明代の楊継洲が著した『鍼灸大成』の「抽添法」をアレンジしたものである．提挿は本来，皮下での上下運動である．頭鍼の沿皮刺ならば，外へ引き出す操作，そして内へ押し込む操作だから，朱氏の「抽気法」と「進気法」は小刻みな提挿手法である．

①抽気法

鍼尖を帽状腱膜下層へ刺入したら，鍼体を寝かせて1〜1.5寸ゆっくりと刺入し，親指と人差指で鍼柄を強く挟み，中指で鍼体を支えて指の力を使い，急激に鍼を3回引き抜く．引き抜きにより得気すれば，術者の指に鍼が吸い込まれるような鍼感がある．一度に0.1寸（3mm）ずつ引き抜いたあと，ゆっくりと元の長さへ刺入する．こうした運鍼を2〜3分続け，

得気すれば効果がある．

②進気法

鍼尖を帽状腱膜下層へ刺入したら，鍼体を寝かせて1～1.5寸ゆっくりと刺入し，親指と人差指で鍼柄を強く挟み，指の力を使って急激に鍼を3回押し込む．やはり一度に0.1寸（3mm）ずつ押し込んだあと，ゆっくりと元の長さへ引き抜く．こうした運鍼を2～3分間続け，鍼が吸い込まれるような感覚があればよい．

提挿手法は，捻転法に比べて簡単であり，術者の指も疲れず，患者の痛みも少なくて，短時間で大きな刺激量になるため速効性があるが，ポイントが2つある．1つは爆発的な力で鍼を動かし，引き抜いたり押し込んだりすること．もう1つは引き抜きや押し込みは瞬時に，また3mm幅で行うことで「小幅度提挿」と呼ばれる．この方法による提挿は，指の瞬発力が必要で，また3mm幅しか移動してないため，見ているものには何もしてないように見える．

頭部は血管が豊富で出血しやすく，浅筋膜と帽状腱膜の間には両層を垂直に繋ぐ柱が多数あり，無数の格子構造になっていて，格子内の血管は多くの結合組織で固定されているので，頭皮の血管を傷つけると閉じにくく，出血も止まりにくい．だから頭鍼では大きな提挿を避けて，出血させないことが肝心である．

(3) 震顫

震顫手法は，鍼を刺入したあと右手で鍼柄を持ち，速くて移動幅の大きな雀啄し，鍼体を振動させて得気する．また鍼体を帽状腱膜下層へ1寸ほど刺入し，得気したあと1分間留鍼して鍼体を1/3ほど引き抜き，軽い旋撚と提挿により細かく振動させることを9回ほど繰り返したりする．3～4分ごとに1回運鍼し，全部で9回繰り返す．

(4) 弾撥(だんばつ)

鍼を刺入したあと，留鍼中に指パッチンで鍼柄を弾き，鍼体を振動させる．軽い力で指パッチンするが，強すぎると鍼が抜けたり曲がったりする．強すぎる刺激は，老人や小児，衰弱した人に悪い．

(5) 通電

一般には省力化のためにパルス通電することが多い．

2. 補瀉

『霊枢・九鍼十二原』に「虚実のポイントは，九鍼がもっとも優れている．補瀉は鍼で行う」とあり，『千金方』も「鍼の法では，補瀉が先である」という．つまり補瀉は鍼治療の重要なポイントである．刺鍼補瀉によって経気を刺激し，正気を補益して病邪を疏泄させ，臓腑経絡の機能を調整することで陰陽平衡を回復し，健康にする．

(1) 捻転補瀉(ねんてん)

捻転手法の違いにより，補虚瀉実するものである．

①**捻転補法**

刺鍼して得気したあと，小さな捻転角度，弱い力，ゆっくりしたスピードで捻転し，運鍼時間が短い．また親指と人差指で捻転するとき，親指を前に突き出し，人差指を後退させて捻る力が強ければ補であり，左転に力を入れる．外へ向って広がる陽だから補である．

②**捻転瀉法**

刺鍼して得気したあと，大きな捻転角度，強い力，速いスピードで捻転し，運鍼時間が長い．また親指と人差指で捻転するとき，人差指を前に突き出し，親指を後退させて捻る力が強ければ瀉であり，右転に力を入れる．内へ向って縮む陰だから瀉である．

(2) 提挿補瀉
提挿手法の違いにより，補虚瀉実するものである．
①進気補法
刺鍼して得気したあと，すばやく押し込んで，ゆっくり引き上げる提挿を主にする．また徐疾補瀉と併用し，三進一退で刺入と抜鍼する．表層の陽気を体内へ押し込んで補うから補である．
②抽気瀉法
刺鍼して得気したあと，すばやく引き上げて，ゆっくり押し込む提挿を主にする．また徐疾補瀉と併用し，一進三退で刺入と抜鍼する．体内の邪気を体表へ引き出すから瀉である．

(3) 徐疾補瀉
徐疾補瀉は，刺入と抜鍼のスピードによって補虚瀉実するものである．
①徐疾補法
ゆっくりと目的地に刺入して，抜鍼スピードの速い術式である．ゆっくりと鍼を帽状腱膜下層へ刺入したら，すばやく鍼尖を皮下に引き上げる．こうした術式を10分ほど繰り返したら抜鍼する．速く抜鍼し，気が鍼孔を通って体外へ逃げないようにする．
②徐疾瀉法
すばやく目的地に刺入して，ゆっくりしたスピードで抜鍼する術式である．すばやく鍼を帽状腱膜下層へ刺入したら，ゆっくりと鍼尖を皮下に引き上げる．こうした術式を10分ほど繰り返したら抜鍼する．ゆっくり抜鍼し，邪気が鍼に引きよせられ，鍼孔を通って外へ出るようにする．

(4) 迎随補瀉
迎随補瀉は，刺入する鍼尖の方向によって補虚瀉実するものである．
①迎随補法
鍼尖を経脈走向に沿わせて刺入すれば補法．鍼尖で気の流れを押してやる．

②迎随瀉法

　鍼尖を経脈走向と逆に刺入すれば瀉法．鍼尖で気の流れを押し留める．

　頭鍼の迎随補瀉は，治療ラインと経脈循行ラインが平行しているケースで用いる．例えば額中線と督脈，額旁1線と足太陽経，額旁2線と足少陽経，頂中線と督脈，頂旁1線と足太陽経，頂旁2線と足少陽経が重なっているので，その経脈走向に基づいて鍼尖方向を決定する．

(5) 開闔(かいごう)補瀉
　開闔補瀉は，抜鍼時に鍼孔を塞ぐか放置するかで補虚瀉実する．
①開闔補法
　抜鍼時に鍼孔を押さえれば補法．鍼孔から気が出ないように閉じる．
②開闔瀉法
　鍼を揺らしながら抜鍼し，鍼孔を押さなければ瀉法．揺らして鍼孔を広げ，邪気が通りやすくし，鍼孔を開いて邪気が排出されるようにする．

(6) 平補平瀉
　鍼を刺入して得気したあと，均等に提挿や捻転すれば平補平瀉である．

3. 刺激量

　頭鍼療法では，刺激量が問題となる．患者の病状に合わせて刺激量を決めることが，効果を高めるポイントとなる．刺激量は病状の程度，そして患者の痛みに対する耐性によって決定する．
①強刺激
　急性や熱性の実証，そして難治の疾患では刺激量を多くしないと効果が悪い．強い刺激は，捻転スピードが速く，操作時間や留鍼時間が長く，留鍼中に何度も運鍼する．抽気法を使ってもよい．急性で重症ならば，対刺(ついし)法や交叉刺法を使って鍼感を強め，刺激量を上げると効果がよい．

②弱刺激

慢性や虚証に用いる．虚弱体質や耐性の弱い患者，児童，女性，長患い，老人なども弱刺激にする．弱刺激は強すぎない手法で，捻転速度が遅く，得気したり留鍼したあと運鍼しない．刺激方法も灸や按摩などの弱刺激を選ぶ．

③中刺激

虚実のはっきりしない患者は，強刺激と弱刺激の中間の刺激量とする．

第4節　鍼感

1．鍼刺感応

鍼刺感応は，鍼感とか得気とも呼ぶ．鍼感とは刺鍼過程において，術者と患者の双方に，発生する感覚と反応である．『素問・離合真邪篇』は「吸気時に切皮し，気逆させず，静かに久しく鍼を留める．邪を広げないようにし，吸気で鍼を回し，得気すれば効果がある」と述べている．これは穴位へ鍼を刺入したあと，さまざまな操作によって，刺鍼部位に特殊な感覚と反応を発生させるということだ．鍼感反応は，患者と術者の双方に現れる．

(1) 患者の鍼感

帽状腱膜下層でさまざまな操作をすると，刺鍼反応を呼び覚まして「気が病巣部へ至る」現象が起きる．こうした反応には，主として2つある．

①患者の肢体感覚

こうした鍼感も2つに分けられる．1つは全身反応で，対側の肢体に発生することが多いが，同側の肢体や全身に現れたり，ある関節や筋肉に限って片状に分布したりする．なかでも「帯状鍼感」と呼ばれる伝導は，

幅0.5〜4cmで，経脈に沿って伝導する．鍼感は，暖かくて腫れぼったい感じが多いが，痺れや腫れぼったさ，冷え，ピクピクする，出汗などもある．局部反応では，刺鍼すると，押さえ付ける，腫れぼったい，重い，締めつけられる，電気風呂のような感じなどの感覚が発生し，それが痛みとして感じられたり，頭部の知覚過敏になったり，刺鍼しただけで操作しないのに局部の痛みを感じたりするが，それも刺鍼反応である．

②症状の改善

上述した肢体感覚が刺鍼中に発生しなくとも，症状や徴候が改善する患者も多いが，それも隠性鍼感と呼ばれる刺鍼反応の１つである．こうした反応は，小刻みな提挿手法で起きることが多く，按摩や導引などを併用すると発生しやすい．

（2）術者の鍼感

刺鍼では術者の刺手にも反応が現れる．反応があれば，術者に鍼が吸い込まれる感覚があるが，それを『内経』は「魚が釣針を呑み込んだようだ」と表現している．鍼が皮下にあって頭皮に弾力性があり，緩くもなく締めつけもない状態で，小さく提挿していると，突然ググググッと引き込まれる感覚がある．これがあれば効果がよい．だが鍼下に何も感覚がなく，豆腐に刺しているようならば効果が悪い．それを『内経』は「誰もいない建物の中を進んでゆくようだ」と表現している．こうした鍼感は手法とも関係し，抽気や行気の手法を続けることによって発生することが多い．

（3）鍼感の特徴

頭鍼は遠道取穴による疾病治療なので，それが生み出す鍼感も特徴的だが，それが以下である．

①局部症状が明白で，患側の鍼感が健側より強い：例えば左側運動区の上1/5へ刺鍼すると，捻鍼もしないのに，麻痺した右下肢で２秒以内に強烈な痺れ，腫れぼったさ，灼熱感，発汗があるが，右上肢や顔面は無反

応で，左側（健側）の下肢と上肢，顔面にも鍼感反応がなく，発汗もない．右側運動区の上1/5へ刺鍼して4秒すると，捻鍼しなければ左下肢にまったく鍼感反応がないが，捻転すると左下肢に痺れて腫れぼったい感覚が起きる．しかし灼熱感はなく，発汗もしない．左側上肢と顔面，ならびに右上下肢と顔面にはまったく鍼感がない．

②患側の鍼感は発生が早く，反応も強い：患側運動区へ刺鍼すると，対応する患肢で2秒以内に鍼感が発生し，捻鍼すると鍼感が強くなり，5秒ぐらい捻鍼すると患者は耐えられなくなる．

③鍼感は，主に対応部分に現れる：左側運動区の中2/5へ刺鍼すれば，右上肢（患肢）に強烈な痺れや腫れぼったさ，灼熱感が現れ，患肢の冷える感覚が消える．

④鍼感が現れたあとの変化：

　a.左側運動区へ刺鍼すると，片麻痺になってから汗が出なかった右半身に多く発汗し，左側（健側）半身は発汗しない．

　b.左側運動区の中2/5へ刺鍼すれば，右手合谷穴の皮膚温が刺鍼前より2℃高くなる．

　c.対応する肢体の運動機能が改善する．

⑤検測指標の主な変化：頭鍼治療中には，血液の酸素飽和度が増加する．

⑥パルス電気刺激と捻鍼：どちらも強烈な鍼感があるが，電気鍼ではコードを左側運動区の上1/5と中2/5へ繋いで通電すると，最初は麻痺した右下肢に痺れて腫れぼったい感じと灼熱感が現れ，続いて右上肢と顔面が痺れて腫れぼったくなり，右半身全体に強烈な鍼感があるが，左半身（健側）には鍼感反応がない．コードを左側運動区の上1/5と下2/5へ繋いで通電すると，患者の右顔面に強く痺れて腫れぼったい感じと灼熱感が現れるが，右上下肢の鍼感ははっきりせず，左半身にまったく鍼感がない．捻鍼と比較したデータでは，機械による捻転がもっとも効果があり，次が手による捻転，最後がパルスだった．機械による捻転と手による捻転の差は，手では捻転にムラがあるからだろうと結論づけられて

いる.

(4) 鍼感の出現時間

　伝統的刺鍼方法と同じく，頭鍼療法でも鍼感の効果を強調する．特に鍼感が発生する時間と治療効果は正比例する．『標幽賦』に「気が速く至れば速く効果があり，気の至るのが遅ければ不治である」とある．鍼感が速く発生すれば，即座に効果があり，患者にも治療に対する信頼が生まれる．もし鍼感の現れるのが遅ければ，治療効果が落ちる．

　鍼感は3分以内に発生することが多いので，頭鍼刺法では2〜3分間の速い捻転を続けることが求められ，その時間内に鍼感が現れれば，打てば響くような効果がある．このように鍼感が速く現れる患者は，初診患者の80％以上を占めるが，刺鍼して数時間後や抜鍼後に鍼感の現れる患者もあり，その持続時間は一般に3〜10分である．留鍼時間が長ければ運鍼し，30〜60分ほど鍼感を持続させるとよい．患者によっては数時間から数日にわたって刺激する．頭鍼では24時間の留鍼も普通である．

2. 鍼感に影響する要因

(1) 手法

　帽状腱膜下層でさまざまな手法を行えば，刺鍼反応を呼び起こして「気を病巣まで至らせる」ことができる．なかでも快速捻転手法で得られる鍼感は強い．鍼感は熱感が多いが，ほかにも痺れ，ピクピク跳動するなどもある．鍼感の発生部位は対側肢体に多いが，同側の肢体や全身だったりもする．また一関節や筋肉に限られた，限局的鍼感もある．

(2) 刺鍼部位

　頭穴局部の鍼感反応は，酸，脹，麻，痒，痛などと表現されるが，その感覚は刺鍼部位と関係する．血管や骨膜を刺せば局部の痛みとなり，頭頂

部のラインであれば局部の脹痛となる．長時間の留鍼では，頭部に重さ，痒み，脹痛，蟻走感などがある．頭鍼の鍼感は四肢の穴位と違うが，それは頭部の筋肉層が薄く，組織が緻密で，痛覚が鋭敏なためと思われる．

（3）個体差

鍼感が発生したり消失する時間は，刺鍼手法の刺激が関係することはもちろんだが，患者の個体差とも関係がある．運鍼すると，多くの患者で3分以内に鍼感が発生するが，人によって（例えば脳出血後遺症患者）は反応が鈍く，刺鍼して数時間のちに鍼感が発生することもある．鍼感の持続時間も人によって異なるが，一般に3～10分続き，徐々に弱まったり消える．しかし患者によっては数時間から数日も続く．

（4）鍼感と治療効果

刺鍼して治療するには，まず得気が必要である．『鍼灸大成』には「機を失っても，気を失うことなかれ」とある．つまり得気することが，刺鍼治療で効果を得る必要条件となる．だから頭鍼治療でも，鍼感を得られるように全力を傾けるが，それが治療効果を決定するカギとなる．『標幽賦』に「気が速く至れば速く効果があり，気の至るのが遅ければ不治である」とあるが，それは刺鍼して得気が発生するまでの時間が，治療効果を決定づけると述べている．すぐに得気が発生すれば速効性があり，なかなか鍼感が現れなければ効果も遅く，鍼感がなければ治療効果もない．これは鍼全般にいえる．最初の刺鍼では得気がなくとも，留鍼して候気する方法で，留鍼してから運鍼すると，気が病巣部へ至る患者もある．また刺鍼しても，鍼下がユルユルで，豆腐にでも刺しているような感じならば，だいたい効果がないので，ほかの方法に改めたほうがよい．

（5）鍼感の効果
①即時効果

刺鍼して得気すると，すぐに患者の症状が和らいだり消えたりする．これは刺鍼の即時効果である．刺鍼して数秒から数分で鍼感が発生すれば，すぐに効果がある．直ちに鍼感が発生し，即座に効果があった患者は，初診患者の80％以上を占める．また電気ショックのような反応があって，鍼を入れた途端に治る患者もある．

②緩慢効果

刺鍼して数分から数時間後になって，やっと鍼感が現れる患者もいる．急病や症状の激しい患者では，即時効果がはっきりしており，効果が現れるまでの時間が短い．だが慢性患者では即時効果が劣り，効果が現れるまで時間がかかる．

③遅延効果

体質や病状によっては，何日も刺鍼しなければ効果が現れなかったり，刺鍼を止めたあとから症状が好転したりする．

④瞑眩効果

頭鍼で効果があるなら，養生していれば常に効果が高まってゆく．しかし「瞑眩」現象が発生するケースもある．これは刺激量や時間，2度目の刺鍼間隔，病気の進行と転帰などと関係がある．

第5節　最近の刺法

1. 特殊刺法

特殊刺法は，多鍼刺法とも呼ばれ，2本以上の毫鍼で，1つの頭穴や頭鍼治療ライン（区や帯）を刺激する方法である．鍼感を強めて効果を高める．常用される多鍼刺法には，対刺，交叉刺，斉刺，十字刺，接力刺，揚刺などがある．

(1) 対刺法

同一治療ラインへ2本の毫鍼を向かい合わせに刺入するものを対刺法と呼ぶ．上下対刺と前後対刺の2つがあって，重症患者に使う．向かい合わせに刺入するが，鍼尖どうしが接触してはならない．

①上下対刺

本法は前頭部で用いる．例えば額中線へ刺鍼するとき，1本を神庭から上向きに刺入し，もう1本を前頭部の髪際下0.5寸から上向きに刺入する．額旁1線，額旁2線，額旁3線も同じように上下対刺する（図2）．

②前後対刺

本法は頭頂部で用いる．例えば頂中線へ刺鍼するとき，1本を前頂から百会へ向けて透刺し，もう1本を後頂から百会へ向けて透刺する．頂旁1線，額旁2線も同じように前後対刺する（図3）．

(2) 傍刺法

傍刺法とは，まず頭穴区へ1本直刺し，その傍らに斜刺で1本を加える

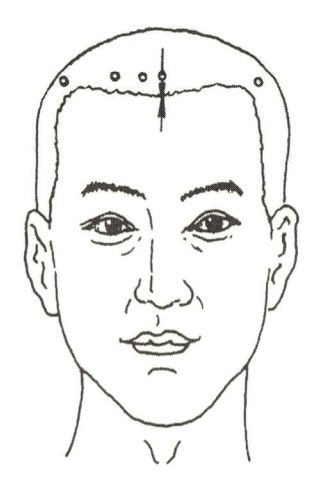

図2　上下対刺法

第 5 章 操作方法

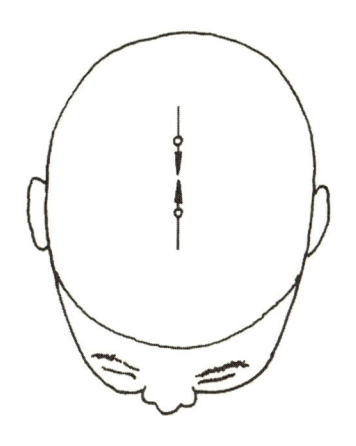

図3　前後対刺法

刺法である．『霊枢・官鍼』に「傍鍼刺とは，直刺と傍刺が1本ずつ」とある．この刺法は刺鍼反応を強くし，効果を高める．傍刺法は，まず主要な1本を直刺し，さらに別の1本を主要な鍼へ向けて斜刺する（図4）．

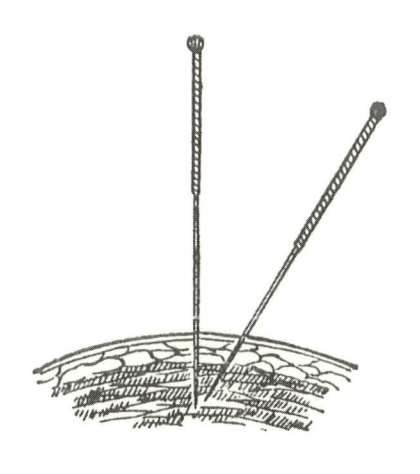

図4　傍刺法

61

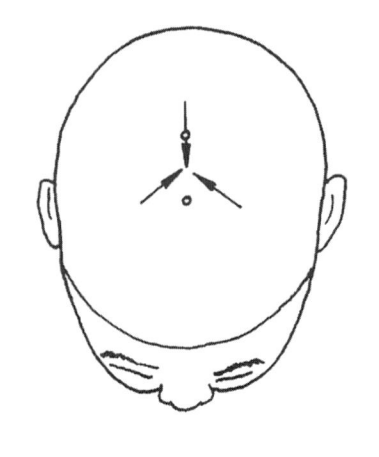

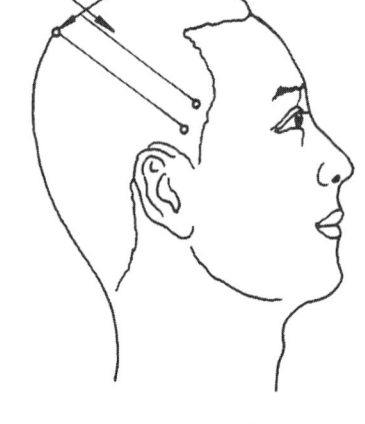

図5　百会穴の交叉刺法　　　　図6　頂中線と頂顳前斜線の交叉刺法

(3) 交叉刺法

　交叉刺法は，臨床でもっとも常用する多刺法である．それは『内経』の傍刺法が変化したものである．傍刺法は，2本の鍼を同時に一穴へ刺入するもので，1本が正刺，1本が傍刺で交叉している．頭鍼療法の交叉刺法は2～4本の毫鍼を使い，一頭穴や治療ラインを交叉状に同時刺激する．交叉刺法と傍刺法の違いだが，交叉刺の場合は鍼体が交わるのに対し，傍刺法では2本の鍼尖が1カ所に集中するだけで交叉せず，1本が主の直刺，もう1本が補助の斜刺である．

　百会の刺鍼では，3本鍼の交叉刺法を使う．1本は後ろから前に百会へ向けて刺入し，別の2本は百会の前1寸で，それぞれ左右に0.5寸開いた部位から刺入するが，いずれも鍼尖が百会を向いている．このように三鍼を逆Y字形に交叉させ，百会に対する刺激を強める（図5）．

　また頂中線と頂顳前斜線の刺鍼のように，二鍼交叉刺法を使ってもよい．これは1本を前頂から百会へ向けて透刺し，もう1本を前頂から頂顳前斜線に沿わせて下向きに透刺する．このとき2本の鍼は皮下で交叉している．肢体麻痺に常用される手法である（図6）．

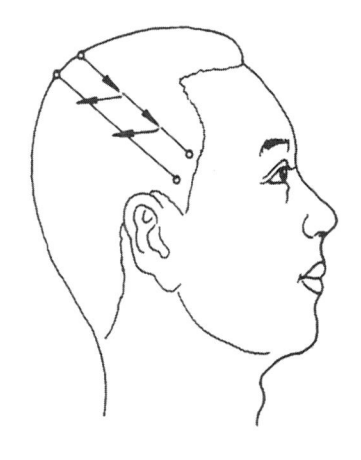

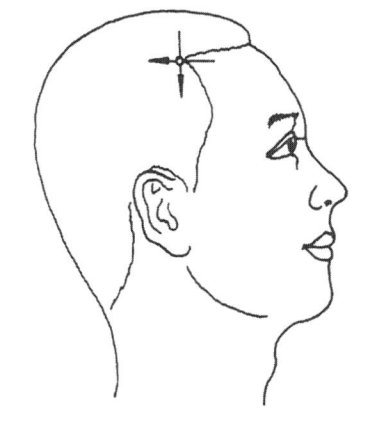

図7　頂顳前斜線の交叉刺法　　　　　図8　頭維穴の十字刺法

　また頂顳前斜線の交叉刺のように，頂顳前斜線に沿わせて2鍼を透刺したりする．第1鍼を前頂からラインの上1/3まで刺入し，第2鍼は頂顳前斜線の中1/3へ刺入する．第3，第4鍼は，頂顳前斜線を3等分する点から頂顳後斜線へ向けて，前から後ろへ透刺する．こうして数本の鍼が梯子段(はしこだん)のように交叉する．これは肢体麻痺と知覚障害に使用する（図7）．

(4) 十字刺法

　十字刺法は，一部の頭鍼治療ラインと頭維に使う特殊な交叉刺法である．臨床では2本の鍼にて穴区を透刺する．第1鍼は上から下（または左から右），2本目は前から後ろへ刺入する．このように刺せば，2本の鍼が十字形に交叉する．片頭痛や顔面麻痺などに使う（図8）．

(5) 斉(せい)刺法

　斉刺法は，3本の毫鍼を並列させ，同一頭穴（治療ライン）に集中刺激する刺法である．『霊枢・官鍼』に「斉刺とは，直刺で1本，傍刺で2本」とあり，鍼感を強めて効果を高める．前頭，頭頂，後頭部で，額中線，頂

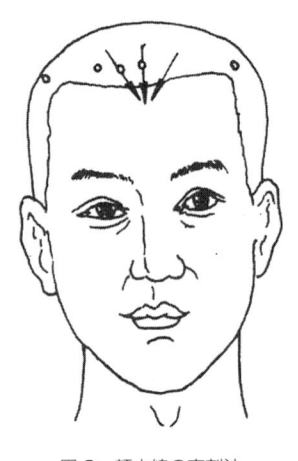

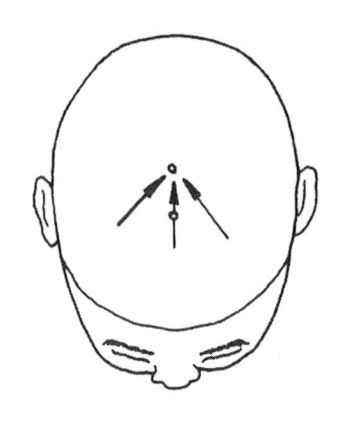

図9 額中線の斉刺法　　　　　図10 頂中線の斉刺法

中線，枕上正中線などに使う．

①額中線

　第1鍼を神庭から刺入し，上から下へ1寸透刺する．第2と第3鍼は，それぞれ神庭の左右0.5寸離れた部位から刺入し，鍼尖を正中線（督脈）へ向けて少し斜めに1寸透刺する．ひどい精神疾患に用いる（図9）．

②頂中線

　第1鍼を前頂から刺入し，百会に向けて透刺する．第2と第3鍼は，それぞれ前頂の左右0.5寸離れた部位から刺入し，百会へ向けて少し斜めに透刺する．頭頂葉の癲癇発作に用いる（図10）．

③枕上正中線

　第1鍼を強間から脳戸へ透刺する．第2と第3鍼は，それぞれ強間の左右0.5寸離れた部位から刺入し，脳戸へ向けて少し斜めに透刺する．ギックリ腰や慢性腰背痛，さまざまな眼病に用いる（図11）．

(6) 接力刺法（リレー刺法）

　接力刺法は，頂顳前斜線，頂顳後斜線，額頂線，頂枕線などのように，

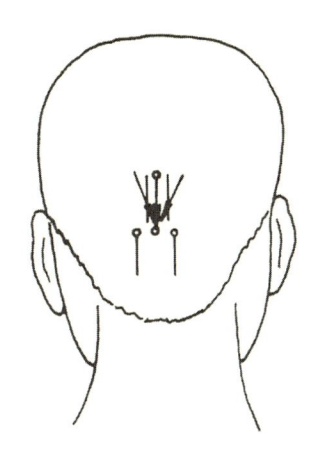

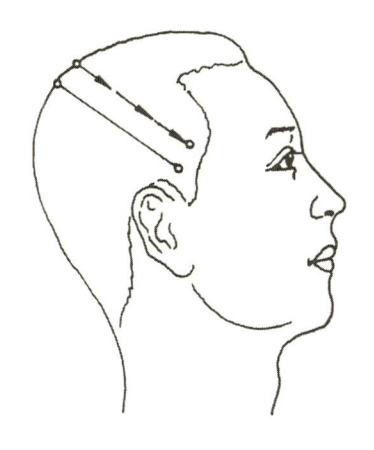

図11　枕上正中線の斉刺法　　　　　図12　頂顬前斜線の接力刺法

長い頭鍼治療ラインに使う．それは治療ラインを3等分し，3本の毫鍼（同じ長さ）を使って，治療ラインの起点，1つ目と2つ目の等分点から1本ずつラインに沿って透刺する．このようにライン上で1本の鍼が尽きたら次の鍼を繋げることから，リレーさせる意味で「接力刺」と呼ぶ．頂顬前斜線ならば，前頂，第1等分点，第2等分点と3カ所から刺入し，それぞれ下向きに透刺する（図12）．また額中線ならば，神庭，第1等分点，第2等分点と3カ所から刺入し，それぞれ後ろ向きに透刺する（図13）．頂顬前斜線は完全麻痺に用い，額中線は五臓や前頭葉の病変に用いる．

(7) 揚刺法

頭鍼の揚刺法は，体鍼の揚刺を頭鍼に使ったものである．百会と四神聡，四神鍼などに常用され，小児の発達障害や頭頂葉癲癇，メニエル病発作などを治療する．臨床では，前神聡，後神聡，左神聡，右神聡から百会へ透刺したり，百会から四神聡へ透刺する（図14）．

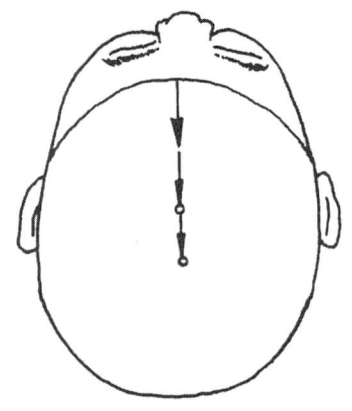

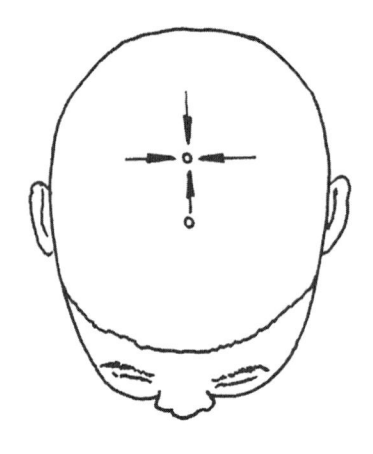

図13 額中線の接力刺法　　　　　　　　図14 四神聡, 百会の揚刺法

(8) 井字刺法

　井字刺法は揚刺法と同じく，やはり四神聡などに使われ，適応症も類似している．前神聡から左神聡へ透刺し，左神聡から後神聡へ透刺し，後神聡から右神聡へ透刺し，右神聡から前神聡へ透刺する（図15）．

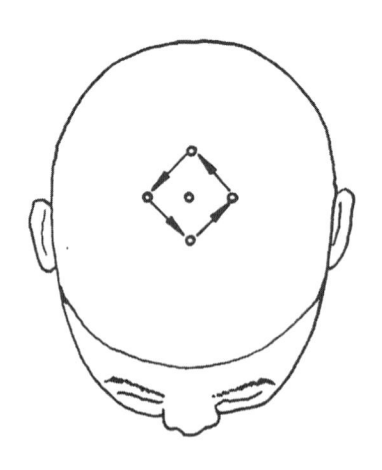

図15 四神聡の井字刺法

図16 扇状刺法　　　　　　　図17 排刺法

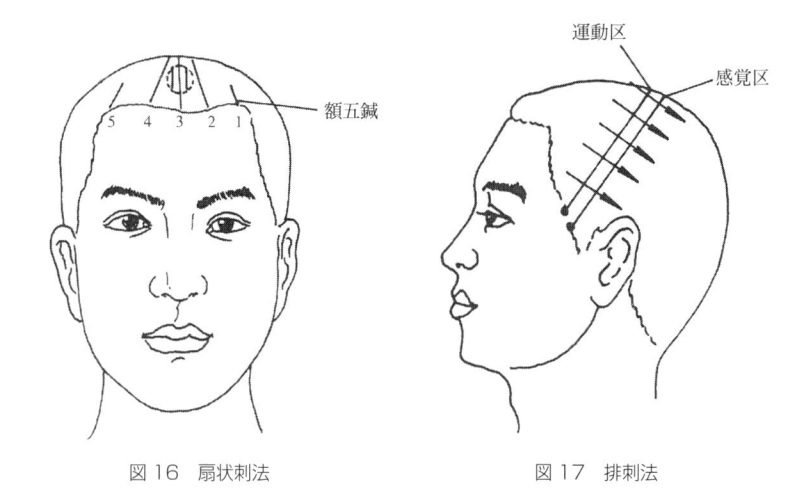

(9) 扇状刺法（額五鍼，額三鍼）

　額五鍼は，林学倹が提唱し，使用している方法で，小児脳性麻痺，脳の外傷による後遺症などを治療する．

　前髪際の上2cmを刺鍼点とし，左から右へと5本の鍼を百会に向けて刺入する．各鍼は等間隔で，扇状に配列する（図16）．

(10) 排刺法

　排刺法は，2～3本の鍼を平行に排列させる刺鍼法で，運動区や感覚区，舞踏震顫控制区など，平行した治療ラインへ刺入すると排刺法になる．例えば脳卒中患者で，運動障害だけでなく知覚障害もあれば，運動区と感覚区へ刺入するので，2本の鍼が排列となる．さらに肢体の震顫が加わっていれば，運動区と感覚区だけでなく，舞踏震顫控制区も加えるので，3鍼を平行に排列しなければならない（図17）．

(11) 環状刺法

　環状刺法は，複数の鍼を使って同心円状に刺入する刺鍼法で，天谷八陣

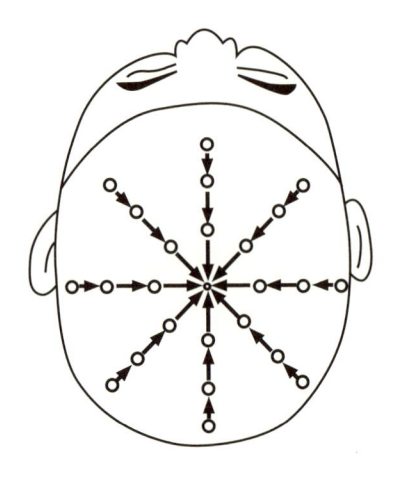

図18 環状刺法

穴に用いる．百会を中心として，半径1寸の同心円上に等間隔で8本刺入し，同様に半径2寸の同心円上，半径3寸の同心円上にも，それぞれ8本ずつ等間隔で刺入する．こうして百会を中心点とし，その1寸，2寸，3寸の円に8本ずつ刺入する．鬱病などの治療に使う（図18）．

(12) 透刺法

　透刺法は，1つの穴区から別の穴区へ透刺する方法である．頭鍼の刺法は，頭皮が薄いことから平刺が多用される．そこでほかの頭穴へ透刺して刺激量を強め，治療範囲を広げ，効果を高めようとするものである．頭鍼の透刺には2種類ある．1つは他穴や他経へ透刺するもので，百会から前頂の透刺など伝統的な頭穴の透刺である．もう1つは，頭鍼体系の治療ラインを透刺するもので，発病部位が多い場合に使われる．例えば脳卒中の片麻痺で，一側の上下肢と顔面すべてに麻痺がある場合，頂顳前斜線を全ライン透刺する．また運動と知覚障害があれば，毫鍼で運動区から感覚区へと透刺する．

第6節　操作終了

1. 留鍼

　留鍼は，刺入と運鍼したあと，鍼を穴区内に一定時間留置する方法である．留鍼によって鍼感を発生させたり強めたりし，有効な刺激量に到達させて効果を高める．

　頭鍼の留鍼は，体鍼と違って身体が動かせるので長時間の留鍼ができる．長時間の留鍼による持続的な刺鍼作用が，中枢神経の「病理的不活発病巣」を活性化させ，頭鍼した後の反動を回避する．とりわけ慢性で頑固な疾患や痙攣，ならびに疼痛性疾患で夜間痛のひどい患者では，長時間の留鍼が向いている．しかし治療家によって，さまざまな考えがある．

　焦順発は，30分前後留鍼し，5～10分ごとに捻転すると考えている．刺鍼すると，直ちに症状がはっきりと軽くなるか消える患者には，捻転せずに30分留鍼するだけでよい．再発を繰り返せば，鍼を入れたままで5時間から3日ほど留鍼する．

　朱明清は，刺鍼して得気したあと3～5分運鍼し，留鍼時間は長いほうがよく，少なくとも2時間は留鍼しなければならず，一般には24時間，必要があれば48時間留鍼し，留鍼中に1～2回運鍼すると考えている．

　方雲鵬は20～30分の留鍼が適切と考えている．病状が軽ければ留鍼する必要がなく，運鍼して効果があれば抜鍼する．重症ならば適当に数時間ほど留鍼する．

(1) 留鍼に影響する要因

　頭鍼の留鍼時間は，患者の病状や体質など，さまざまなファクターを考慮して確定すべきである．
①病状：寒証，虚証，裏証，重症ならば長く留鍼する．熱証，実証，罹患

直後，軽症ならば短時間の留鍼するか，留鍼しない．
②体質：乳幼児は留鍼しない．痩せていたり，水太り体質では，長く留鍼しない．頑健で元気があれば，長時間の留鍼がよい．
③気候：暑ければ短時間の留鍼，寒ければ長時間の留鍼する．

(2) 留鍼方法

常用される頭鍼の留鍼方法には，次の2つがある．

①静留鍼

留鍼中まったく刺鍼操作せず，静かに鍼体を頭皮内へ入れておく．『霊枢・経脈』に「静かに久しく鍼を留める．それによって気が至る」とあるのが静留鍼法である．一般に頭穴は30～60分留鍼する．しかし病状が重かったり，複雑だったり，長引いている患者では6～12時間，あるいは24時間留鍼することもある．頭穴は長時間留鍼しても，身体の動きや日常生活に影響しないので，留鍼中は患者が運動したり普通に生活できる．鍼を恐れるために運鍼できない患者は，長時間の留鍼によって刺激量を増やし，運鍼できない刺激量不足を補う．

②動留鍼

留鍼中，間欠的に運鍼するもので，刺激量を強めて短時間のうちに即効を得られる．一般には30～60分留鍼し，その間に3～4回，毎回2～3分運鍼する．また留鍼中に導引や吐納法などを併用すれば，効果が高まる．間欠運鍼する回数は，人や疾病によって異なるが，刺鍼して即効があったのに，留鍼中の時間経過とともに効果が減退すれば，すぐに運鍼して効果を継続させる．

実際の治療では，動静を併用する．つまり最初の15～30分は動留鍼し，そのあとで静留鍼する．

(3) 留鍼の注意事項

①個人差：虚弱体質なら留鍼時間を短く，頑丈な体であれば適当に長く留

鍼する．乳幼児や重度の精神病患者，そして動く患者は留鍼しない．
②季節：夏季は暑いが，温度が高ければ反応も速く，長時間の留鍼は必要ない．冬季の寒冷な気候であれば反応が鈍いので，長く留鍼する．
③病気：重症で症状が頑固ならば長時間の留鍼がよい．病状が軽く，症状が治療によって消えた患者ならば，留鍼しないか留鍼時間を短くする．
④安全：留鍼中は，患者や家族が鍼に触ったりしないよう注意する．長時間の留鍼が必要で，脳や心臓血管に重度の障害がある患者は，監視を強化して事故が起きないようにする．側頭部は咀嚼の邪魔になり，後頭部は睡眠の障害になるので，障害となる前に抜鍼する．
⑤長時間留鍼による不良反応：目眩や頭の腫れぼったさ，疲れて元気がない，汗をかいて痙攣する，頻呼吸，精神異常などが主である．とりわけ高齢者に長時間の頭穴留鍼するときは，患者の体質や病状などを考慮し，隔日に治療するなど，1時間以内の留鍼時間とする．

2. 抜鍼法

抜鍼とは，運鍼が終わったあとで，鍼を抜き出す操作である．『鍼灸大成』は「鍼を抜くときは，鍼下で気が緩むまで待ち，鍼を強く締めつけなくなって，軽く滑るようになったら，虎の尾を抜くように鍼を抜く」という．頭鍼の抜鍼は簡単で，一般にゆっくりと鍼を皮下まで引き上げ，鍼下に強く締めつける感じがなくなったら，すばやく抜鍼してもよいし，ゆっくり抜鍼してもよい．抜鍼したあとは乾いた綿花で，しばらく鍼孔を圧迫し，出血を防ぐ．抜鍼では押手に綿花を挟み，押手で穴区周囲の頭髪を押さえ，刺手で鍼柄を軽く左右に回したあと，右手に力を込めて鍼をゆっくりと皮下まで引き上げ，鍼下に締めつけ感がなくなったら急速に抜鍼する．

抜鍼速度は，病状や各種補瀉法の必要によって定める．補法では抜鍼時に鍼孔を押さえる．瀉法なら抜鍼時に鍼を揺らし，鍼孔を広げて抜き，鍼

孔を塞がない．

　頭部は血管が豊富で出血しやすく，浅筋膜と帽状腱膜の間には両層を垂直に繋ぐ結合組織の柱が多数あり，無数の格子構造になっていて，格子内の血管は多くの末梢結合組織で固定されているので，頭皮の血管を傷つけると閉じにくく，出血も止まりにくい．だから抜鍼したあとは，鍼孔から出血していないか調べ，抜鍼後には必ず消毒乾綿で鍼孔を押さえて出血させない．もし出血や血腫があれば，綿花で軽く圧迫して散らすようにする．髪が密集した部分は，鍼の抜き忘れが多いので，抜鍼時には鍼の本数を調べて，抜き忘れのないようにする．また，抜いた部分を手で撫でてみる．

3. 刺鍼頻度と治療クール

　疾患に相応しい頭鍼の治療クールが必要である．しかし治療クールは患者の状況，とりわけ耐性を考慮して決める．一般に治療クールは，発病状況や症状の程度，病歴の長さなどを参考にして決める．

①急性疾患

　症状が重く，発病して間がなければ，治療クールが短い．毎日1～2回治療し，好転したら隔日か数日1回に改めて，再発を防止する．疾患によっては長時間留鍼し，運鍼を続けるか間欠的に運鍼する．こうして短時間のうちに有効刺激量を与え，症状を速やかに改善させる．一般に3～5日を1クールとするが，1クールを7～10日に延長して再発を防止してもよい．各クール間は，病状によって3～5日空ける．

②慢性疾患

　症状が軽く，発病してから日数を経ていれば，治療クールも長くなる．隔日に1回治療して，10～12回を1クールとし，15～20日空けたあとに2クール目の治療を続ける．慢性で難治であれば，患者の体質を考慮して15～30回を1クールとしてもよい．

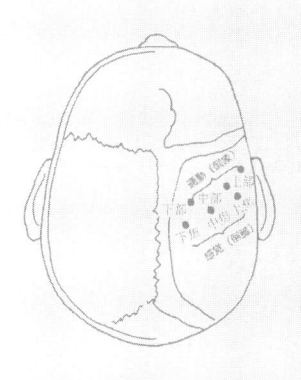

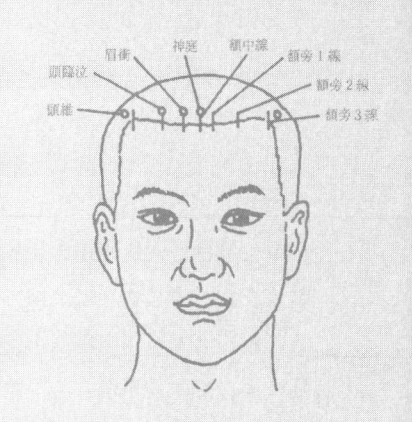

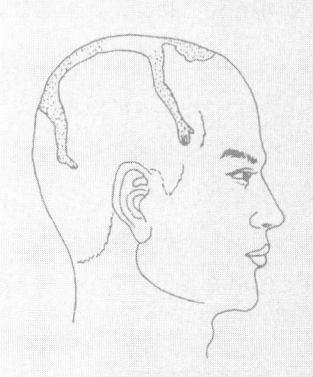

第 **6** 章

併用する治療方法

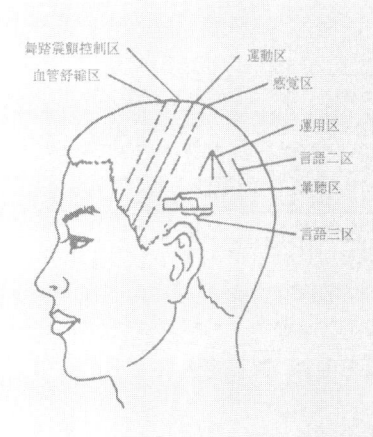

第1節　電気鍼

　電気鍼は，穴位へ鍼を刺入して得気させたあと，生物電気に近い微量の電流を鍼へ通じさせて，鍼で刺激する治療法の1つである．鍼を穴位へ刺入したうえでパルス電気を作用させ，鍼と電気の刺激を併用するので，疾病によっては効果がよい．刺激のパターンに精通すれば，手による運鍼操作に代えることができ，省力化できる．

　人体組織は，水分，無機塩類，帯電した生体膠質によって構成される複雑な電解質電導体なので，波形や周波数が常に変化するパルス電気が人体に作用すると，組織内のイオンに定方向の運動が起こり，細胞膜の分極状態がなくなって，イオンの濃度と分布が顕著に変化し，人体の組織機能に影響する．イオンの濃度と分布の変化は，パルス電気の治療作用の電気生理的な基礎となる．低周波パルスが毫鍼を媒体として穴位刺激すると，人体機能を調整し，鎮痛と鎮静を強化して，血液循環を促し，筋張力を調整するなどの作用がある．

1．操作方法

1) 使用前に，調節ツマミが0になっていることを確認する．さもないとコードを繋いだ途端に電気ショックがある．
2) 頭鍼では，鍼を頭穴へ刺入し，運鍼して得気があればパルスに繋ぐ．
3) 1つのプラグから2本のコードが出ているので，それを別々の毫鍼に繋ぐ．同じ毫鍼に繋ぐとショートして機械が壊れる．通電時と終了時には，徐々に電流を強めたり弱めたりする．急激に強くして，患者にショックを与えてはならない．
4) 治療で必要な得気が刺鍼した穴位にあれば（精神異常，知覚麻痺，小児患者を除く），出力ツマミを0にし，陰極を主穴，陽極を配穴へ繋ぐ（±

がなければ，どれに繋いでもよい）．
5）電源スイッチを入れ，波形を選んだあと，ゆっくりとツマミを調節して必要な電流量にする．通電時間は一般に5〜20分だが，鍼麻酔では時間を長くしてもよい．感覚が鈍っていれば適当に電流を上げるか，1〜2分通電してスイッチを切ってから再通電したりする．
6）1穴位だけに通電したければ，1本のコードを鍼柄に繋ぎ，もう1本のコードを5cm四方のアルミ板へ繋ぎ，アルミ板を湿らせたガーゼで幾層にも包み，同側上肢に載せて，バンドで固定する．こうすれば刺鍼部位の電気刺激は強くて作用が集中するが，アルミ板は面積が広く，電流が拡散するため反応が弱くなるので作用が小さい．

2．波形の選択

　パルス器によって低周波の電流波形や周波数が違うので，作用も変わってくる．周波数は，毎分数十回から毎秒数百回と異なる．周波数が50〜100回/秒ならば密波と呼び，2〜5回/秒ならば疎波と呼ぶ．ツマミを使って連続波の疎密が調整できるパルス器もあれば，密波，疎波，疎密波，断続波など数種の波形に分かれたパルス器もある．病状に基づいて適切な波形を採用すれば，治療効果が高まる．

①**密波**
　神経ストレスを低下させる．最初に知覚神経に対して抑制作用を起こし，続いて運動神経にも抑制作用を発生させる．鎮痛，鎮静，筋肉と血管の痙攣を緩解したり，鍼麻酔などで常用される．

②**疎波**
　刺激作用が強く，筋肉を収縮させ，筋肉靭帯の張力を増す．知覚と運動神経の抑制を遅らせる．麻痺ならびに筋肉，関節，靭帯，筋腱の損傷などで常用される．

③疎密波

　疎波と密波が交互に出現する．疎波と密波が1.5秒ごとに交替し，単調な波形に身体が慣れてしまう欠点を改善している．動力作用が大きく，治療時には興奮効果が主になる．代謝や血液循環を促し，組織の栄養を改善して，炎症性浮腫を消す．鎮痛，捻挫，関節周囲炎，血行不良，坐骨神経痛，顔面麻痺，筋無力，局部の凍傷などに常用される．

④断続波

　周期的に波形が現れたり，止まったりする疎波である．止まっている時間は1.5秒，そして1.5秒の密波が流れる．断続波形に身体は慣れにくいので，その動力作用は非常に強い．筋肉組織の興奮性を高め，骨格筋に良好な収縮刺激作用がある．肢体麻痺や片麻痺に常用され，電気で筋肉を動かすリハビリなどにも使用できる．

⑤ノコギリ波

　ノコギリ歯形にパルス幅が毎分20〜25回か16〜20回ぐらい起伏するもので，その周期は人の呼吸に近い．そこで横隔神経（天鼎に当たる）を刺激してパルス人工呼吸し，呼吸不全（心臓は微弱に動いているもの）の救急に使う．やはり神経や筋肉の興奮性を高め，経絡機能を調整し，血液循環を改善する．

3. 適応症

　電気鍼の適応症は，毫鍼と同じなので非常に広い．各種の痛証，痺証（痛み），痿証（麻痺）に常用され，心・胃・腸・胆嚢・膀胱・子宮など器官の機能失調，精神病・筋肉・靭帯・関節の損傷性疾患，また鍼麻酔にも使われる．

4. 注意事項

1) 治療前に，器具の出力が正常かどうか検査する．治療後は出力ツマミなどを0に戻し，電源を切ってコードを外す．0に戻す習慣を付けていないと，通電したとき患者に突然大きな電流が流れ，患者が痙攣する．
2) 電気感受性が強ければ，通電したあと筋収縮が起きる．それを事前に患者へ説明し，心の準備をさせておけば，治療するのに都合がいい．電気鍼の刺激強度は小から大へと徐々に変更する．急に強くすると，失神，弯鍼，切鍼などの異常事態が起きる．通電していると刺激が弱まってくるので，5～10分ごとに患者に尋ね，その都度電流を強くする．
3) 延髄や脊髄付近で電気鍼するときは，電流を少し小さくする．強く電気刺激すると事故の発生に繋がる．
4) 左右対称の穴位に電気鍼し，一側だけが強く感じたときは，－極を強く感じるので左右のコードを入れ換えてみる．入れ換えてみて感覚が弱まったり強くなったりすれば，それはパルス器の極性が片寄っているためである．変化しなければ，異なる組織に鍼が入っている．
5) 灸頭鍼に使った鍼は，鍼柄表面が酸化しているため電導不良となっている．また鍼柄にアルミ線を巻きつけた鍼は，アルマイト処理によって鍼柄が金色になっているが，それも電導が悪い．こうした鍼はパルスに使用すべきでないが，どうしても使用したければ鍼体へコードを繋ぐ．
6) 電気鍼しているとき，電気が流れたり切れたりすれば，コードが切れたり接触不良を起こしている．コードを交換して使う．コードが切れることは多いので，必ずプラグを持って抜き，コードを持って引き抜いてはならない．
7) 何度もパルスした毫鍼は，鍼体が電蝕して切れやすくなっているので，消毒する前に検査して切鍼を防ぐ．これは少し曲げてみれば分かる．曲げて弾力がなければ使えない．
8) 鍼尖どうしが接触してショートしたため，パルス器が壊れることが多

い．特に対刺するとき鍼が接触しやすいので，焦氏の頭鍼などではあえて治療ラインを外し，1cmぐらい平行に離れたラインへ刺入する．こうして鍼どうしが接触しないようにすれば，ショートすることがない．鍼どうしが接触していれば，そこでショートするので患者に通電感がない．そのとき電流を上げてしまうと，機械が壊れてしまう．
9) 頭鍼のパルスでは問題ないが，体鍼の上半身では，例えば両合谷を通電するなど心臓を流れる回路を作らない．両合谷で鍼麻酔するときは，必ず曲池へも刺鍼して，合谷と曲池で回路とし，対側を跨ぐ回路としない．心臓に電気が流れると，胸が苦しくなる．またペースメーカーを入れている患者も，心臓を回路としてはならない．
10) パルス器の極性を調べたければ，2つのクリップを舌に当ててみる．強く感じるほうが－極である．

第2節　皮膚鍼

　皮膚鍼は叢鍼浅刺法で，複数の短鍼を浅刺する刺鍼方法である．『内経』の「半刺」「浮刺」「毛刺」が発展したものである．『霊枢・官鍼』に「半刺は，浅く刺して速抜し，鍼を肉まで刺さず，毛を抜くようにする」「浮刺は，傍らから入れて浮かせ，肌が引きつって冷えるものを治す」「毛刺は，皮膚の痺れに浮かせて刺す」とある．皮膚鍼法は「疎通経絡」と「調和気血」により身体を正常に回復させ，疾病を予防したり治したりする．

1. 鍼と準備

　皮膚鍼は，小さな金槌形の鍼で，柄の長さが15～19cm．先端は吊り鐘形の鍼盤で，下面にはステンレスの短鍼が埋め込まれている．埋められた鍼の数によって，梅花鍼（5本鍼），七星鍼（7本鍼），羅漢鍼（18本鍼）

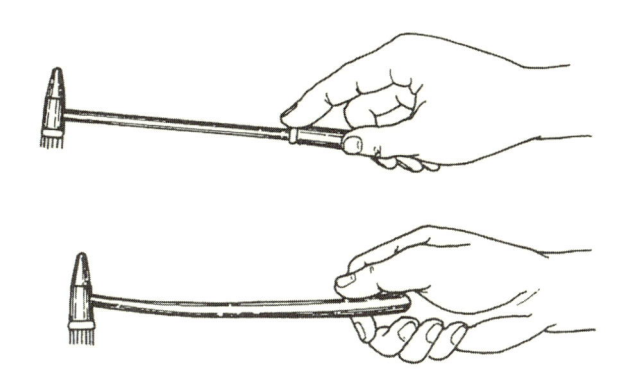

図19 軟柄，硬柄の皮膚鍼の持ち方

と分かれている．鍼尖が鋭すぎてはならず，松葉形がよい．鍼柄は弾力性があり，すべての鍼尖は平らに揃っている．鍼が斜めだったり，勾があったり，錆や欠損があってはならない．鍼を検査するときは，乾いた脱脂綿で軽く叩いてみる．もし勾や欠損があれば，綿の繊維が引っ掛かる．

　鍼は使用する前，水牛角製なら鍼だけを取り外してオートクレーブで消毒する．全体が金属ならば，そのままオートクレーブで消毒する．使い捨ての皮膚鍼もある．水牛角部分をオートクレーブに入れると，白くなる．

2．刺鍼方法

1) 鍼柄が丸い金属で作られていれば，右手で鍼柄を握り，鍼柄末端を薬指と小指で小指球に固定し，鍼柄末端を手掌の後ろに2～5cm出し，親指と中指で鍼柄を挟んで，人差指を鍼柄の中段上面に沿える（図19）．鍼柄が平たい水牛の角で作られていれば，親指と人差指で鍼柄を挟む．
2) 皮膚を消毒したあと，鍼尖を叩刺部位へ垂直に落とす．手首のスナップを利かせて，頭部の皮膚へ鍼頭を垂直に落としたら，すぐに跳ね上げる．これを繰り返す．

3) 叩刺には，軽刺，中刺，重刺の３種がある．軽刺は弱く，鍼尖が皮膚と接触する時間が短いほどよい．重刺は強く，鍼尖が皮膚と接触する時間が少し長い．中刺は，軽刺と重刺の中間である．どの刺法であれ，手首を使って叩き，鍼尖が皮膚に刺さったとき反動で鍼を引き上げれば，刺鍼部の痛みを軽減できる．最初は痛くても，そのうちに痛みが消えてくる．
4) 叩刺する速度と力は均一にし，速くしたり遅くしたり，力を入れたり弱めたりのムラがあってはならない．鍼頭は垂直に落下させ，垂直に持ち上げる動きで反復操作する．鍼頭を斜めに落としたり，刺してから引っ掻いたりすれば痛い．叩刺する間隔は１～1.5cmとする．

3. 適応症

頭痛，片頭痛，胸痛，脇痛，不眠，上下肢痛，ギックリ腰，口眼歪斜，痺証（痛み），シャックリ，痿証（麻痺），胃痛，嘔吐，腹痛，喘息，咳嗽，遺尿，遺精，インポテンツ，心悸，眩暈，生理痛，小児のヒキツケ，眼疾患，鼻詰まり，蓄膿症，リンパ結核．

4. 注意事項

1) 鍼を検査し，鍼尖の匂や欠損，高さが不揃いなどがあれば使わない．
2) 鍼と皮膚を消毒する．重刺したあとは，叩刺した皮膚を消毒綿花で拭き，清潔にして感染させない．
3) 局部の皮膚に傷があったり潰瘍があれば，そこには叩刺せず，周囲を叩刺する．

第3節　三稜鍼

　三稜鍼は点刺する鍼である．患者の穴位や表面の血絡に刺して少量だけ出血させ，疾病を治療する方法を刺絡法，または刺血法と呼ぶ．

　古代では刺絡が多用された．『霊枢・九鍼論』の九鍼に，鋒鍼は「出血させて熱を瀉す」とある．『素問・血気形志』の「病の治療では，まず先に血を出す」，『霊枢・九鍼十二原』の「宛陳（古く滞った血）があれば除く」というのが治療原則である．『霊枢・官鍼』には「絡刺」「賛刺」「豹文刺」などがあり，鍼や方法は違えども，やはり刺絡出血法である．『霊枢・血絡論』は「血脈が実ならば，堅く，横になっていて赤い」，「小さい血絡は鍼のよう，大きければ箸のようだ」と表現し，鬱血した表層の毛細血管を「瀉せば万全」といっている．古代では解剖知識が不足しており，体幹へ深く刺すことが危険なため，浅刺する刺絡が盛んだったこともある．また，石の鍼では深く刺せなかった．刺絡には開竅（意識を覚ます），瀉熱（高熱を下げる），活血（血を循環させる），消腫（腫れを消す）などの効能がある．

　『内経』を見ると「古い血があれば，新しい血が入ってこない」とあり，その静脈に滞った血を排除することで，酸素を含んだ新鮮な血が入ってきて，組織が栄養されると考えていた．

1.　鍼

　三稜鍼は一般にステンレスで作られており，長さ6cm，鍼柄は少し太い円柱形で，鍼尖が優勝旗の槍のように三角錐となっている．三面に刃があり，鍼尖が鋭利である．古代九鍼の「鋒鍼」が変化したものである．

　鍼は使用前にオートクレーブで消毒する．皮膚は2％ヨードチンキ綿花で消毒したあと，エチルアルコールで拭き取る．

2. 刺鍼方法

三稜鍼の刺鍼方法には，点刺，散刺，瀉血の3法がある．

①点刺

まず左手親指と人差指で，刺鍼する部位を挟み，局部へ十分な血液を集めてから消毒する．刺入時には，左手親指と人差指で，刺鍼部を強く挟み，右手の親指と人差指で鍼柄を摘んで，中指の腹を鍼体下端に添えて支え，鍼尖を中指から0.1～0.2寸だけ出し，すばやく0.1～0.2寸ほど刺入したら，一瞬で鍼を抜く．そのあと鍼孔周囲を指で圧迫して，少量の血を絞り出し，消毒綿花で鍼孔を圧迫する（図20）．

②散刺

頭鍼穴区に点刺する方法で，病変部位の範囲によって10～20回以上刺す．穴区の端から端まで点刺して血液を絞り出せば，滞っている瘀血や浮腫を排除し，「宛陳則除之（古く滞った血があれば除く）」となり，瘀血が消えて新血が生まれ，通経活絡できる．本法は瘀血症状に多用される．

③瀉血

皮膚を消毒したあと，左手親指で刺鍼部位の下を圧し，右手に三稜鍼を持って静脈を狙い，静脈へ1～2mmほど刺入したら直ちに抜き去る．少量の血液を流出させ，血が止まったら消毒綿花で鍼孔を圧迫する．出血時に軽く静脈上端を圧して，瘀血が出るのを助ければ，毒邪も一緒に瀉せる（図21）．瀉血法は2～3日に1度おこなうが，出血量が多ければ1～2週間に1度でよい．

3. 適応症

三稜鍼刺絡法には，通経活絡，開竅瀉熱，消腫止痛の作用があり，さまざまな実証，熱証，瘀血証，経絡瘀滞，疼痛などに応用される．

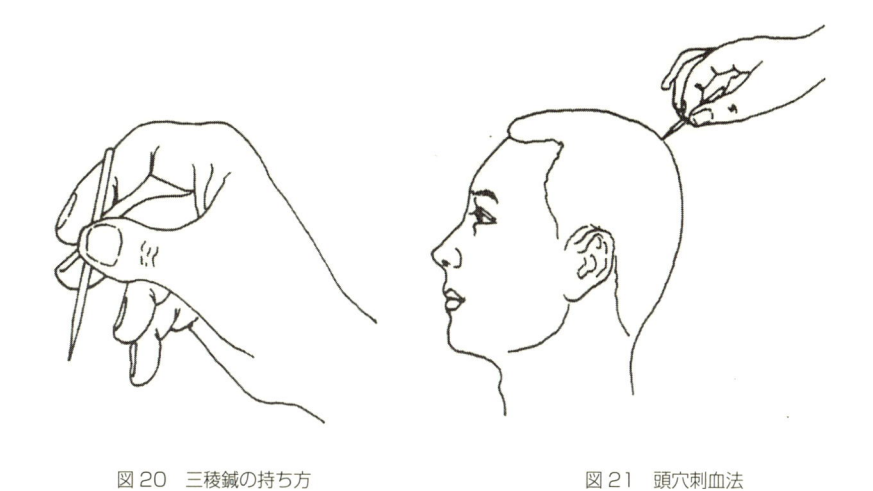

図20　三稜鍼の持ち方　　　　　　　　図21　頭穴刺血法

4. 注意事項

1) 無菌操作して感染を防ぐ．
2) 散刺は，軽い手法で，浅く，速く操作する．瀉血法は，出血が多すぎないようにする．静脈に刺すわけだから，動脈に刺してはならない．
3) 虚証，産後の女性，出血傾向のある疾患，血栓を溶かす薬を飲んでいる心臓病患者，出血が止まらない患者，動脈瘤や静脈瘤には使用しない．

第4節　穴位注射

　穴位注射は「水鍼」とも呼ばれ，薬物を穴位へ注入して疾病を治療する方法である．刺鍼と筋肉注射の長所を合わせ持ち，薬物の節約にもなって治療効果を高める．また薬物が残るので，刺激が長持ちする．
　頭穴の穴位注射は，小児の脳性麻痺で多く使われる．

1. 道具と薬剤

1) 消毒した注射器と注射針：薬物量と刺入深度によって，注射器と注射針を選ぶ．頭穴に使用される注射器は1ml（耳穴と眼周囲穴）と2ml，4～5号の注射針が多く用いられる．
2) 薬物：①複方当帰注射液，丹参，魚腥草，銀黄注射液などの漢方薬製剤．②ビタミンB_1，ビタミンB_{12}，ビタミンCなどのビタミン剤．③ブドウ糖注射液，生理食塩水，プロカイン，注射用蒸留水など．筋肉注射に使う多くの薬物でも，小用量の穴位注射ができる．

2. 操作方法

1) 操作順序：刺入深度と薬物量に応じて，注射針と注射器を選ぶ．局部の皮膚を消毒したあと，痛みのないようすばやく切皮し，平刺で鍼を頭皮下組織へ刺入したら，ゆっくりと鍼を入れたり提挿して酸麻脹の得気を探し，ピストンを引いて血が入り込んでこなければ薬物を注入する．
2) 注入速度：一般の疾病ならば中ぐらいの速度で薬物を注入する．慢性や虚弱ならば軽刺激がよく，ゆっくりと注入する．急病や眼瞼ならば強刺激がよく，すばやく注入する．注入する薬物量が多ければ，注射針を引き抜きながら薬物を注入するか，鍼の方向を変えて注入する．
3) 角度と深さ：刺入部位と病変組織により，刺入角度と注入深度を決める．一般に頭鍼は15度角で平刺するが，頭穴はラインが多いため，鍼が短ければ両端から中点に向けて刺入したり，端から刺入して注入し，中点からも注入してリレーさせるなど，薬物を注入しながら鍼を抜く．伝統的な頭穴には直刺か斜刺する（図22）．
4) 薬物量：用量は，注射部位，薬物の性質，濃度によって決まる．頭皮下組織は薄く，注入できる薬物量も少ないので，用量も少ない．だから注入量は0.1～0.5mlだが，長い頭穴ラインであれば鍼を抜きながら1～

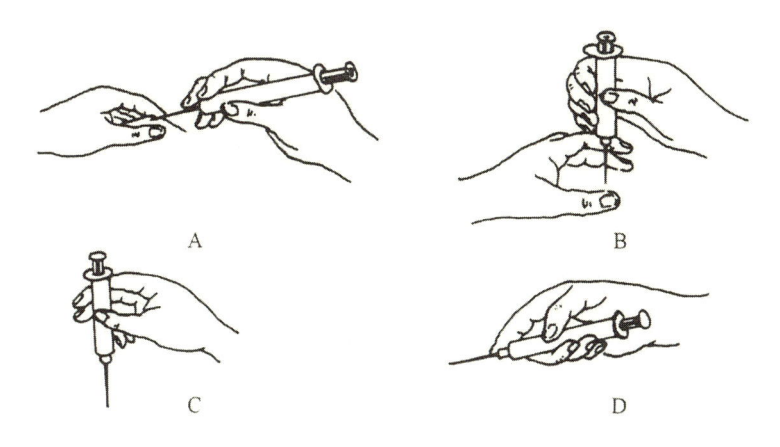

図22 注射器の持ち方
A. 鉛筆式 B. 五指握式 C. 三指握式 D. 手掌握式

2ml注入できる．注射する用量は，筋肉注射の用量を超えてはならない．
5)毎日あるいは隔日に1回注射するが，反応が強ければ2〜3日に1回でもよい．穴位は左右を交互に使用すればよい．10回を1クールとし，5〜7日休んでから次のクールを開始する．

3．適応症

水針療法の応用範囲は広く，ほとんどの鍼灸適応症に使用できる．運動器疾患は痺証（肩関節周囲炎やリウマチ性関節炎），腰腿痛（腰筋損傷，骨増殖，椎間板ヘルニア），捻挫など．神経疾患は，頭痛，不眠，口眼歪斜，痿証（麻痺），三叉神経痛，坐骨神経痛，肋間神経痛，躁鬱病，癲癇など．消化器系は，胃痛（胃下垂，潰瘍，胃腸神経症），下痢，赤痢など．呼吸器は，咳嗽（急性や慢性の気管支炎，上気道感染），喘息，肺結核など．心血管は，心悸（頻脈），心痛（冠動脈，狭心症），高血圧など．外科や皮膚科は，乳腺炎，虫垂炎，腹痛（潰瘍による穿孔，腸閉塞，胆石，胆道感染），淋証（尿路結石），ハシカ，ニキビ，乾癬など．耳鼻咽喉科は，

扁桃炎，結膜炎，中耳炎，鼻炎など．婦人科は，子宮脱や子宮下垂，分娩促進．小児科は，肺炎や下痢など．

4. 注意事項

1) 治療前に，治療の特徴や注射後の反応を患者に説明しておく．
2) 無菌操作し，感染させない．穴位ごとに注射針を交換するとよい．使用する前に薬物の有効期限を調べ，期限の過ぎた薬物は使用しない．薬液の沈殿や変質を調べ，変質していたら使わない．
3) 薬物の効能，薬理作用，用量，組み合わせの禁忌，副作用，アレルギー反応に注意する．アレルギーを起こす薬物（ペニシリン，ストマイ，プロカイン）は必ず皮膚試験し，陽性ならば使用しない．副作用の激しい薬物は使わない．刺激作用の強い薬物は，慎重に使う．
4) 血管を避ける．血管に注入してしまうと，薬物が拡散して穴位に留まれない．だから注射器内に血が逆流したときは，引き上げて方向を変え，血管を避けて注入する．
5) 神経幹の傍らに注射するときは，神経幹に当てない．針先が神経幹に当たると，患者に触電感があるので，そのときは引き上げて角度を変え，神経幹を避けて注入する．神経を損傷すると，動かなくなったり痺れるなど，不良な結果が起きる．
6) 高齢や虚弱体質であれば，注射部位を少なめ，用量を減らして暈鍼を防ぐ．妊婦の頭穴へ穴位注射すると，流産の恐れがある．

第5節　埋線

穴位埋線とは羊腸線を穴位へ入れる方法で，羊腸線が吸収されるまで穴位を刺激し続ける．頭穴へ穴位埋線すれば刺激が長続きし，鍼感を保てる

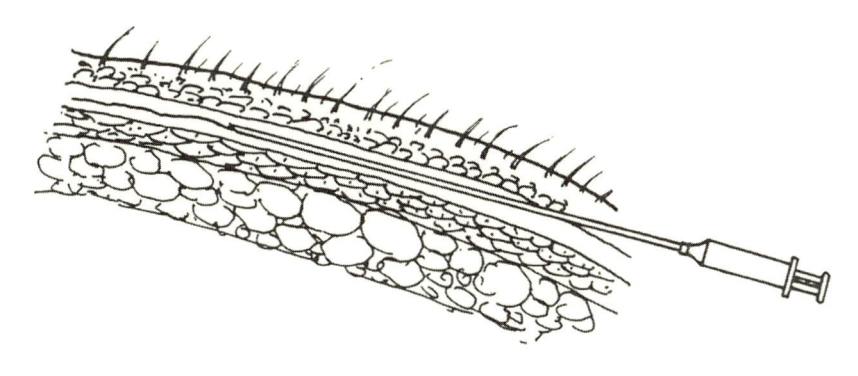

図23　頭皮下埋線法

ので，治りにくい慢性疾患に効果がよい．

1. 用具と穴位選択

　皮膚消毒用品，穴布，注射器，ピンセット，埋線鍼あるいは12号腰椎穿刺針（スタイレット先端を平らにしたもの），0～1号のクロム処理した羊腸線（クロム処理すると吸収が遅くなる），0.5～1%プロカイン，ハサミ，消毒ガーゼと絆創膏など．ここではディスポの埋線鍼を使用し，交叉感染を防ぐ．

2. 操作方法

1) 皮膚を消毒する．
2) ピンセットで1～3cmに切った羊腸線を挟み，埋線鍼の前端から入れ，後ろのスタイレットに接触させる．
3) 左手の親指と人差指で頭髪を掻き分け，右手で鍼を持って頭皮の内層へ斜刺し，鍼を寝かせ，頭皮に沿わせて帽状腱膜下層へ鍼を刺入する（図23）．

4) 鍼感があれば，スタイレットを押しながら鍼を抜き，羊腸線を皮下組織か筋層内へ残す．
5) 毎回 1 ～ 3 穴へ刺入し，20 ～ 30 日に 1 度行う．

3. 適応症

　頭穴埋線の適応症は，頭鍼療法と同じである．ただし羊腸線は頭穴に対する刺激作用が長期に及ぶので，穴位を半月から 1 カ月も刺激し続ける．そのため慢性や難治の疾患に効果的である．

4. 注意事項

1) 無菌で操作し，感染させない．縫合針の三角針を使った埋線は，軽く正確に操作し，切鍼しないようにする．
2) 皮下組織と筋肉の間に埋線するとよい．筋肉の豊富な部位なら筋層へ埋線する．羊腸線が皮膚外へ出ないようにする．もし出ていれば化膿する．
3) 部位による埋線深度を把握し，内臓や大血管，神経幹を傷つけないようにする．神経を傷つければ痛みや機能障害が発生し，血管内に羊腸線が入れば血栓となり，肺や脳，網膜などに詰まると危険である．
4) 皮膚が感染していたり，潰瘍があれば埋線しない．肺結核の活動期，骨結核，ひどい心臓病，妊娠中ならば，本法を使わない．
5) 同一穴位に何度も埋線する場合は，前回に埋線した部位を避ける．
6) 埋線したあと 1 ～ 5 日のうちに，局部が赤くなったり，腫れたり，痛くなったり，発熱したりの無菌炎症反応が現れたりする．症例によっては反応が重く，少量の滲出液が出たりするが，それらは正常な反応なので処置する必要はない．

第6節　灸

　灸法は，モグサで作った艾炷や棒灸へ点火し，身体の穴位に温熱刺激することで経絡に作用させ，治療する方法である．灸法は，灸火の温和熱力により，温通気血，扶正祛邪する．

1. 隔物灸

　隔物灸は，ショウガ片，ニンニク片，擦りおろしニンニク，薬餅などといろいろなので，施灸する前に準備しておく．生ショウガやニンニクは，洗ったあと2～3mmの厚さに切り，輪切りにした中央に毫鍼や楊子で幾つもの穴をあけて熱気が通るようにする．ニンニクペースト，ネギペースト，ミミズペーストは，洗ってから潰してペースト状にする．薬餅は，使用する薬物を細かな粉末にしたあと，黄酒（紹興酒）やショウガ汁，ハチミツなどでこねて薄い餅状にし，やはり中央に穴をあけて使用する．

2. 施灸方法

（1）直接灸

　適当な大きさの艾炷を皮膚に直接乗せて施灸する．施灸により皮膚を化膿させ，治っても瘢痕が残るものを瘢痕灸と呼ぶ．皮膚を化膿させず，瘢痕の残らないものを無瘢痕灸と呼ぶ．

①瘢痕灸

　打膿灸とも呼ぶ．頭穴に瘢痕灸は適さない．

②無瘢痕灸

　まず頭髪を掻き分け，施灸部位に少量のワセリンを塗って落下予防し，艾炷を乗せて点火する．艾炷が2/5～1/4ほど燃え残り，患者が少し痛み

を感じたら，艾炷を取り換えて再び施灸する．麦粒大の艾炷で施灸していれば，患者が痛みを感じたときにピンセットで挟み消し，艾炷を換えて施灸を続け，規定の壮数に達したら終える．局部が発赤するが，水疱とならない程度に施灸する．皮膚を焼灼しないので，施灸後も化膿せず，瘢痕が残らない．虚寒性疾患には，すべて使用できる．

(2) 間接灸

皮膚と艾炷の間に薬物を挟んで施灸する方法である．ショウガ灸や隔塩灸がある（図24）．

①姜灸

ショウガを直径2～3cm，厚さ2～3mmに切り，中央に鍼で何カ所か穴をあけて，姜片を穴位に置き，その上に艾炷を乗せて施灸する．艾炷が燃え尽きたら交換して施灸を続け，規定の壮数に達したら終える．局部が発赤するが，水疱とならない程度に施灸する．

②ニンニク灸

生ニンニク1カケを厚さ2～3mmに切り，中央に鍼で何カ所か穴をあけてニンニク片を穴位に置き，その上に艾炷を乗せて施灸する．艾炷が燃え尽きたら艾炷を交換し，規定の壮数に達するまで施灸する．

③隔塩灸

きれいな食塩を臍に詰め，その上に艾炷を乗せて施灸する．食塩の上に姜片を置くこともある．傷寒陰証，それに吐瀉を伴うもの，中風脱証などに多用する．

④隔附子餅灸

附子（トリカブト）を粉末にし，酒で練って直径3cm，厚さ8mmの附子餅を作り，中央に鍼で何カ所か穴をあけて，それを穴位に置き，その上に艾炷を乗せ，規定の壮数に達するまで施灸する．命門の火が衰えて起きたインポテンツや早漏，オデキが潰れて傷口が塞がらないなどで多用する．

隔物の上に艾炷を置かず，棒灸で温める方法もある．

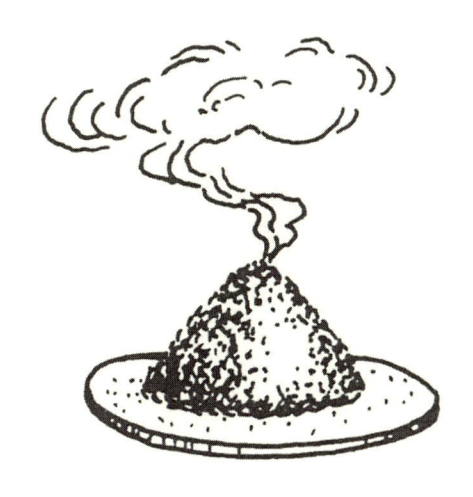

図24　間接灸

(3) 棒灸

温和灸と雀啄灸がある（図25）.

①温和灸

棒灸の一端に点火し，穴位や患部から2〜3cm離して温める．温めるときは局部に温熱感があるが，焼ける痛みのないようにする．各部位を5〜7分間ほど温め，皮膚が発赤すればよい．意識がなかったり，局部の知覚が鈍くなった患者は，術者の中指と人差指を開いて施灸部位の両側に置き，指の熱感によって患者の皮膚温を知るようにすれば，火傷させなくて済む．

②雀啄灸

点火した棒灸で，スズメが餌をついばむように，近づけたり離したりして施灸する．また上下左右に振ったり，旋回させる回旋灸もある．

(4) 灸頭鍼

刺鍼と棒灸を併用した方法で，留鍼と棒灸が必要な患者に適用する．刺

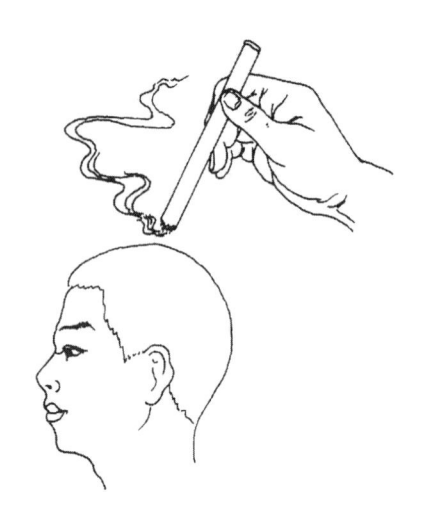

図25　棒灸

鍼して得気があれば，適当な補瀉手法したあと留鍼し，モグサを鍼柄にくっつけるか，棒灸を2cmほどに切ったものを挿して，下から点火する．モグサや棒灸が燃え尽きたら灰を取り，抜鍼する（図26）．

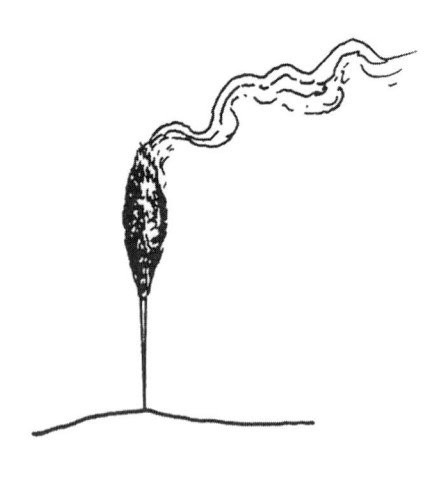

図26　灸頭鍼

(5) 温灸器

金属などで作った円形の灸具を使うもので，温筒灸とも呼ぶ．棒灸を入れる木製やユリア樹脂製の棒灸用フード，陶器製で布越しに擦る温灸器，ステンレス製のＭＴ式温灸器，イトーテルミー，電子温灸器などがあり，皮膚が発赤するまで温める．気血を調和させ，温中散寒の効能がある．

3. 適応症

灸法は一般に虚証や寒証，陰証の治療で用いる．すべての陽気虚陥，慢性病，慢性下痢，痰飲，厥冷，痿や痹などの証に用いる．また「熱を下に導く」作用から，発熱にも使われることがある．

4. 注意事項

1) 禁忌証：①高熱，高血圧で危篤，肺結核の末期，大量の喀血，嘔吐，重度の貧血，急性伝染病，皮膚の癰疽疔瘡で発熱するものなど，実熱証や陰虚発熱，邪熱内熾などは禁忌と『傷寒論』にある．②器質性心臓病に心不全を伴う，統合失調症，妊婦の腹部や腰仙部には施灸できない．
2) 施灸する前に，施灸方法や治療クールについて患者へ説明しておく．施灸前に，穴位を温水かアルコール綿花で拭き，施灸したあとは皮膚を保温し，冷やさないようにする．
3) 瘢痕灸以外は，皮膚を火傷させないように注意する．特に乳幼児は，成長するにしたがって灸痕も大きくなるので注意する．もし水疱になったら，アルコール消毒したあと毫鍼で水を出し，ゲンチアナバイオレットを塗る．
4) 施灸したあと，身体が火照る感じ，頭がぼんやりする，ざわざわするなどの不快症状が現れたら，患者に身体を動かさせ，少量の暖かい湯冷ましを与えたり，合谷や後溪などへ刺鍼すれば，すぐに治まる．

5) 施灸時は火に注意し，服や布団を焦がさないようにする．
6) 棒灸フードを使う場合，棒灸を押し出して火消し筒に入れて消す．火消し筒から浮き，入っていなくて，火が燃え残っていることがある．

第7節　レーザー鍼

　レーザー鍼は，レーザー光を照射する治療法で，人体に光，熱，圧，電磁場などの影響を与え，特に光電効果が局部の血管を拡張させ，血流を速めて，細胞活力を増すので，活血化瘀，消炎止痛の効果がある．1980年代に流行したが，その後は成人よりも小児に使われるようになった．

1. 器具

　一般にはダイダイ色のヘリウム－ネオンレーザーが使われる．しかし冷光と呼ばれる青い光の半導体レーザーも使われる．オレンジの光は補，青い光は瀉に使うとされ，また寒証にはオレンジ，熱証には青い光を使うといわれている．浸透度は10～15mmである．

2. 操作方法

　患者を楽な姿勢にし，機械の光線を調節して穴位へ照射する．
　スイッチを入れ，パイロットランプが点灯すると，ヘリウム－ネオンレーザーからダイダイ色の光が発射される．そこで出力ツマミを調整して，電源メーターの目盛りが規定範囲に達したら，一般に照射距離2～3cm，もっとも遠くても10cm，皮膚の光斑直径を3mm以内に調整する．
　ハンドピースを使うならば，手で持って穴位に当てる（患者自身がやってもよい）．毎回2～4穴を選び，各穴位に2～5分ずつ照射し，10回を

1クールとして，各治療クール間は7〜10日空ける．

3. 適応症

　片頭痛，頭痛，鼻炎，気管支炎，喘息，胃や十二指腸潰瘍，高血圧，慢性結腸炎，生理痛，さまざまな神経痛，皮膚病などに使われる．痛みのないことから小児に好まれ，最近では小児のおねしょ，乳幼児の下痢，小児肺炎，灰白髄炎（小児麻痺）など，成人の治療より乳幼児の治療に多用されている．

4. 注意事項

1）レーザー照射は安全というものの，最近では暈鍼することが分かった．その症状と処理方法は毫鍼と同じである．
2）レーザー治療するときは，目にレーザーが入らないように注意する．保護眼鏡を掛ける．
3）同じ部位に15回以上照射してはならない．

第8節　皮内鍼法

　皮内鍼は埋鍼とも呼ばれ，30〜32号のステンレス針金で作られた小型鍼で，画鋲型の円皮鍼と，ラケット型の皮内鍼がある．
　皮内鍼は留鍼が進化したものである．鍼を皮内に刺入し，絆創膏で固定したあと長時間留鍼し，刺激の持続作用を使って治療する方法である．本法は穴位を持続的に刺激し，何度も刺鍼する面倒をなくして，患者が自分で円皮鍼部分を刺激できる．耳などには粒鍼を貼って指圧刺激したり，普通の毫鍼を沿皮刺して鍼柄を絆創膏で固定するなどの治療法もある．

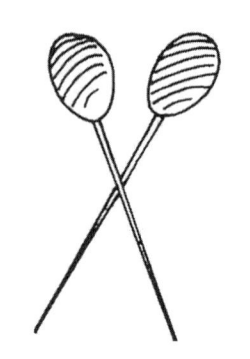

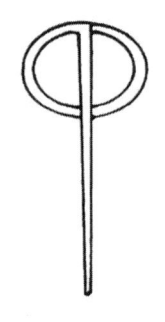

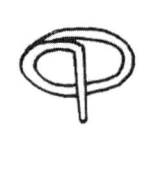

図27 皮内鍼（左・中）と円皮鍼（右）

1. 鍼

　皮内鍼はステンレス針金で作られた小型鍼で，画鋲型の円皮鍼と，ラケット型の皮内鍼がある（図27）．

　中国のラケット型皮内鍼は，日本のものより線が太くて大きく，全長が1cmぐらいである．鍼柄は円形か長方形であり，鍼柄と鍼体が一直線になっている．画鋲型は中国では揿鍼と呼ばれ，日本では円皮鍼と呼ばれている．円皮鍼は日本の皮内鍼が改良されたもので，最初は耳鍼として使われていた．鍼の長さは2〜3mmと，やはり日本の円皮鍼より太くて長く，鍼体と鍼柄が垂直である．なかには2〜3cmの皮内鍼や円皮鍼もあるが，現在は小さくなって，なかなか大きいのが入手しづらい．

2. 操作方法

①円皮鍼

　頭髪を剃り落として局部を消毒し，円皮鍼用ピンセットで鍼柄を挟み，穴位へ垂直に刺入して，鍼柄と皮膚が平らになったら絆創膏で貼りつける．先に絆創膏へ円皮鍼を貼り，それを皮膚に貼りつけてもよいが，位置が不正確になる．頭鍼には円皮鍼が多用される．

②皮内鍼

　ピンセットで鍼柄を持ち，穴位を消毒し，親指と人差指で皮膚を横に広げ，鍼尖を当てて指を離すと切皮できる．そのあと沿皮刺で 0.5 ～ 1cm ほど入れ，鍼柄を絆創膏で貼りつける．皮内鍼がなければ 0.5 寸の毫鍼で代用してもよい．

③留鍼時間

　一般に 2 ～ 3 日だが，冬は倍の時間，夏は汗が出て剥がれやすいので短めにする．次の留鍼だが，同じ場所には抜鍼して 1 週間しないと再度の皮内鍼ができないので，違う穴位で行う．痛む疾患ならば，痛みが消えるまで留鍼すればよく，そこで抜鍼して何日も留鍼しない．

3．適応症

　神経性頭痛，片頭痛，肋間神経痛，三叉神経痛，胆道仙痛，胃痛，狭心症，腱鞘炎，打撲など，再発しやすい疾患に多用される．また高血圧，喘息，生理不順，遺尿などの慢性疾患にも使われる．筋肉の厚い部分には効果が薄いので，関節付近や耳，背中の二行線など，筋肉の薄い部分で効果がある．直接灸に似た刺激作用がある．

4．注意事項

1) 穴位，鍼，ピンセットは消毒する．
2) 水のかからない部分に皮内鍼する．夏季ならば貼った部位に汗をかいていたり，発赤していないかに注意する．もし発赤したり痛みがあれば，すぐに検査して，感染していれば鍼を取り去る．刺鍼したあと動かして痛みがあれば，鍼の深さや方向を変えてみる．効果がなければ炎症が起きている可能性が高いので，すぐに抜鍼する．
3) 耳鍼などでは，患者が指で鍼柄を按圧すると，刺激量が増えて効果が高

まる.
4) 感染したら抜鍼して消毒する.
5) 関節部分に円皮鍼すると,痛むことがあるので,皮内鍼にする.
6) 一般に皮内鍼は,経絡と十字に交叉するよう刺入する.痛みが消えなければ,刺入角度を変えてみる.
7) キネシオテープを併用する場合は,先に皮内鍼を貼ってからキネシオを貼る.
8) 筋肉の厚い部分は,皮内鍼の効果がない.

第9節　指鍼（指圧）

　指鍼とは,指や爪先で穴位を按圧するもので,鍼の代わりに指を使う治療方法である.疎通経絡,行気活血,臓腑機能を調和,開竅醒神（意識を覚まさせる）,鎮痛などの作用がある.虚脱（失神）,中暑（熱中症）,ヒステリーや痛証に常用され,内傷外感の雑病（傷寒以外の病）にも用いられる.

1. 操作方法

　指鍼の基本手法は揉,押（もん）,切,点,捏（ねつ）の5種であるが,頭穴は筋肉が薄くて捏(こ)ねることができないため,前の4種が使われる.

(1) 揉

　指先で軽く穴位を円状に揉む.回すときに指先を皮膚に当てたまま,指と接触している皮膚ならびに皮下組織に,穴位を中心に渦が巻くように回転させる.指で皮膚を摩擦してはならない.1周回して1回とし,各穴位を120〜180回ずつ,2〜3分ほど回す.回す回数は病状を診て決める.

親指と中指が揉法に常用される．本法は指鍼のなかでも応用範囲が広い．施術時には，患者の体質や病状によって揉む強さを変える．本法は押法と併用してもよい．

(2) 押
指で穴位などを圧する手法である．皮膚と皮下組織の深部を指先で深く按圧する．患者の体質によって圧する強さを変え，酸（怠さ）麻（痺れ）脹（腫れぼったさ）痛などがあればよい．指先で強く押したら，徐々に力を抜いて終える．各穴位を3分ずつ按圧する．押法には，単指法と双指法の2つがある．
① 単指法：親指か中指の先端で穴位を按圧する．
② 双指法：両手の指で，2つの穴位を同時に按圧する．

(3) 切
親指の爪先で穴位を按圧する．少量の脱脂綿で爪先を覆い，皮膚を傷付けないようにする．ゆっくりと軽く爪先で押すが，特に圧痛部分では注意して，激しい痛みを与えないようにする．

(4) 点
一指あるいは2～3本の指を疼痛点や穴位に当て，最初は軽く，徐々に強く圧して，力を浸透させる．

2．適応症

指鍼療法は，道具も消毒も要らないので，どこでも使うことができ，失神や激しい痛みなど，さまざまな救急治療で応用される．また指鍼は痛みが少ないので，高齢で体が弱っていたり，児童，鍼が怖い患者，妊婦などにも使われる．また患者がセルフマッサージすることにより，自宅で治療

したり予防できる．

3．注意事項

1) 施術者は，できるだけ手を消毒し，交叉感染を防ぐ．爪は切って，皮膚を傷つけないようにする．
2) 指の強さは，患者が耐えられる程度にする．高齢で身体が弱っていたり，児童では弱めの力で施術し，不快感や暈鍼をさせない．
3) 指鍼の施術時間は1～3分が基準だが，病状によって増減させる．
4) 急性伝染病，皮膚病，腫瘍，腹痛で触ることを拒む患者に，指鍼してはならない．
5) 小児の頭部の大泉門，妊婦の合谷や三陰交ならびに腹部などには指鍼しない．
6) 空腹や満腹，酒に酔う，疲労した人には指鍼しない．

第10節　穴位磁石療法

　穴位磁石療法とは，磁場を経絡に作用させて治療する方法で，「磁穴療法」とも呼ばれる．鎮静，鎮痛，消腫，消炎，降圧などの作用がある．頭部の穴位に使うと，多くの疾患に効果がある．
　穴位磁石療法には磁石片，磁石粒，旋転磁療機，電磁療機などを使う．

1．操作方法

(1) 静磁法
①直接貼敷法
　　直径5～20mm，厚さ3～4mmの磁石片を穴位や疼痛点へ絆創膏かサロン

パスで直接貼りつけるものである．治療部位によって単置法，対置法，並置法を使い分ける．そのうち単置法と並置法が頭穴に使われるが，治療前に頭髪を切っておく．

・単置法：1つの磁石片を治療部位に乗せ，絆創膏で固定する．
・並置法：選穴した頭穴が近ければ，同極どうしが反発しあう性質を利用し，接近させれば，磁力線が反発しあって深部まで到達する．その際，異極どうしを並置すると，磁力線が引っ張りあってショートし，深部まで磁力が到達できない．
・対置法：手の内関と外関などに貼るが，頭部の左右や前後では，距離がありすぎるので使わない．

　5～10日に1度貼り替え，12回を1クールとする．

②間接貼敷法

　皮膚が絆創膏に過敏だったり，磁石が大きければ固定できない．また汗をかいたり入浴すると，磁石が剥がれる．さらに慢性疾患で長期にわたって磁石を貼る必要のあるとき，間接貼敷法を使用する．一般にはポケットに入れたりするが，頭穴の場合は帽子やカチューシャに磁石を仕込み，それを被ることで頭穴へ磁力を作用させる．帽子を10～20時間被るのならば，1～2カ月を1クールとする．

③磁鍼法

　皮内鍼か短い毫鍼を頭穴へ刺入し，鍼柄を皮膚に密着させて，鍼柄に磁石片を置き，絆創膏で固定して20～30分留鍼する．毎日1回治療して，10～15回を1クールとする．磁石にした毫鍼もある．

(2) 動磁法

①パルス磁気療法

　同極旋磁機を使う．ディスクに同極の磁石を埋め込み，そのディスクを回転させて磁場を発生させる．そのディスクを穴位に向けて治療する．CS401立地式磁療機を例にとると，磁場ヘッドのディスクを穴位に向け，

電源を入れて，出力調整ツマミで必要な電圧にする．各部位に5～15分ほど照射し，10～15回を1クールとする．治療が終わったら逆の手順で電源を切り，ヘッドを取り外す．ヘッドは75％アルコールで消毒し，保護袋を被せる．モーターを空運転させない．本法の操作では，ヘッドを皮膚と密着させることが重要である．

②交流磁気療法

　電子磁療機が作り出す低周波の交流磁気を使って治療する．電子磁療機は種類が豊富だが，ほぼ使用法は同じである．磁気ヘッドのコードをプラグに差し込み，適当な磁気ヘッドを治療部位に乗せ，電源を入れてパイロットランプが点灯すると電圧計が上昇する．磁気強度の調節ツマミ，パルス密度の調整ツマミは，機器の説明書通りに調節する．電圧ツマミは，弱，中，強の3段階あり，病状を診ながら選ぶ．治療中は，患者に局部が熱すぎないか尋ね，熱すぎればガーゼなどで皮膚を覆う．磁気ヘッドが過熱したら磁気ヘッドを交換するか，冷めるまで待ってから使用し，患者に火傷させない．毎回15～30分，毎日1回治療して10～15回を1クールとする．治療が終わったら逆の順序でスイッチを切る．

2. 治療とクール

(1) 刺激量

①表面磁場に基づくと以下である．
　(a) 小刺激量：磁石1つ当たりの表面磁場が200～1000ガウス．
　(b) 中刺激量：磁石1つ当たりの表面磁場が1000～2000ガウス．
　(c) 大刺激量：磁石1つ当たりの表面磁場が2000ガウス以上．

②人体の受ける磁場強度の総量（貼りつけた磁場の総和）．
　(a) 小刺激量：磁石の総磁場強度が4000ガウス以下．
　(b) 中刺激量：磁石の総磁場強度が4000～6000ガウス．
　(c) 大刺激量：磁石の総磁場強度が6000ガウス以上．

磁場療法も，ほかの治療と同じく，治療刺激量の適否が効果に影響し，また患者の耐性にも影響する．老人，虚弱体質，慢性疾患，児童などは小刺激量で治療し，それで不良反応が起きなければ，徐々に刺激量を増やしてゆく．若くて頑健であれば，中刺激量か大刺激量にする．骨折，腎仙痛など，急性疼痛や急性炎症では大刺激量とし，治療クールを短くして，症状が治まったら治療を停止する．高血圧や神経衰弱など，慢性疾患では小刺激量とし，治療クールを長くする．頭頸部や胸腹部では小刺激量，臀部や大腿部など筋肉の豊富な部位では大刺激量とする．

(2) 治療クール

　治療時間は，使用する磁気療法によって決める．貼敷法の場合，急性で表面的な疾患なら3〜7日，慢性病や病変が深ければもう少し長期間で貼り替える．旋磁法は，1回の治療時間が20〜30分，部位を分けて治療するならば，各部位が5〜10分である．治療クールは病状によって決めるが，一般に3〜4週を1クールとし，各クール間は5〜10日空ける．

3. 適応症

・内科：高血圧，冠動脈疾患，気管支炎，気管支喘息，慢性腸炎，胃炎，胃腸機能失調，神経衰弱など．
・外科：急性や慢性の捻挫，腱鞘炎，滑液包炎，肩関節周囲炎，ガングリオン，創傷性関節炎，術後の瘢痕痛，腎臓結石，胆嚢結石，腰筋の疲労損傷，肋軟骨炎，乳腺房増殖，前立腺炎，関節炎，頭痛，三叉神経痛，坐骨神経痛など．
・皮膚科：ヘルペス，神経性皮膚炎，皮膚の慢性潰瘍．
・耳鼻咽喉科：アレルギー性鼻炎，咽頭炎，麦粒腫，急性結膜炎，神経性難聴，耳鳴など．
・婦人科：生理痛，小児科のおねしょや消化不良など．

4. 注意事項

1) きちんと診断してから病状に基づいて施術する．
2) 貼磁療法して2日以内に再検査する．それは不良反応のほとんどが2日以内に現れるからである．不良反応には心慌や心悸（動悸），悪心や嘔吐，一過性の呼吸困難，傾眠，眩暈，怠さ，微熱などがある．不良反応が軽ければ治療を続けるが，ひどければ磁石を外して治療を中断する．
3) 磁石治療している患者の普段の白血球数が低ければ（例えば $4000/mm^3$ 以下），治療中も定期的に血液検査する．治療して白血球数が減ったならば，直ちに治療を中止する．
4) 夏季に磁石を貼っていれば，磁石と皮膚の間に遮蔽物を置き，汗で磁石が錆びないようにする．
5) 磁石を腕時計に近づけないようにする．時計が磁化する．
6) 禁忌症：①白血球が $4000/mm^3$ 以下．②急性心筋梗塞，急性の腹部疾患，出血，脱水など，急性で重症の疾患．③極度な虚弱体質だったり，高熱．④皮膚が破れたり潰瘍になっていたり，出血．⑤磁気治療によって，はっきりした副作用が現れた場合．

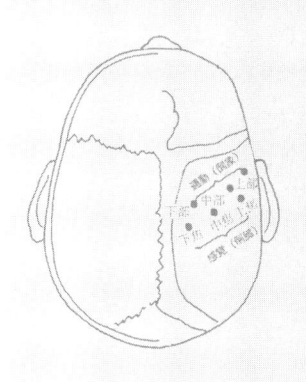

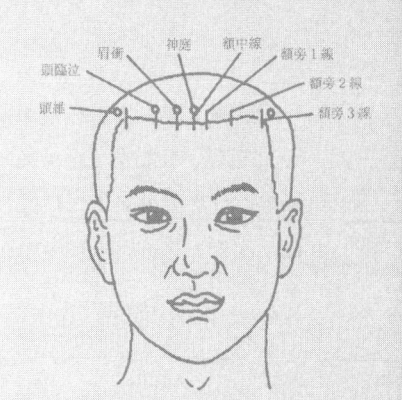

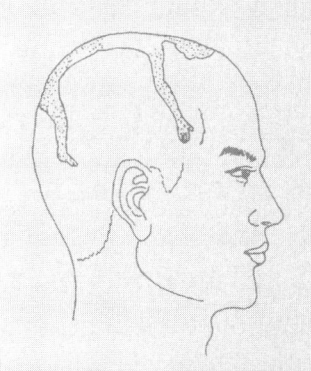

第 **7** 章

刺鍼反応と事故

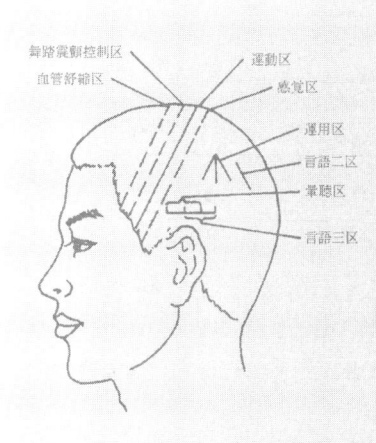

頭鍼療法は，気胸を起こしやすい体鍼療法と比較すれば安全だが，臨床では反応や事故が発生する可能性もあるので，注意しなければならない．治療中は患者の変化に注意し，事故が起きないようにする．頭鍼の臨床では，次のような反応が起きる．

第1節　暈鍼

　暈鍼反応とは，刺鍼中に患者が突然，失神する現象である．

(1) 発生原因
①体質：虚弱体質で，緊張しすぎていたり，空腹，疲労，睡眠不足が重なる．特に過敏体質で，血圧が低いと貧血を起こしやすい．
②刺激：刺激が強すぎれば暈鍼する．
③体位：坐位や立位は，頭に血が昇りにくいので，脳貧血となって暈鍼しやすい．臥位は，頭が低いので暈鍼しにくい．
④環境：蒸し暑い季節は，血圧が低くなるので暈鍼しやすい．ファンヒーターなどで治療室に排気ガスが溜まっていると暈鍼しやすい．ざわざわして落ち着かないと，暈鍼しやすい．

(2) 状態
1)前兆：元気がなくなる，頭部や心窩部，全身の不快感，頭がぼんやりして眼がかすむ，耳鳴，アクビなどだが，前兆のない患者もいる．
2)発作：心臓がドキドキする，顔面蒼白，冷や汗，目眩と胸悶，悪心嘔吐，血圧低下，瞬間的な意識喪失，沈細脈．ひどければ急に意識がなくなり，昏倒して，唇や指先が紫色になり，汗をダラダラかいて，顔が灰白色，両目が上を見る，大小便の失禁．痙攣発作を伴うこともある．
3)後期：暈鍼処理により回復したあと，患者は顕著に疲労し，顔面蒼白，

傾眠，発汗がある．軽症なら軽い不快感がある．
　ほとんどの暈鍼は刺鍼中に発生するが，抜鍼して数分後や数時間後に症状が現れ始める患者もいる．

(3) 処理

　軽い暈鍼なら直ちに抜鍼し，患者を風通しのよい場所へ運び，横に寝かせ，両足を高く上げて頭を低くし，暖かくして放置する．それでも患者に不快感があれば，暖かい湯冷ましか茶を飲ませる．
　重度の暈鍼では直ちに抜鍼し，横に寝かせる．緊急ならば床に寝かせ，人中，合谷，内関などへ刺鍼すると，血圧が上がって覚醒を促す．あるいは百会に雀啄灸し，知覚が回復すれば症状も消える．必要ならば総合治療で救急治療する．

(4) 予防

　『素問・刺禁論』には「酔っぱらいは気が乱れる．激怒していれば気逆する．疲労，食べたばかり，空腹，喉が渇いている，驚いているなどの人には刺さない」とある．明代の楊継洲は「刺鍼するときは，患者に鍼している場面を見せてはならない．爪で穴位を押さえ，臥位か坐位にすれば失神しない」と『鍼灸大成・巻二』に書いている．

①心理的予防
　初めて鍼する患者には，刺鍼した経験があるか，暈鍼したことがあるかを尋ねる．鍼を嫌う患者には，無理に刺鍼したりしない．疑いや恐怖があったり，刺鍼するとき泣き笑いしたり，驚いて叫んだり，震えたり，身をかわしたり，痙攣したりし，瞳孔，血圧，呼吸，脈拍，皮膚温，顔色，汗など自律神経と内分泌機能が異常になったものは，心理的予防によって暈鍼反応を防止できる．

1) 言語暗示：刺鍼する前に，刺鍼の方法，現れるだろう鍼感のレベルや伝達経路を患者へ説明し，患者の理解を得てから刺鍼する．そうしないと

驚いて不安になる．
2) リラックス：静かで，感情を表さず，集中力があり，内向的性格の患者ならば，物体を凝視させて，完全に瞑想状態（自己催眠状態）になってから刺鍼する．
3) 気を紛らわす：せっかちで，動き回り，注意力散漫，外向的性格の患者ならば，その視聴覚や思考活動を利用して，その注意を逸らせば，刺鍼部位が緩む．また患者と会話しながら刺鍼すれば，暈鍼や不良反応の防止に効果がある．

②**生理的予防**

空腹，疲労，満腹，泥酔，睡眠不足の患者には，刺鍼しない．空腹ならばパンなどを与え，疲労していれば休ませて，そのあとで刺鍼する．暈鍼したことがあれば臥位にして穴位を減らし，強刺激しない．強刺激が必要であれば，弱から強めてゆき，患者に慣れさせながら治療する．

刺鍼中，術者は集中し，患者の様子を観察しながら感覚を尋ね，もし暈鍼の前兆があれば，直ちに処置する．治療が終わったら患者を5〜10分休ませて帰宅させれば，遅延暈鍼の予防になる．

血圧が低かったり，貧血気味だと暈鍼しやすい．

第2節　滞鍼

滞鍼とは，筋肉へ鍼を刺入したあと，鍼体を筋肉群が挟み込み，回すことも，刺入することも，抜くこともできなくなった状態である．

(1) 発生原因

1) 患者が緊張し，鍼を恐がるため，穴位へ刺入したあと刺鍼部位の筋肉が硬直し，強烈に収縮したため鍼体を挟み込んで動かなくなった．
2) 同じ方向へ鍼を回したため，筋肉組織が鍼体に巻きついて滞鍼した．

3) 刺鍼した直後は筋肉が収縮し，そのあと筋肉が緩み，さらに収縮と弛緩を繰り返す．だから留鍼時間が短すぎれば，筋肉が緩まないため抜鍼困難となる．また抜鍼のタイミングが悪くて，ちょうど筋肉が収縮し始めたところであれば，抜鍼困難となる．
4) 凝りがひどい場合，刺入の得気刺激で筋肉が収縮し，抜鍼困難になることもある．

(2) 状態

頭鍼療法でも滞鍼が起きる．頭皮へ鍼を刺入し，術者が鍼下に締めつけを感じ，運鍼できなくなって，捻転や提挿(ていそう)しにくく，抜鍼しようとしても難しく，力を入れて抜鍼しようとすると患者に激痛がある．

(3) 処置

患者が緊張しているためならリラックスさせ，鍼周囲を軽く摩擦する．体位を変えたため筋肉がズレて鍼体が挟まれているのならば，元の体位に戻してから抜鍼する．同じ方向へ回したならば，元に戻して抜鍼する．タイミングが悪ければ，少し留鍼時間を延ばす．ほかの方法で患者をリラックスさせてから抜鍼する．滞鍼している近くの穴位へ刺鍼する．

(4) 予防

滞鍼の多くは，同じ方向に回したために発生する．だから同じ方向に回す操作は，できるだけ避ける．または回した方向に目印を付ける．回転させて巻きつける手法を使うならば，右とか左とかに回転方向を決めておくと，抜鍼困難になったとき，どの方向へ戻せばよいか分かりやすい．

第3節 皮下出血

抜鍼したときに，タンコブができる現象である．

(1) 発生原因

頭部の髪際は血管が豊富だが，頭皮が厚くて張り詰めていることから，皮下の血管が見えにくく，血管を刺してタンコブができる．特に先端が鉤となった刺しにくい鍼は，皮下出血しやすい．

(2) 状態

鍼が血管に刺さると痛く，抜鍼すると血管から出血が始まり，タンコブとなる．出血には4つある．①抜鍼すると，鍼孔から血が溢れ出てくるもので，表層の血管を刺したものである．中国では快出血と呼ぶ．②抜鍼しても，すぐには出血しないが，しばらくすると出血する．中国では慢出血と呼ぶ．③抜鍼したあと，血が体外に出るもの．中国では明出血と呼ぶ．④抜鍼したあと，皮下や筋肉層で内出血する．深部の血管を刺したもので，中国では暗出血と呼ぶ．

(3) 処置

出血のいかんに関わらず，すぐに乾綿で圧迫すれば，それ以上の出血はせず，自然に治まる．局部がひどく腫れ，広範囲が青紫になり，膨れて動きに影響するようならば，最初は冷湿布で圧迫止血し，24時間後にホットパックして，必要があれば止血剤を使う．

(4) 予防

頭皮下の血管は見えないので，意識的に血管を避けることはできない．そこで先に鉤のない毫鍼を選ぶしかない．鍼尖をラップなどに刺し，確か

めた鍼を使用する．軽く切皮し，刺入中に患者が痛みを訴えれば，たぶん血管に当たっている．しかし頭鍼の場合は，鍼を後退させて刺し直すのは非現実的であり，血管に刺さっていれば結局は出血するので，捻鍼を止めて留鍼する．血管を避けることで，治療効果が悪くなるからだ．そのかわりすばやく抜鍼して，直ちに鍼孔を乾いた綿花で圧迫する．

第4節　頭皮の知覚異常

　頭皮の知覚異常とは，頭鍼操作中，頭皮に異常な感覚が発生するもので，頭皮の痛み，頭皮の重さ，こわばった感じ，痒みや蟻走感などである．これは刺入したときや留鍼中に多く現れる知覚異常である．

(1) 発生原因
　鍼尖が摩滅していたり鈎があったり，すばやく切皮しなかったり，神経や毛包，血管，骨膜，瘢痕，筋肉層などの組織を刺したり，刺入が深すぎたり，患者の痛覚が過敏だったりして起きる．

(2) 状態
　鍼が頭皮に入ったあと，頭皮に痛み，痺れ，重み，こわばり，痒み，蟻走感がある．こうした感覚は，抜鍼したあとも残る．

(3) 処置
　軽ければ処置しなくてよい．耐えられなければ鍼体を少し抜くか，角度や方向，深さを調整すれば，こうした感覚が軽くなるか消える．異常な感覚が残ったら，刺鍼部位にホットパックする．血管を破ったものならば，圧迫止血する．

(4) 予防

　鍼の品質を調べ，鍼尖が丸くなったり鈎になっていれば使わない．すばやく切皮し，患者の緊張による痛みを避ける．切皮時は頭皮を露出させ，瘢痕や毛包を避けて痛くないようにする．額や顳など，痛い部分へ刺鍼するときは，患者に呼吸を止めさせる．刺入するときは，角度や方向，深さに注意し，鍼尖の感覚に集中して，血管や骨膜へ当たったら，刺入方向や角度，深さを調整して当たらないようにする．痛覚が過敏な患者には，強刺激を避け，留鍼を短くするか留鍼しない．

　頭部の痛覚が過敏な患者は，刺鍼しただけで痛がる．その場合は軽い手法を使い，浅く刺入するか，施灸や按摩，皮膚鍼，磁気治療に切り替える．

第5節　弯鍼

　鍼が曲がってしまうものを弯鍼と呼ぶ．

(1) 発生原因

　術者の刺入が下手で，力を入れて押し込んだり，頭蓋骨にぶつかったりしたため曲がる．また留鍼中，鍼柄に何かがぶつかったり当たったり，滞鍼を処理しなかったりしても曲がる．体では筋肉が動くと曲がる．

(2) 状態

　刺入中や刺入後に鍼が曲がり，刺入した角度と鍼柄の方向が変わって，提挿や捻転，抜鍼が困難となり，患者が痛がる．

(3) 処置

　①弯鍼したら提挿や捻転せず，少し曲がっているだけならば，ゆっくりと抜鍼する．②大きく曲がっていたら，曲がった方向に沿わせて抜鍼す

る．③患者が留鍼中に動いたため曲がったものならば，元の体位に戻し，局部の筋肉を緩ませてから抜鍼する．無理に抜鍼すれば，鍼が切れる場合がある．

(4) 予防

鍼の品質を調べ，操作に熟練して，力づくで鍼を押し込んだりしない．患者を楽な姿勢にし，留鍼中に身体を動かさないように注意する．鍼柄に注意して，物がぶつからないようにする．骨に当たったら少し抜き，角度を変えて回避する．できるだけ患者をリラックスさせ，刺入時に筋肉を硬直させないようにする．得気したら強く操作せず，筋肉を痙攣させない．

第6節　折鍼（断鍼）

刺鍼中に鍼が切れることを折鍼と呼ぶ．切鍼ともいう．

(1) 発生原因
①鍼の問題
1) 鍼の品質が悪い：弱い針金を使って鍼を作っている．ステンレスは切れにくいが，銀鍼などのステンレス以外は切れやすい．
2) 何度も使用して，曲がり癖や腐食のある鍼：アルコールに長期に浸しておいたり，何度もオートクレーブにかけると鍼が脆くなり，年月を経た中国鍼は錆びたりする．
3) 鍼の太さ：太い鍼は寿命が長いが，細い鍼は頻繁に新しくする．

②術者の問題
1) 操作が乱暴：刺入して抵抗感があっても，捻鍼せずに無理やり押し込む．抜鍼時に滞鍼していても，無理やり引き抜く．必要でないのに深刺して，強烈な提插捻転を繰り返したため，筋肉が痙攣収縮した．

2)刺鍼操作が悪い：刺鍼して得気させるために，大きな捻転角度，速い捻転で，激しく操作した．
3)不適切な鍼：細い鍼で深刺したため，筋肉の痙攣に鍼の強度が耐えられない．鍼柄部分の曲がりを何度も直し，そこが弱くなっていたが鍼柄まで押し込んだ．

③**患者の問題**
1)緊張して怖がっている：強烈な得気に耐えられなかったり，痛いために動いて，反射性の筋痙攣が起き，筋肉が強く収縮して折鍼する．
2)体位を変える：刺入中，患者が急に動いたり，刺入中の鍼に患者の手がぶつかって折鍼する．
3)悪化しすぎ：背筋などが悪化しすぎて，触れただけで痙攣するようなケースで，術者が細い鍼を刺し，その刺激で筋肉が痙攣硬直して，鍼の強度が筋収縮に耐えられなかった．あるいは表層の筋肉も硬直しているのに，深部の筋肉へ刺入しようとした．

④**折鍼部位**：鍼は，鍼根部分で切れやすい．電気鍼では，鍼体で皮膚との接触部分が切れやすい．鍼根部分で切れやすいのは，鍼柄は太くて丈夫だが，鍼体が細いため，鍼操作のとき，その接合部に鍼柄の力がかかり，鍼根部分で鍼が曲がりやすいからだ．曲がった鍼根部分を指で直しているうちに，金属疲労で切断する．また鍼根部分は，鍼体部分と違って，曲がりを直したことが分かりにくい．電気鍼で皮膚との接触部分が切れやすいのは，人体は電導体であるため，皮膚を通過するとすぐに放電する．電気は近道するので，鍼の先端部分では放電せず，皮膚を破ったところで全部が放電される．そのため鍼体が絶縁されていなければ，皮膚との接触部分で通電し，金属は＋極でイオン化するため徐々に溶け出して細くなる．

⑤**電気鍼**
　頭穴への電気鍼では，鍼体が電蝕するが，それは直流パルスを使っていることとも関係がある．直流は＋と－が分かれているので，＋極から金属が溶け出す．だから直流パルスは経皮電極を使い，鍼治療に使用しない．

交流パルスは電蝕しにくいが，それでも少しずつ電蝕する．
1) パルス密度と波形：低周波は刺激に優れているが，高周波より腐食しやすい．そこで交流の台形波のように，＋と－が常に入れ換わるような波形にすれば，＋で離れかけた金属イオンが－に引き戻される．
2) 電流強度と通電時間：電流が強く，通電時間が長いほど腐食しやすい．実験によると，3〜8mA なら 30〜60 分で＋極の鍼の尖端が切れやすくなる．15mA では 60 分，30mA では 30 分で鍼根部分が切れる．
3) 電極：人体で3種類の通電法を使って実験したところ，陽極通電法・陰極通電法・双極通電法すべてにおいて，＋極の電蝕が激しくて，－極の電蝕程度は軽かった．

(2) 状態

頭部で折鍼しても，あまり大きな問題は起きない．折鍼すると局部に圧痛があるものの徐々に軽くなる．切鍼部位に重圧感があり，頭皮が動いたときに痛むぐらいである．頭皮は動きが少なく，折鍼しても頭皮内を動き回らず，自然に抜けることもある．

(3) 処置

折鍼したら患者に動かないように指示し，そのままの体位で処置する．鍼体が出ていれば毛抜きで抜く．中に入ってしまったら，メスで少し切って取り出す．身体であれば，体内を動き回って内臓に刺さる危険がある．そこで鍼尖を骨に当てる刺鍼にすれば，刺鍼部位の皮膚を押すことで折鍼部分が出てくるので，毛抜きで抜く．反対側に抜くことができれば，上から押し込んで反対側から抜く．切鍼を考えて刺入する．

(4) 予防
①治療前の準備
1) 鍼を調べる：湾曲したり，錆びたり，腐食した鍼は使わない．小さな傷

は肉眼で分かりにくいので，鍼体を撫でてみる．電気鍼では，双極性のパルス器を使い，使い古した鍼では電気鍼しない．電気鍼には太めの鍼を使う．細い鍼ではチクチクして，大電流が流せないので効果も悪い．
2) 穴位：刺鍼前にマッサージし，筋肉の痙攣を解除しておく．深刺するときは，折鍼しないように太めの鍼を使う．
3) 安心させる：初診の患者や緊張している患者には，説明して恐怖感を解く．子供は，親に協力してもらって体位を保たせる．
4) カシメの弱い鍼や，カシメのない鍼が混じっていたりするので，鍼する前に確認する．

②操作
1) 刺入：体鍼の刺入では，鍼尖を骨に当てるなど，折鍼しても取り出せるような刺入方法にする．切皮したあと刺入部分を動かさないようにさせ，子供などは介添人に抑えてもらう．刺入中に，固いものに当たったら，たぶん角度が大きすぎて骨に当たっている．そこで止めるか，少し引き上げて方向を変えて刺し直す．鍼は鍼根まで刺さず，必ず1～2cmほど残しておく．
2) 運鍼：得気しない患者には，できるだけ留鍼により得気させ，激しく操作しない．得気感がはっきりしていれば，強く刺激しない．強く刺激すると筋肉が痙攣し，折鍼の恐れがある．
3) 滞鍼処置：滞鍼したら元の体位に戻して抜鍼する．

第7節　感染

刺鍼感染とは，消毒が不完全なため，局部が感染することである．

(1) 発生原因
1) 消毒：消毒が不完全なことが，感染する主な原因である．鍼，穴位の皮

膚，術者の手，器具など，すべて感染する危険がある．三稜鍼や皮膚鍼などもきちんと消毒する．
2) 操作：刺鍼により，皮下組織にあった病巣の細菌や病原性微生物が，鍼によって深部へ移動する．
3) そのほか：頭穴の穴位注射では，注入する薬物が汚染されていれば感染する．消毒した手で，カーテンやドアノブ，電話を摑んだりする．

(2) 状態

局部の化膿性感染は，最初は鍼孔が硬結となり，赤くなって痛む．すぐに治療しないと感染が広がり，全身の怠さや発熱などが起こる．感染した局部が揺れる感じになり，硬結が徐々に軟らかくなると，中心に黄色な膿が見える．深部が感染すると，揺れる感じがないが，膿瘍表面に浮腫や圧痛が現れ，全身症状も顕著になる．

限局性化膿性感染が抑えられなかったり，虚弱体質や免疫低下では，強力な毒素を持つ病原菌が血液中で繁殖し，膿血症となりやすく，脳内感染も起こしやすい．

肝炎ウイルスや破傷風菌に感染すれば，肝炎や破傷風になる．

(3) 処置

局部が感染したら，患者に休息して動かないようにさせ，痛みを減少させて炎症の広がりを防ぎ，患部を押さないようにさせる．消炎鎮痛や清熱解毒の薬物を使い，ホットパックなども併用して吸収を促すが，化膿してしまったら切開して排膿する．

(4) 予防

きちんと消毒することが重要である．特にウイルス性肝炎など，伝染性の強い患者を治療したあとは，特に念入りに洗って消毒する．感染病巣があれば，刺鍼しない．抜鍼したあと鍼孔が大きかったり出血すれば，乾い

た消毒綿花で圧迫する．刺鍼した部位は，2時間ぐらい水で濡らさない．

第8節　クモ膜下出血

　頭頸部へ刺鍼したとき，毫鍼がクモ膜下の血管を刺したものがクモ膜下出血である．

(1) 発生原因
　クモ膜下腔は，クモ膜と軟膜の間隙で，髄液が流れており，大きな血管があるだけでなく，軟膜も血管が豊富である．誤って頭蓋内の血管に刺鍼すると，血液がクモ膜下腔へ流れ込んで，やはりクモ膜下出血が起きる．
①穴位の原因
　瘂門，風府，翳明，風池，安眠，風岩など，後頸部にある穴位はクモ膜下出血を起こしやすい．
　瘂門は危険と知られている．中国で200例のクモ膜下出血症例を調べたところ，そのうち19例が瘂門へ刺鍼したものだった．
　安眠穴などは，いずれも軸椎棘突起上縁と水平で，深部には環椎後頭関節と環軸関節があって，椎骨動脈が通っており，血管が豊富だが，関節は靱帯に密閉されておらず，大きな間隙がある．だから，こうした穴位では事故が起きやすい．
②操作の原因
　X線撮影によると，後頸部の皮膚は脊柱管後縁から5〜5.5cm離れている．頸を伸ばして（頭を10〜20度に前傾），垂直に刺入すると，その方向が上斜め10〜20度となり，まさに環軸関節の間隙に入る．だから風府，風池，安眠，風岩などの穴位では，前傾姿勢で垂直に深刺したり，翳明穴を20〜45度の内斜刺で深刺すると，脊柱管へ入る恐れが高く，血管を誤刺して出血する．こうした部位で大きく提挿すれば，さらに損傷をひ

どくする．だから頭頚部の境目では，上から下向きに刺入する．

(2) 状態
①症状
　後頚部の穴位へ刺鍼したとき，患者に突然「電撃」のような触電感が起こり，足にまで伝わる．そのとき鍼を後退させずに刺入を続けると，頭のふらつき，頭痛，顔面蒼白，冷や汗，悪心嘔吐が始まり，意識障害が発生する．軽ければ意識障害が起きなかったり，一時的に意識が朦朧とするだけであるが，重症なら昏睡状態になる．

②徴候
　項頚部が硬直し，ブルジンスキー徴候とケルニッヒ徴候が現れる．腰椎穿刺では，ピンク色の髄液となり，顕微鏡で多量の赤血球が見られる．そして脳内圧が200mmHg（1.96kPa）と高くなる．

③特徴
1) 刺鍼してから頭痛や嘔吐がピークに達し，徐々に悪化することが多い．
2) 最初は意識障害が不明瞭だが，徐々にひどくなる．少しずつ出血して脳を圧迫するためと思われるが，太い血管を破り，直ちに昏睡状態となる患者もある．
3) 頭痛は後頭部痛が主で，頚部の痛みを伴ったりするが，この症状がもっとも早く出現する．こうした症状は，自然に起きたクモ膜下腔出血では珍しい．
4) 脳膜刺激徴候はあったりなかったりするが，脳実質や脳神経損傷の症状はない．

(3) 処置
　クモ膜下出血は，重大な刺鍼事故なので，直ちに処置する．
　事故が起きたら患者を入院看護し，少なくとも4週間は絶対安静にして，できるだけ動かさない．漢方薬や現代薬の止血薬を使い，脳浮腫を抑

える．頭痛，煩躁，嘔吐があれば，鎮痛，鎮静，制嘔剤などを与える．激しく頭痛し，頻繁に悪心や嘔吐が起こり，脈拍と呼吸が緩慢になって昏睡すれば，開頭手術も考慮しなければならない．

(4) 予防
①刺入方向と深さに注意
　風府などの深さと方向は，次の小脳と延髄を参考にする．翳明や安眠は5cm以内の刺入とし，痩せた人や小児では加減する．腹臥位にし，垂直な角度で，ベッドへ向けて刺入すれば安全である．脊柱管に刺入してはならず，大孔にも入れない．内向きを避け，喉仏方向へ刺入する．

②手法操作
　後頚部では，強い捻転や提挿をしない．刺入中に，それまでと違った少しでも固い組織に当たったら，すぐに鍼を停める．刺鍼中，患者が全身の触電感や眼前が光った感じを訴えたら，すぐに抜鍼し，ほかの徴候や症状が現れないか観察する．後頚部が異常に痛ければ，さらに検査して手遅れにならないようにする．

第9節　小脳と延髄損傷

　小脳や延髄の損傷は，刺入が深すぎるものである．小脳や延髄を損傷すると，重大な結果となる．

(1) 発生原因
①穴位の原因
　風府，瘂門，風池が小脳と延髄を損傷しやすい．
　風府は深部に小脳，大槽，延髄があり，瘂門の深部は延髄と脊髄の連結部分，風池の深部は延髄と椎骨動脈が頭蓋腔へ入る部位に近い．こうした

部位で間違った刺入すると傷つけやすい．

②操作の原因

1) **刺入が深すぎる**：死体解剖と生体測量によると，同身寸で1寸以内ならば瘂門と風府穴に刺入しても中枢を傷つけることはない．危険となりうる深度は同身寸の1.5寸で，同身寸の2寸では危険である．
2) **方向の間違い**：風府へ直刺（鍼尖を上へ向けて刺入）すると，鍼尖が後頭骨の大孔から頭蓋腔へ入る．瘂門は，後正中線（脊柱）へ向けて直刺すると，第1第2頸椎の間から脊柱管へ入る．こうした刺入方向では，延髄や小脳を損傷する恐れがある．また風池を対側の外眼角へ向けて刺入しても，後頭骨大孔から入って脳組織を損傷する．
3) **強烈な手法**：こうした穴位で大幅な提挿や捻転すれば，硬膜を突き破って脊髄や脳，太い動脈へ入ってしまう．

(2) 状態

①小脳損傷

留鍼中や抜鍼して間もなく，後頭部が激しく痛み，激しい眩暈や構音障害，嘔吐，不安定歩行，後頸部の硬直，運動失調などが現れて，昏睡状態となる．

②延髄損傷

損傷程度によって，頭痛，呼吸が浅くて速い，不規則，血圧降下，頻脈，肢体麻痺，筋張力の増強，筋反射の亢進，浅反射の消失，言語が不明瞭，嚥下困難などが起き，昏睡状態となって，呼吸や心臓が停止して死亡する．腰椎穿刺しても圧力が少なく，髄液に血が混じってピンク色．

(3) 処置

小脳や延髄を損傷したら，すぐに脳外科へ回して救急治療する．処置が早くて正しければ，対応できることもある．以下の救急治療がある．

1) 低体温療法により，脳の新陳代謝を低下させ，低酸素耐性能力を高める．

2) 気道を確保し，脳に酸素が供給されるようにする．
3) 脱水剤やホルモン剤を使って，脳水腫を防ぐ．
4) 鎮痙剤を使って，筋肉の緊張を解す．

(4) 予防
①刺入方向と深度を把握する
　風府・風池・瘂門の3穴についてだが，風府は鍼尖を口へ向けるのがもっとも安全（男は45.43mm，女は44.46mm刺入できる）で，次が鼻尖へ向けると安全（男は42.22mm，女は40.90mm刺入できる）である．瘂門は耳垂へ向けて刺入するのがもっとも安全（男は42.42〜44.92mm，女は40.99〜43.33mm刺入できる）である．風池は，対側眼球へ向けると25〜50mm，鼻尖か左右へ透刺すると50〜75mmなら脳へ入る危険がない（成人の平均深度）．だいたい喉仏へ向けて頸椎に当てれば，脳に刺さらない．

　また個体差も注意する．風府と瘂門は，男性と女性で直刺深度が異なる（$P < 0.05$）．男性は女性より少し深く刺せる．

②鍼尖の感覚に注意
　上述した深さは目安に過ぎず，かなり浅い人もあるので，手応えによって知るしかない．風府と瘂門には2層の抵抗感がある．最初が項靭帯で，それから「ストン」と落ちたような感じになり，次に脊髄硬膜があって，それ以上は鍼尖を進められない．さもないと硬膜を突き破って大孔へ進入し，中枢神経を損傷する．風池は方向が正しければ抵抗感がないが，もし抵抗があれば少し抜いて方向を変える．

③慎重な操作
　強い手法は避け，できるならば単刺にする．細い鍼がよいが，太い鍼でも，ゆっくりと鍼尖の感覚を確かめながら刺入する．また子供や精神病患者，認知症など，刺鍼中に動く患者の後頸部へ刺鍼するときは，十分に注意する．こうした部位では，患者が鍼に触れないよう注意する．

第8章

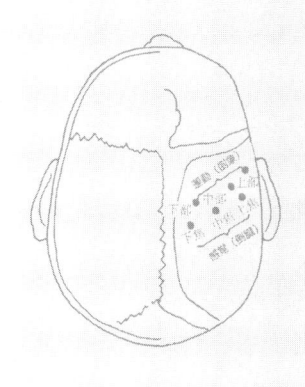

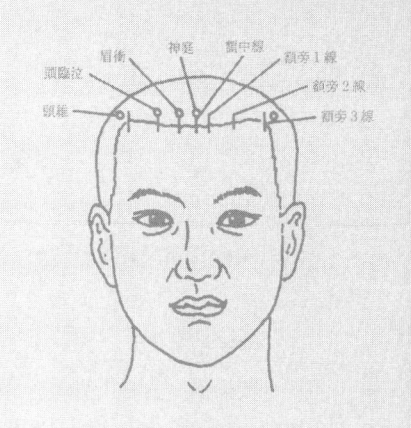

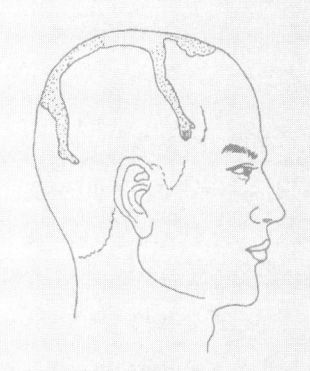

適応症と禁忌症，注意事項

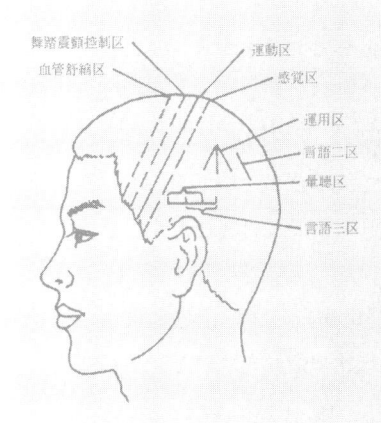

第1節　適応症

　頭鍼療法は1970年代から脳疾患に応用され始め，驚くような効果があったことから，年々重視されるようになり，徐々に適応症も広がってきて，神経精神疾患，痛みや知覚性疾患，機能性疾患に用いられるようになり，伝染病，内科，外科，婦人科，小児科，皮膚科，耳鼻咽喉科など100種類以上の疾患を治療できる．

1. 神経精神疾患

　頭鍼は，頭部の髪際へ刺鍼して疾病を治療する．「穴位は，付近の疾患を治療する」という原則に基づけば，中枢神経疾患が主な適応症となる．大脳皮質の機能局在に基づこうが，頭部の経絡循行が脳と通じている原理に基づこうが，頭鍼は中枢神経系の疾患に対して優れた効果がある．

　頭鍼の適応症で，もっとも多く報告されているのは脳血管障害である．脳血管障害は発病率・廃疾率・死亡率において，世界でも比較的多い疾病であり，生命や健康をひどく損なうが，それに対する頭鍼の効果は優れている．660編の頭鍼文献を統計すると，脳血管障害を治療したものは412編で62％を占め，総有効率95.34％だった．脳血栓ならびに脳梗塞後遺症に対する効果がよい．頭鍼治療は，患肢の運動と知覚を改善し，自分で身の回りのことができたり，職場復帰できるほどに改善させる．頭鍼は，脳卒中急性期に特効があるだけでなく，長年の脳卒中後遺症にも効果があり，現在では脳血管障害で最初に選択すべき治療法の1つとなっている．

　頭鍼は中枢神経の疾病を治療するが，それには頭部外傷後遺症，小児の知恵遅れ，脳炎後遺症，脳性麻痺，パーキンソン症候群（震顫麻痺），運動失調，癲癇などを含んでいる．こうした疾病に対する治療効果は，知能，言語，運動機能障害の回復が主だが，症状や徴候を改善し，罹病期間

を短くして臨床治癒させる．

　精神病の治療においても，頭鍼は可能性がある．頭鍼療法は大脳皮質の機能状態を調節するので，さまざまな精神障害に効果がある．頭鍼で治療できる精神疾患には，ヒステリー，統合失調症，夢遊病などがある．また上がり症，不安症候群，神経衰弱，不眠，更年期障害（精神症状を主とする）などにも顕著な効果がある．

　また現在は，老人性認知症や小児の知恵遅れ，ダウン症にも総合治療の一環として使用され，いくらかの効果が得られている．

2. 痛みと知覚異常

　痛みは鍼灸臨床においてもっとも多い症状であり，臨床統計によると鍼灸科の85％以上は痛みと関係する症状で来院している．頭鍼療法もほかの鍼灸と同じく，鎮痛効果に優れており，頭痛，三叉神経痛，坐骨神経痛，頚項痛，肩痛，腰背痛，関節痛など各種疼痛に用いられ，なかでも頚や肩，腰部の軟部組織損傷による痛みには，即効の鎮痛作用があり，運動機能も改善する．また冠動脈の心臓痛，胆道仙痛，胃痛，生理痛などを治療したり，胃切除手術の麻酔にも使われる．

　痒みや痺れなどの知覚異常も，頭鍼の適応症である．多発性神経炎による四肢末端の痺れ，皮膚掻痒症，ジンマシン，皮膚炎，湿疹などの皮膚病による痒みは，頭鍼を使って症状が鎮まる．

3. 機能性疾患

　皮質内臓機能の失調による疾患も頭鍼で治療できる．本態性高血圧，冠性心疾患，潰瘍性疾患，性機能障害や生理不順，神経性嘔吐，機能性下痢，円形脱毛症などに効果がある．

　器質性疾患によるいくつかの機能失調に対しても優れた効果があり，ま

た機能を改善することによって，逆に器質性疾患も治癒する．そこで気管支喘息，泌尿器系感染，甲状腺機能亢進，神経性難聴，メニエル症候群，眼筋疾患，アフタ性口内炎なども適応症となる．

第2節　禁忌症

1) 開頭手術により，頭蓋骨が欠損していたり，開放性頭部損傷，頭皮に感染や潰瘍，傷のある部位などには刺鍼しない．
2) 妊婦に頭鍼しない．
3) ひどい心臓病，重度の糖尿病，重度の貧血があれば，頭鍼は適さない．
4) 脳卒中を併発し，脳出血による昏睡，発熱，血圧上昇がある急性期には，頭鍼は適さない．病状や血圧が安定してから頭鍼治療する．脳血栓による片麻痺では，直ちに頭鍼と体鍼を併用して治療する．高熱や急性炎症，心不全などがあれば，注意して頭鍼を使う．
5) 高熱，心不全などがあれば，直ちに頭鍼を使うのはよくない．

第3節　注意事項

1) 泉門や頭蓋縫合が閉じてない乳児には頭鍼しない．それでも頭鍼する必要があれば，その部分を避けて刺鍼する．
2) 脳出血患者では，病状や血圧が安定してから頭鍼治療し，治療では強烈な刺激を避ける．
3) 頭は頭髪があるので，きちんと消毒して感染させない．
4) 毛包（毛穴）を避け，痛みを感じさせない．血管や骨膜に当たらないよう，毫鍼の刺入中に抵抗があったり，患者が痛みを訴えれば刺入を止め，鍼をバックさせて角度を変えたあと，再び刺入する．頭皮が硬けれ

ば，切皮するとき鍼を捻転して刺入を助ける．
5) 頭鍼の刺激は強く，刺激時間が長いため，治療では刺激量を把握し，暈鍼を防ぐ．特に坐位で刺鍼するときは，常に患者の顔色と表情に注意する．
6) 頭部は血管が豊富なので，刺鍼すると出血しやすい．抜鍼したあとは消毒綿でしばらく押さえ，出血が止まったかどうか確認する．
7) 額やコメカミの頭穴では痛みが強いので，切皮時には息を止める．深く息を吸って止めれば，切皮時に痛みがない．
8) 留鍼は，人や時間，病状によって決める．体が弱ければ留鍼時間を短く，頑強ならば適当に延長し，乳幼児や重症の精神病患者，また認知症など動いて危険な患者には留鍼しない．夏は血液循環がよいので短い留鍼でよいが，冬は長く留鍼する．病状が重くて治りにくければ長く留鍼し，病状が軽くて症状も消えていれば留鍼しないか短くする．
9) 留鍼中は患者や家族に，鍼に触らないように注意する．それによって折鍼や弯鍼を防ぐ．長時間の留鍼が必要だったり，重大な脳や心臓血管障害があれば，厳重に看護して事故のないようにする．側頭部や後頭部の鍼は，食事や睡眠を妨害するので，事前に抜鍼する．
10) 細い鍼は刺入しにくく，パルスしにくいので避ける．

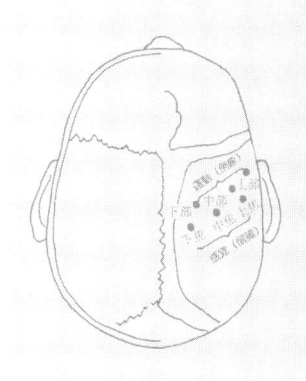

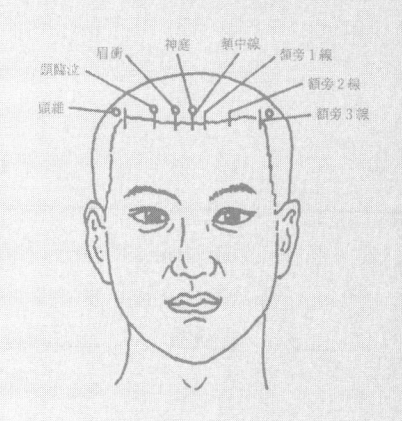

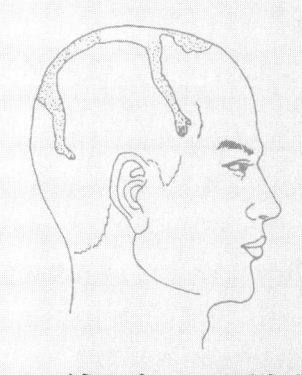

第9章 諸氏の頭鍼システムと補助治療

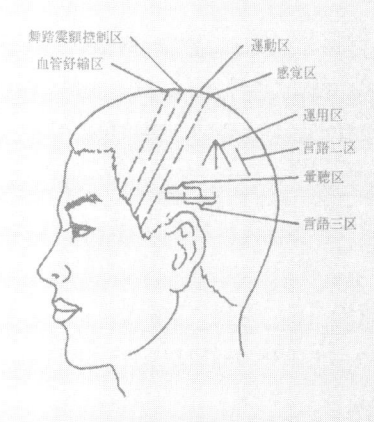

第1節　方雲鵬の頭穴

　方雲鵬の頭穴は，陝西省の方雲鵬が，大脳の頭皮投影部位を基に，自分の臨床経験を加味して作り出した．この頭鍼システムは伏象，伏臓，倒象，倒臓を主に，大脳各部の機能局在と対応する名称が付けられている．
　穴位を定めるには，まず頭蓋骨の解剖表示に基づいて，2本の基準線を定める．

A．眉頂枕線：眉間中点（印堂）から頭頂の矢状縫合を経て，外後頭隆起（脳戸）へ達するライン．大脳半球を分ける境界線である．成人では平均33cm，同身寸にすると1尺2寸である．
B．眉耳枕線：眉間中点から耳を経て，外後頭隆起へ達するライン．成人では26.4cm，同身寸にすると9寸6分．このラインの上に大脳が位置し，このラインの後ろ1/3の下に小脳が位置する．
C．プテリオン：頭頂骨の前下角で，冠状縫合と蝶頭頂縫合が交わるところ．
D．アステリオン：頭頂骨の後下角で，λ縫合と頭頂乳突縫合，後頭乳突縫合が交わるところ．

　方氏頭鍼の穴区は，伏象，伏臓，倒象，倒臓という4つの中枢刺激区，そして思維，記憶，説話，書写，運平，信号，聴覚，嗅覚，視覚，平衡，呼循など11個の皮質機能刺激穴から構成されている．そのうち伏象と思維は中央に1つだけだが，ほかは左右対称にある．

（1）伏象（総運動中枢）
　総運動中枢や総運とも呼ぶ．この区は，全身各部に対応する刺激点である．こうした刺激点を繋ぐと，うつ伏せになった人体の縮図が頭皮に現れ

第 9 章 諸氏の頭鍼システムと補助治療

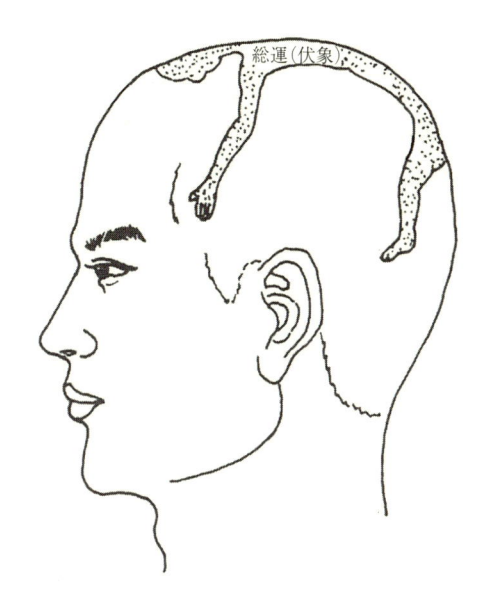

図 28 伏象部位

るので「伏象」と呼ぶ（図 28）．
・部位：伏象の穴区は，「大の字」になった人体が，冠状縫合と矢状縫合，λ 縫合の間にある．それが人体の対応部位に従って，頭頸部，上肢部，躯幹部，下肢部の 4 つに区分される．それが以下である．

　a．頭頸部：プレグマの前で，長さ 3cm．その頭部は縦 2cm，幅 2cm．頸部は縦 2cm，幅 1cm である．頭部の下面は，頸部の上面と 1cm ほど重なっている．

　b．上肢部：肩，肘，腕，指の 4 つに分かれる．プレグマから冠状縫合に沿って下へ，プテリオンまで達する 11cm のライン．プレグマから肩点まで 2cm．肩点から肘点まで 3.5cm．肘点から手首点まで 3.5cm．手首点から指点まで 2cm とする．左右対称なので，反対側半身は略す．

　c．躯幹部：背部，腰部，臀部の 3 つに分かれる．プレグマから λ 縫合尖端までの 14cm．背部はプレグマを起点に上中下と分かれ，それぞ

131

れ縦2cm, 全長6cm. 腰部は上下に分かれ, 縦が各2cm, 全長4cm. 臀部も上下に分かれ, 縦が各2cm, 全長4cmである. 各部の幅は, 背部が3cm, 腰部が2cm, 臀部が3cmである.

 d．下肢部：股関節, 膝, 足首, 足の4つに分かれる. λ縫合尖端からλ縫合に沿って下へ延び, アステリオンに達する9cmのライン. λ縫合尖端から髋点（股関節）まで1.5cm, 髋点から膝点まで3cm, 膝点から踝点（足首）まで3cm, 踝点から足点まで1.5cmである.

・機能：伏象は, 人体神経の機械的機能が集中する投影区で, 全身の運動神経機能を管理する.

・主治：神経性頭痛, 片頭痛, 神経衰弱, 坐骨神経痛, 三叉神経痛, 脳卒中の片麻痺, 高血圧, 冠状心疾患, ギックリ腰, リウマチ性関節炎, 乳腺炎, メニエル病, 歯痛, 排尿障害など, 神経系, 血管系, 運動系疾患を主治する.

(2) 伏臓（総感覚中枢〈焦氏頭鍼の胸腔区から生殖区〉）

　総感覚中枢, 総感とも呼ぶ. この区も全身各部と対応する特異刺激点であり, それを繋ぐと, 頭を中心にした左右半身が前髪際に横たわる縮図となる. これは内臓と皮膚の縮図なので, 伏臓穴図と呼ぶ（図29）.

・部位：伏臓穴区は前髪際上部にあり, 正中線を対称に額角まで達する. 左右とも上焦, 中焦, 下焦に分かれている. 伏臓区穴は6.5cmである.

 a．上焦：横隔膜から上の胸部内臓, そして頭・頚・上肢・胸などの皮膚知覚と大脳思考を含んでいる. 上焦は長さ3cmある. そのうち思維穴は, 左右の前頭結節の間に位置する. 頭部は上焦の前2cmに位置し, 前髪際下0.5cmから前髪際上1cmの範囲にあり, 頚部と重なっている. 伏臓上肢は, 前髪際上2cmと正中線横2cmの交点, そして前髪際上3.5cmと正中線横1cmの交点を繋ぐラインである. 上腕, 前腕, 手と分かれ, 各0.5cmを占める. 胸部は上焦の後部1cmで, 前髪際の下0.5cmから前髪際上1cmの範囲にある.

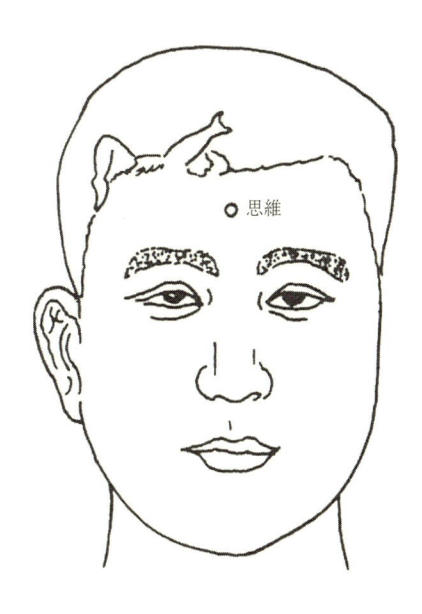

図 29　伏臓穴図

b．中焦：臍から上，横隔膜から下の腹部臓器であり，体幹の皮膚知覚を含む．中焦は伏臓の 1.5cm を占める．上腹部は前髪際下 0.5cm から前髪際上 1cm の範囲にある．

c．下焦：臍から下の腹部臓器であり，泌尿や生殖系，臍下の下腹部や下肢の皮膚知覚も含む．下焦は長さ 2cm．下焦の上部 1.5cm は，前髪際下 0.5cm から前髪際上 1.5cm の範囲にあり，下腹部，臀部，股関節である．下焦の下部 0.5cm は，前髪際下 1cm から前髪際上 2cm の範囲が膝から足関節，前髪際下 1cm から下へ 0.5cm の範囲が足である．

・機能：3つある．①全身の知覚機能で，主に皮膚知覚が集中する．②内臓機能．③精神，知能，情緒，記憶，思索などの活動を調整する．
・主治：胃痙攣，胆嚢炎，下痢，生理痛，生理不順，肝炎，赤痢，腹膜炎，冠性心疾患，泌尿器結石，腎炎，膀胱炎，自律神経失調症，子宮脱や下垂，アレルギー性鼻炎など，内臓疾患．皮膚の痛みや痒み，こわば

り感，およびジンマシン，神経皮膚炎，酒皶鼻，乾癬，湿疹やアトピー性皮膚炎など，皮膚知覚障害．

(3) 倒象（運動中枢〈焦氏頭鍼の運動区〉）

倒象は，大脳皮質運動中枢の頭皮投影区である．刺激ポイントが，人間を逆立ちさせたように配置されているので，倒象と呼ぶ（図30）．

・部位：倒象は，中心前回の頭皮投影区である．この投影区は，次のように確定する．まず眉頂枕線（印堂から頭頂を経て外後頭隆起に至るライン）の中点後ろ1.25cmをA点とする．眉耳枕線（印堂から耳を経て外後頭隆起に至るライン）の中点前1.25cmから上に向けて4cmの垂線を引き，その上端をB点とする．このA点とB点を繋ぐラインの直下に中心溝がある．AB線の前1.25cmに平行線を引き，この平行線とAB線で挟まれる帯が，中心前回の頭皮投影区である．その長さは，眉頂枕線の左右1cmから測るので9cmである（焦氏頭鍼の運動区に相当する）．

倒象（運動区）は，9cmが上中下の3つに等分される．上部の耳上1/3が頭頚部，中部の中1/3が上肢．下部の頭頂1/3が体幹と下肢．

・機能：倒象は，身体や四肢の運動機能を管理する．上部は顔面や頚の運動，中部は対側上肢の運動機能，下部は対側の体幹と下肢の運動機能を支配する．

・主治：伏象と同じで，脳卒中による片麻痺や失語，三叉神経痛，頻脈，寝違い，五十肩，灰白髄炎後遺症（小児麻痺），脳炎後遺症，顔面神経麻痺，癲癇など．

(4) 倒臓（知覚中枢〈焦氏頭鍼の感覚区〉）

倒臓は，大脳皮質知覚中枢の頭皮投影区である．刺激ポイントが，人間を逆立ちさせたように配置されているので，倒象と呼ぶ（図30）．

・部位：倒臓は，中心後回の頭皮投影区である．この投影区は，中心溝であるAB線の後ろ1.5cmに平行線を引き，この平行線とAB線で挟まれ

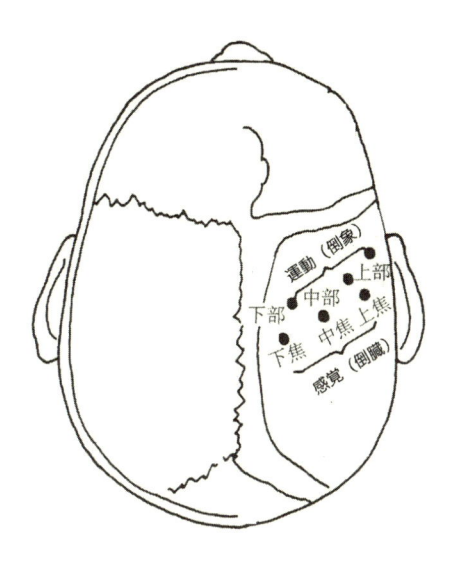

る帯が，中心後回の頭皮投影区である．その長さも眉頂枕線の左右1cmから測るので，9cmである（焦氏頭鍼の感覚区に相当する）．

倒臓穴区も上焦・中焦・下焦に3等分される．上焦の耳上1/3は腹腔内消化器，顔面部の皮膚知覚．中焦の中1/3は，上肢の皮膚知覚．下焦の頭頂1/3は後頭，頸，体幹，胸腔，生殖，泌尿，下肢の皮膚知覚．

- 機能：体幹と四肢の皮膚知覚，ならびに内臓機能を調整する．倒臓の上焦は対側顔面部の感覚器官，ならびに腹腔内消化器を支配する．中焦は対側上肢の知覚機能を支配する．下焦は対側の内臓と下肢の皮膚知覚を支配する．
- 主治：伏臓と同じで，対側の知覚障害，腸麻痺，流涎，自汗，冠性心疾患，不整脈，片頭痛，皮質性浮腫（脳卒中に伴う浮腫），生理痛，胃痙攣，糖尿病，赤痢，湿疹やアトピー性皮膚炎，ジンマシン，鼻炎，神経性難聴などを治療する．

(5) 思維

思考中枢は下前頭回と中前頭回の前端正中で，頭部前極の上方部位に相当する（図29）．

- 部位：思維穴区は思索中枢の頭皮投影区で，前頭突起間に位置し，眉間鼻棘角（印堂）の直上 3cm である．
- 機能：思考中枢は，精神・思考・想像・計算・記憶・言語などの生理活動を支配する．
- 主治：知能減退，ヒステリー，幻聴，統合失調症，神経性頭痛，高血圧，運動失調，神経症，胃潰瘍など．

(6) 説話（言語中枢）

説話は，言語中枢の頭皮投影区である．この中枢は下前頭回の眼窩部，三角部，弁蓋，中心前回の前下端で，蝶形骨翼部の内側である（図31）．

- 部位：眉中（眉の中央．魚腰）と耳尖を繋ぐ線の中点．左側を取るが，左利きならば，右側を取る．
- 機能：運動性言語中枢の頭皮投影区である．運動性言語中枢が損傷されたり，病変があれば，言葉は分かるが，発音できず，正確な音声で意思を伝達できなくなる（運動性失語）．
- 主治：運動性失語，どもり，舌筋麻痺，仮性球麻痺，脳性発育不全など．

(7) 書写（書中枢）

書写は，書中枢の頭皮投影区である．この中枢は上前頭回や中前頭回の後部で，中心前回の前上部である．

- 部位：プレグマを頂点とし，左右後方へ向けて矢状縫合と 45 度の夾角を成す線を 1 本ずつ引く．この線上で，プレグマから 3cm 離れた部位が書写穴である（図31）．
- 機能：書字中枢は，運動を調整したり，身体の姿勢を維持する．書字中

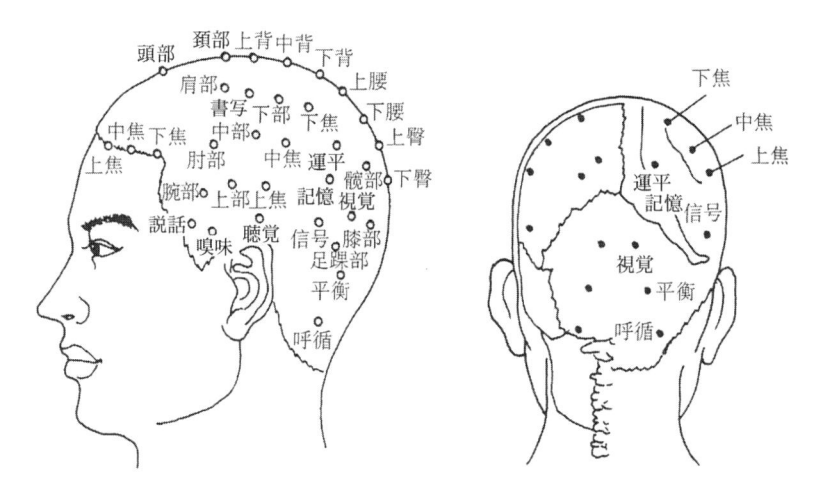

図31　頭側部と後頭部の頭穴

枢が損傷されたり，病変があれば，患者の意識は確かなのに筋張力が変化し，不随意な震顫運動が始まったり，文字を書く能力が失われる．
・主治：舞踏病，パーキンソン病（震顫麻痺），失語，失書症，高血圧，低血圧，肺気腫，皮質性浮腫など．

(8) 記憶（識字中枢）

記憶は，識字と閲読中枢の頭皮投影区である．この中枢は下角下葉の角回にある．
・部位：λ縫合尖端から左右前下方へ向けて矢状縫合と60度の夾角を成す線を1本ずつ引く．この線上で，λ縫合尖端から7cm離れた部位が記憶穴である（図31）．
・機能：記憶中枢は，識字中枢と閲読中枢である．記憶中枢が損傷されたり，病変があれば，健忘性失語となり，名前を忘れたり，識字能力がなくなる．
・主治：失読症，記憶力減退，頭痛，頭鳴，耳鳴，心悸，腰腿が痛怠い，

遺精，不眠，浮腫，知恵遅れ，脳炎後遺症など．

(9) 信号（信号中枢）

　信号は，上側頭回の後部1/3にある．その頭皮投影区が信号穴である．

- 部位：外後頭隆起の上3cmと耳尖を繋ぐ線上で，前1/3と後ろ2/3の交点（図31）．
- 機能：信号は，感覚性言語中枢で，音声言語を分析総合して，それが意味する事柄を理解する．感覚性言語中枢が損傷されたり，病変があれば，感覚性失語となり，言葉が理解できなくなる．
- 主治：感覚性失語，癲癇，不眠，神経性頭痛，ヒステリー，精神病，健忘性失語，知恵遅れなど．

(10) 運平（運動平衡中枢）

　運動平衡中枢は，頭頂葉下葉の縁上回に位置する．その頭皮投影区が運平穴である．

- 部位：λ縫合尖端から左右前方へ向けて，λ縫合と30度の夾角を成す線を1本ずつ引く．この線上で，λ縫合尖端から5cm離れた部位が運平穴である．頭頂隆起の上方（図31）．
- 機能：運動平衡中枢は，手の細かな動きを制御したり，連続した動作のバランスを保つ．運動平衡中枢が損傷されたり，病変があれば，スムーズな動作ができなくなり，失行症になったりする．
- 主治：失行症，末梢神経症，パーキンソン病，脳卒中による片麻痺，運動失調，先端紅痛症，手指失認，リウマチ性関節炎など．

(11) 視覚（視覚中枢）

　視覚中枢は後頭葉で，鳥距溝周辺の楔部と舌状回にある．視覚穴は，視覚中枢の頭皮投影区である．

- 部位：外後頭隆起の上2cmで，左右に1cm離れた部位にある（図31）．

・機能：視覚中枢は，視放線からのパルスを分析し，映像を再現したり分析する．視覚中枢が損傷されたり，病変があれば，視力障害が起きる．
・主治：皮質盲，幻視，視野欠損，中心性網膜炎，緑内障，白内障，黒内障，結膜炎，頭痛や眩暈など眼科疾患と鼻血など．

(12) 平衡（平衡中枢）

平衡中枢は，後頭葉下の小脳後葉に位置する．平衡穴は，平衡中枢の頭皮投影区である．
・部位：外後頭隆起の下 2cm で，左右に 3.5cm 離れた部位にある（図 31）．
・機能：平衡中枢は，姿勢のバランスを保ったり，筋張力を調整し，随意運動を調和させたりする．平衡中枢が損傷されたり，病変があれば，運動失調や震顫が起きる．
・主治：運動失調，パーキンソン病，言語障害など．

(13) 呼循（呼吸中枢と心臓調節中枢）

呼循は，呼吸中枢と心臓調節中枢の頭皮投影区である．この中枢は延髄に位置し，上は橋，下は頸髄と繋っている．そして心臓調節中枢は大孔の上，呼吸中枢は大孔の上下にある．
・部位：外後頭隆起の下 5cm で，左右に 4cm 離れた部位，つまり風池の内上方にある（図 31）．
・機能：呼吸中枢と心臓調節中枢は，主に心肺機能を支配するので，この中枢が損傷されたり，病変があれば，心肺機能が異常となる．
・主治：咳嗽，喘息，心悸，不整脈，高血圧，冠性心疾患，急性や慢性の気管支炎など．

(14) 聴覚（聴覚中枢）

聴覚中枢は上側頭回の中部で，シルビウス裂溝深部の横側頭回に位置する．聴覚穴は，聴覚中枢の頭皮投影区である．

- 部位：耳尖の上 1.5cm（図 31）．
- 機能：聴放線からのパルスを分析し，音声を分析する中枢である．聴覚中枢が損傷されたり，病変があれば，聴覚が異常となる．
- 主治：神経性難聴，耳鳴，内耳性眩暈，幻聴，癲癇，ヒステリー，腹部の膨満感，高血圧など．

(15) 嗅味（嗅覚中枢と味覚中枢）

嗅味穴は，嗅覚中枢と味覚中枢の頭皮投影区である．両者とも海馬回に位置する．
- 部位：耳尖の前 3cm（図 31）．
- 機能：嗅覚と味覚から得た化学物質のインパルスを識別する．この中枢が損傷されたり，病変があれば，嗅覚や味覚が鈍くなったり，失われたりする．
- 主治：嗅覚や味覚の鈍麻や喪失，急性や慢性の鼻炎，癲癇，記憶力減退，眩暈，片頭痛，副鼻腔炎，流涎，風邪，湿疹，乾癬など．

第 2 節　焦順発の頭穴

　山西省の焦順発が 1970 年代に発表したもので，現在の臨床で常用されている．これは大脳の機能局在に基づいて，頭鍼刺激ラインを 14 本定め，頭鍼治療の部位とした．
　取穴では，最初に 2 本の基準線を定めるが，それが前後正中線と眉枕線である（図 32）．

A. 前後正中線：眉間と外後頭隆起下縁を繋ぐ線．
B. 眉枕線：眉毛の中点上縁と外後頭隆起尖端を繋ぐ，側頭部の線．

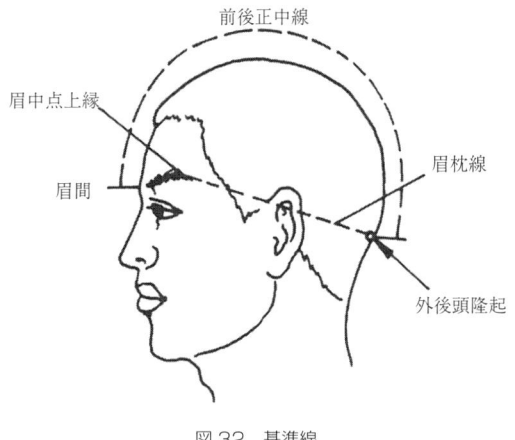

図32 基準線

(1) 運動区（図33）
- 部位：大脳皮質の中心前回に位置する．上点は前後正中線の中点を後ろに5mm移動させた部位，下点は眉枕線とモミアゲ前縁が交わる部位．上下の両点を繋ぐラインが運動区．運動区を5等分し，上1/5は下肢と体幹の運動区．中2/5は上肢運動区．下2/5は顔面運動区だが，言語一区とも呼ばれる．
- 主治：運動区の上1/5は対側下肢の麻痺．中2/5は対側上肢の麻痺．下2/5は対側の中枢性顔面神経麻痺，運動性失語，流涎，構音障害．
- 刺法：2寸の毫鍼を上から沿皮刺し，すばやく捻転する．

(2) 感覚区（図34）
- 部位：大脳皮質の中心後回に位置する．運動区を後ろに15mm移動させた平行線．上1/5は下肢と頭，体幹の感覚区．中2/5は上肢感覚区．下2/5は顔面感覚区．
- 主治：上1/5は対側下肢の腰腿痛，痺れ，知覚異常，後頭部や頚項部の痛み，耳鳴．中2/5は対側上肢の痛み，痺れ，知覚異常．下2/5は対側顔面の痺れ，片頭痛，三叉神経痛，歯痛，顎関節炎．

図33 運動区部位

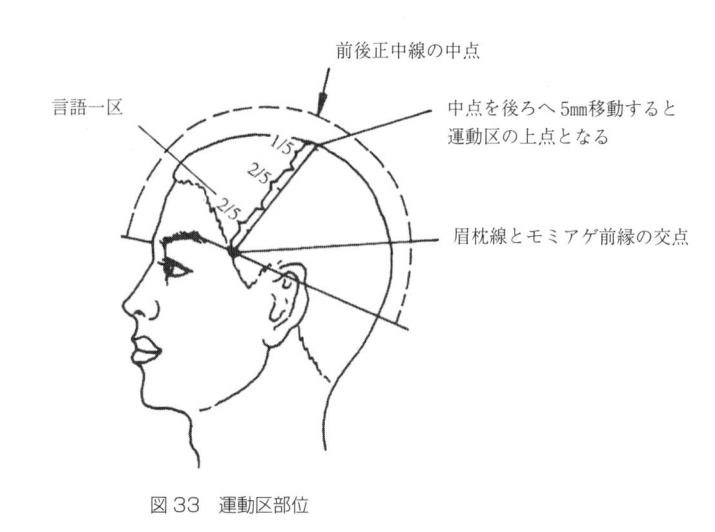

・刺法：2寸の毫鍼を上から沿皮刺し，すばやく捻転する．

(3) 舞踏震顫控制区（図34）
・部位：運動区を前に15mm移動させた平行線．
・主治：小児舞踏病，パーキンソン症候群（震顫麻痺）．一側の震顫ならば対側へ，両側の震顫ならば両側へ刺鍼する．ドーパミン不足によるパーキンソン病には効果がない．控制区や震顫控制区，舞踏震顫区とも呼ばれる．
・刺法：長鍼を上から目尻へ向けて沿皮刺して髪際に到達させるか，2寸の毫鍼をリレーさせ，すばやく捻転する．

(4) 血管舒縮区（図34）
・部位：舞踏震顫控制区を前に15mm移動させた平行線．
・主治：脳卒中による浮腫（皮質性浮腫）．上1/2が対側上肢の皮質性浮腫，下1/2が対側下肢の皮質性浮腫．舒縮区とも呼ばれる．
・刺法：上から眉尻方向へ沿皮刺して髪際に達したら，すばやく捻転する．

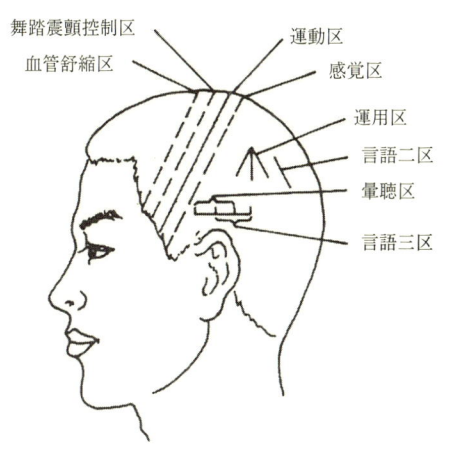

図34 焦氏頭穴（側面）

(5) 暈聴区（図34）

・部位：耳尖の直上15mmを中点とし，前後2cmに引いた水平線（4cm）．
・主治：眩暈，耳鳴，聴力減退，メニエル症候群．
・刺法：このラインの前端か後端から1.33寸（4cm）沿皮刺し，すばやく捻転する．

(6) 言語二区（図34）

・部位：頭頂葉の角回に位置する．頭頂結節の後下方2cmを起点とし，後ろへ向けて前後正中線と平行に引いた3cmのライン．
・主治：名詞失語．
・刺法：このラインの上点を刺鍼点とし，下へ向けて1寸（3cm）沿皮刺して，すばやく捻転する．

(7) 言語三区（図34）

・部位：暈聴区中点から後ろへ4cmに引いた水平ライン．
・主治：感覚性失語．

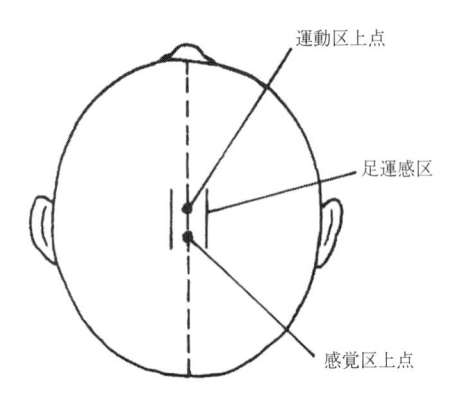

図35　焦氏頭穴（頭頂）

・刺法：このラインの前端から後ろ向きに1.33寸（4cm）沿皮刺し，すばやく捻転する．

(8) 運用区（図34）
・部位：頭頂結節から乳様突起へ向けて垂線を引き，この線を中心に40度角の夾角で前後に引いた長さ3cmのライン．3本．
・主治：失行症．
・刺法：頭頂結節から刺入し，沿皮刺で1寸（3cm）沿皮刺して，すばやく捻転する．

(9) 足運感区（図35）
・部位：前後正中線の中点外側1cmを刺入点とし，後ろへ向う長さ3cmのライン．
・主治：対側下肢の痛みや痺れ，全麻痺，ギックリ腰，夜尿，多尿，子宮脱や子宮下垂，脱肛，男性の疾患．
・刺法：沿皮刺して，すばやく捻転する．

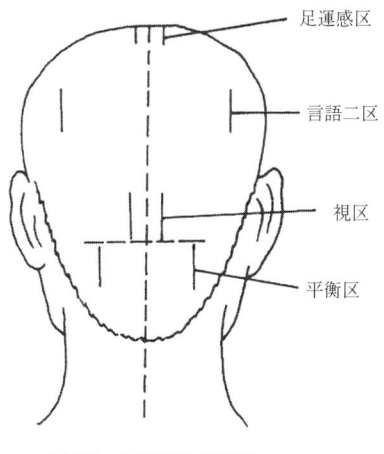

図36 焦氏頭穴（背面）

(10) 視区（図36）

・部位：外後頭隆起尖端の水平線上で，外後頭隆起尖端の両側1cmから上へ垂直に向けて引いた4cmのライン．
・主治：視力障害，白内障．
・刺法：上から下へ沿皮刺して，すばやく捻転する．

(11) 平衡区（図36）

・部位：外後頭隆起尖端の水平線上で，外後頭隆起尖端の両側3.5cmから下へ向けて垂直に引いた4cmのライン．
・主治：小脳の病変による平衡障害．
・刺法：上から下へ沿皮刺して，すばやく捻転する．

(12) 胃区（図37）

・部位：瞳孔直上で，前後正中線に平行な直線．前髪際から上に向う2cmのライン．
・主治：胃痛と上腹部の不快感．

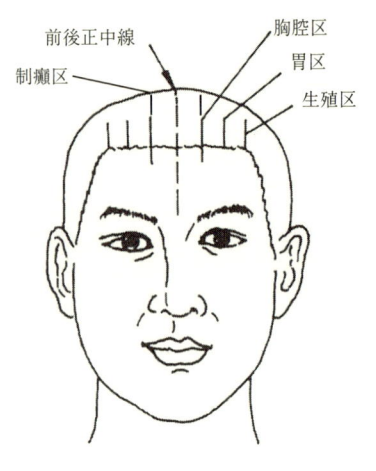

図37 焦氏頭穴(正面)

・刺法：上から下へ沿皮刺して，すばやく捻転する．

(13) 胸腔区（図37）
・部位：前後正中線と胃区の中点で，前髪際から上に向う2cmのライン．正中線と平行．下にも2cmあるので，長さ4cm．
・主治：胸痛，胸悶，心悸，冠性心疾患，喘息，シャックリ，浮腫，乏尿．
・刺法：上から下へ沿皮刺して，すばやく捻転する．

(14) 生殖区（図37）
・部位：額角から上へ向けて引いた，前後正中線に平行な2cmのライン．
・主治：機能性子宮出血，骨盤内炎症性疾患，白い帯下．足運感区と併用して，子宮脱や子宮下垂，男性の性機能障害を治療する．

(15) 制癇区（図37）
・部位：胸腔区の上端を起点とし，上へ4cmのライン．
・主治：癲癇．これは焦氏頭穴ではないが，臨床で同様に使われるため付

記した.

第3節　国際標準頭穴

　文革時代に焦氏が頭鍼を発明し，それが脳卒中に驚異的な効果があったことから，世界中で用いられるようになった．しかし焦氏頭鍼は，西洋医学の脳機能局在に基づいた頭鍼なので，伝統的穴位とは関係がない．そこで1984年に東京で開かれた世界保険機構西太平洋地区—鍼灸穴名標準化会議にて検討され，伝統的な頭穴と透刺方法による頭鍼穴名標準化方案が決定した．それが以下である．

(1) 前頭区（図38）
①ＭＳ１-額中線
・部位：前頭部で，督脈の神庭から下へ垂直に引いた線．長さ１寸（3cm）．

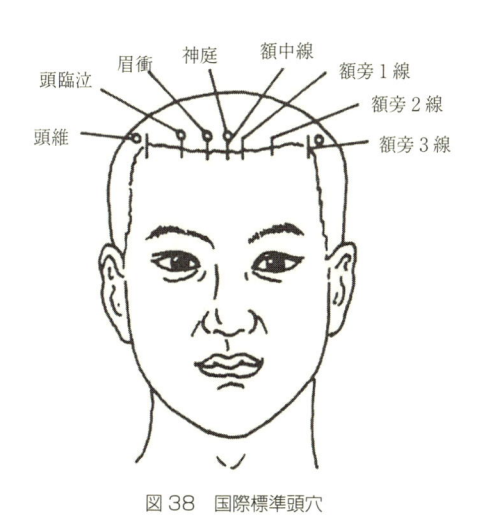

図38　国際標準頭穴

・主治：眩暈，結膜炎，癲癇．
・刺法：神庭から下へ向けて1寸に沿皮刺し，すばやく捻転する．

②ＭＳ2-額旁1線（胸腔区）
・部位：前頭部で，膀胱経の眉衝から下へ垂直に引いた線．長さ1寸（3cm）．
・主治：アレルギー性喘息，気管支炎，心臓痛，リウマチ熱による心臓病（心悸，息切れ，浮腫，乏尿などに効果がある），発作性上室性頻拍症．
・刺法：眉衝から下へ向けて1寸に沿皮刺し，すばやく捻転する．

③ＭＳ3-額旁2線（胃区，肝胆区）
・部位：前頭部で，胆経の頭臨泣から下へ垂直に引いた線．長さ1寸（3cm）．
・主治：急性や慢性の胃十二指腸潰瘍などによる痛み，肝胆疾患による右上腹部の痛み．
・刺法：頭臨泣から下へ向けて1寸に沿皮刺し，すばやく捻転する．

④ＭＳ4-額旁3線（生殖区，腸区）
・部位：前頭部で，胃経の頭維の内側0.75寸から下へ垂直に引いた線．長さ1寸（3cm）．
・主治：機能性子宮出血．両側の足運感区を併用して，急性膀胱炎による頻尿や尿意逼迫，糖尿病による口渇，多飲，多尿，インポテンツ，遺精，子宮脱などを治療する．下腹部の痛みに効果がある．
・刺法：この線の上端に切皮して，下へ向けて1寸に沿皮刺し，すばやく捻転する．

⑤額頂線
・部位：神庭から前頂まで．

(2) 頭頂区

①ＭＳ5-頂中線（図39）
・部位：頭頂部で，督脈の百会から前頂までの線．

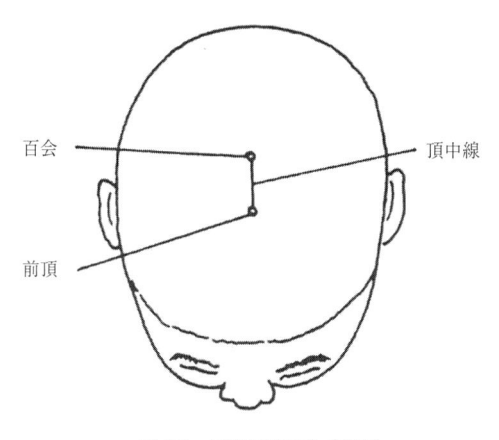

図39　国際標準頭穴（頭頂）

・主治：頭痛，眩暈，脳卒中による失語，失神，躁鬱病，癲癇．
・刺法：百会から下へ向けて沿皮刺し，前頂に達したら，すばやく捻転する．

②ＭＳ６-頂顳前斜線（運動区）（図40）
・部位：頭頂部と側頭部．頭部の督脈である前頂から胆経の懸釐へ向けて斜線を引き，その線を５つに分ける．
・主治：上1/5は対側下肢の麻痺．中2/5は対側上肢の麻痺．下2/5（言語一区）は対側の顔面神経麻痺，運動性失語，流涎，構音障害．
・刺法：前頂から懸釐へ向けて長鍼を沿皮刺するか，２寸鍼を使って前頂から懸釐まで接力刺（リレー）させ，すばやく捻転する．

③ＭＳ７-頂顳後斜線（感覚区）（図40）
・部位：頭頂部と側頭部．頂顳前斜線と平行で，その後ろ１寸．督脈の百会から胆経の曲鬢へ向けて斜線を引き，その線を５つに分ける．
・主治：上1/5は対側の腰腿痛，痺れ，知覚異常，後頭痛，頚項痛，耳鳴．中2/5は対側上肢の痛み，痺れ，知覚異常．下2/5は対側頭面部の痺れや痛み．

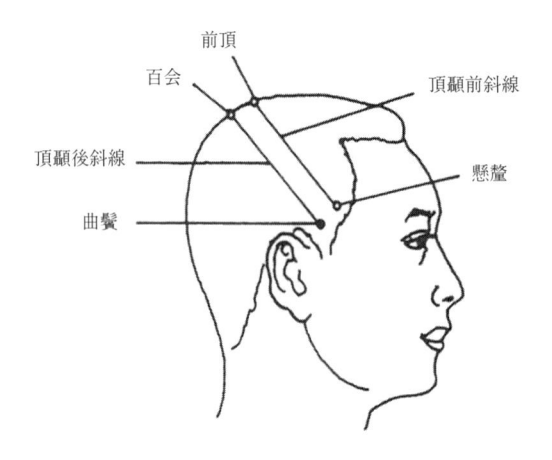

図40 国際標準頭穴（側面1）

・刺法：百会から曲鬢へ向けて長鍼を沿皮刺するか，2寸鍼を使って百会から曲鬢まで接力刺（リレー）させ，すばやく捻転する．

④ＭＳ8－頂旁1線（図41）
・部位：頭頂部で，督脈の傍ら1.5寸（4.5cm）．膀胱経の通天から後ろへ向けて引いた1.5寸（4.5cm）の線．
・主治：頭痛，眩暈，耳鳴，かすみ目．
・刺法：通天から後ろへ向けて1.5寸に沿皮刺し，すばやく捻転する．

⑤ＭＳ9－頂旁2線（図41）
・部位：頭頂部で，督脈の傍ら2.25寸（6.75cm）．胆経の正営から後ろへ向けて引いた1.5寸の線（承霊に達する）．
・主治：頭痛，片頭痛，眩暈．
 刺法：正営から後ろへ向けて1.5寸沿皮刺し，すばやく捻転する．

（3）側頭区

①ＭＳ10－顳前線（図41）
・部位：側頭部で，胆経の頷厭から懸釐までの直線．

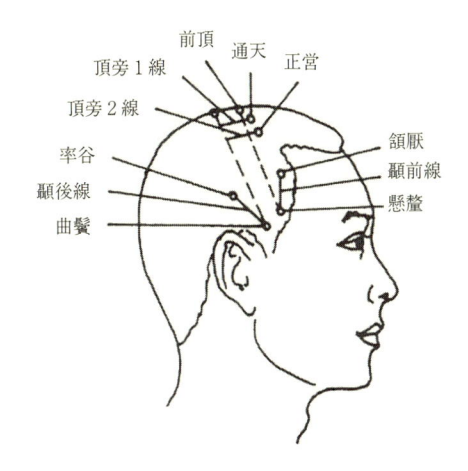

図41　国際標準頭穴（側面2）

・主治：片頭痛や全頭痛，目尻の痛み，耳鳴，癲癇．
・刺法：頷厭から懸釐へ沿皮刺し，すばやく捻転する．

②ＭＳ 11 – 顳後線（図41）
・部位：側頭部で，胆経の率谷から曲鬢までの直線．
・主治：頭痛や片頭痛，眩暈，小児のヒキツケ，モミアゲ部の痛み．
・刺法：率谷から曲鬢へ沿皮刺し，すばやく捻転する．

(4) 後頭区（図42）

①ＭＳ 12 – 枕上正中線
・部位：後頭部で，督脈の強間から脳戸まで．
・主治：頭痛，眩暈，頚項部のこわばり痛，躁鬱病，癲癇．
・刺法：強間から後ろへ向けて脳戸まで沿皮刺し，すばやく捻転する．

②ＭＳ 13 – 枕上旁線（視区）
・部位：後頭部で，外後頭隆起の脳戸から横に0.5寸（1.5cm），そこから上に向けて引いた1.33寸（4cm）の直線．
・主治：皮質性の視力障害，白内障．

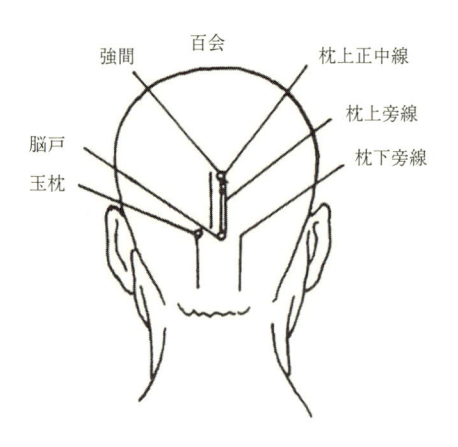

図 42 国際標準頭穴（背面）

- 刺法：線の下端から上向きに 1.33 寸（4cm）沿皮刺し，すばやく捻転する．
③ＭＳ14－枕下旁線（平衡区）
- 部位：後頭部で，外後頭隆起の脳戸から横に 1.17 寸（3.5cm），そこから下に向けて引いた 1.33 寸（4cm）の直線．
- 主治：小脳損傷による平衡障害，頭項痛，眩暈．
- 刺法：線の上端から下向きに 1.33 寸（4cm）沿皮刺し，すばやく捻転する．

第4節　朱明清の頭穴

　朱明清は「頭鍼穴名標準化方案」の頭穴ラインを，幅のある帯にして9つの刺激帯を創設するとともに，毎分200回という高速捻転操作だったものを抽気法と進気法という頭鍼補瀉操作に改めた．つまり従来は1本だった刺激ラインに，幅を持たせることによって帯内へ刺鍼する鍼の本数を増やし，刺激量を高めるとともに，操作方法を簡単にして，頭鍼に補瀉の概念を持ち込んだ．こうして解剖に基づく頭鍼から，中医理論に基づく頭鍼

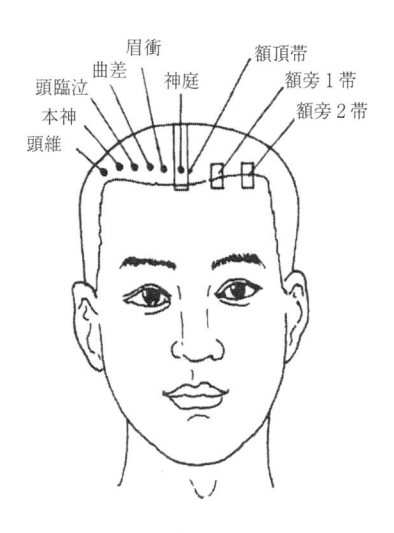

図43　朱氏頭穴（前）

に変化させようと試みた．所属経脈が異なる経穴を透刺するため，所属経脈も複数に及んでいる．

①**額頂帯**（図43）
- 部位：神庭から百会のラインを中心とし，両側0.5寸に広がる幅1寸の帯．督脈と足太陽経．方氏頭鍼の伏象に相当する．
- 主治：体幹陰面（顔面，胸部，腹部）の疾患に用いる．額頂帯を前から後ろへ4等分する．前1/4—頭面部や咽喉，舌など，頭部の病変に使う．中前1/4—胸部（心，肺，気管，横隔膜）と上焦の病変に使う．胸痛，胸悶，心悸，咳嗽，喘息，横隔膜痙攣（シャックリ）など．中後1/4—上腹部（肝，胆，脾，胃，膵臓）など中焦の病変に使う．胆嚢仙痛，胃炎，胃潰瘍，消化機能障害など．後1/4—下腹部（膀胱，尿道，会陰，生殖系）など下焦の病変に使う．尿管結石，排尿障害，尿失禁，前立腺炎など．

②**額旁1帯**（図43）
- 部位：頭臨泣を中心とし，上下0.5寸ずつ，左右0.25寸ずつの帯．つま

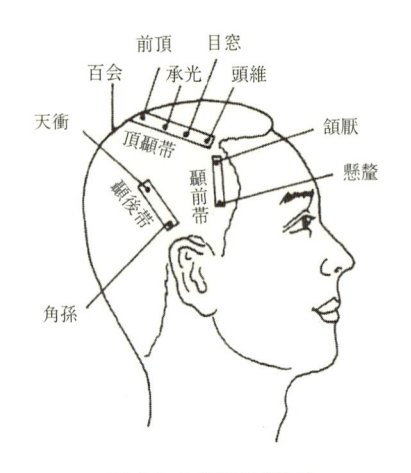

図44 朱氏頭穴（側面）

り長さ1寸，幅0.5寸の長方形．足少陽経．焦氏頭鍼の胃区に相当する．
・主治：脾，胃，肝，胆，膵臓など急性の中焦病証．

③**額旁2帯**（図43）
・部位：本神から外へ向けて0.25寸離れた点を中心とし，上下0.5寸ずつ，左右0.25寸ずつの帯．つまり長さ1寸，幅0.5寸の長方形．足少陽経と足陽明経．焦氏頭鍼の生殖区に相当する．
・主治：腎，膀胱，生殖系など急性の下焦病証．

④**頂顳帯**（図44）
・部位：前頂から頭維のラインを中心とし，両側0.5寸に広がる幅1寸の帯．督脈と足太陽経，足少陽経．焦氏頭鍼の感覚区と運動区に相当する．
・主治：運動障害と知覚障害を主治するが，特に中枢性の運動障害と知覚障害に顕著な効果がある．この帯を3等分する．運動障害には後ろから前へ，知覚障害には前から後ろへ透刺する．下から上へは透刺しにくいので，焦氏のラインより水平になっている．上1/3—下肢の病証を主治する．中1/3—上肢の病証を主治する．下1/3—顔面部の病証を主治す

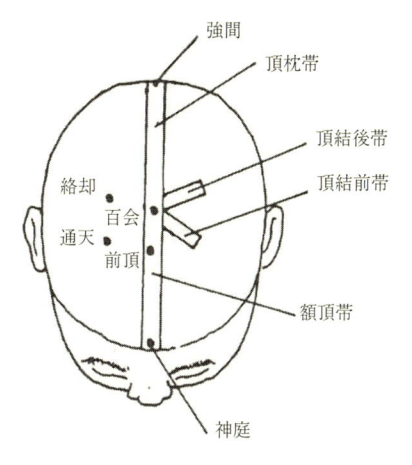

図45 朱氏頭穴（頭頂）

る．

⑤**顳前帯**（図44）
・部位：頷厭から懸釐のラインを中心とし，両側0.5寸に広がる幅1寸の帯．足少陽経．
・主治：片頭痛，運動性失語，末梢性顔面麻痺，口腔疾患など．

⑥**顳後帯**（図44）
・部位：天衝から角孫のラインを中心とし，両側0.5寸に広がる幅1寸の帯．足少陽経と手少陽経．
・主治：片頭痛，眩暈，難聴，耳鳴など．

⑦**頂結前帯**（図45）
・部位：通天から百会のラインを中心とし，両側0.25寸に広がる幅0.5寸の帯．督脈と足太陽経．
・主治：股関節と臀部の諸疾患．坐骨神経痛や梨状筋症候群など．

⑧**頂結後帯**（図45）
・部位：絡却から百会のラインを中心とし，両側0.25寸に広がる幅0.5寸の帯．督脈と足太陽経．

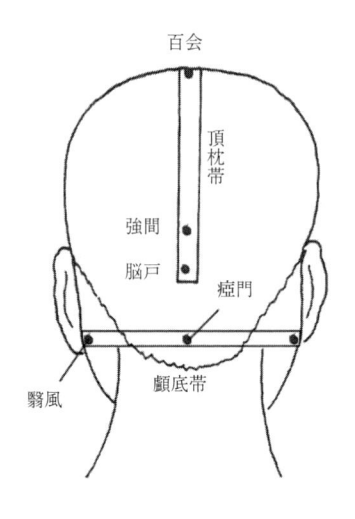

図46　朱氏頭穴（背面）

- 主治：肩関節と頚部の諸疾患．肩関節損傷や五十肩，頚椎症など．

⑨**頂枕帯**（図46）
- 部位：百会から脳戸のラインを中心とし，両側0.5寸に広がる幅1寸の帯．督脈と足太陽経．方氏頭鍼の伏象に相当する．
- 主治：体幹陽面（後頭部，背部，腰部）の疾患に用いる．頂枕帯を後ろから前へ4等分する．後1/4—頭頚部，中後1/4—背部，中前1/4—腰部，前1/4—仙椎部と会陰部を主治する．頚椎症，腰背痛，慢性腰痛などの治療に使う．

⑩**顱底帯**（図46）
- 部位：瘂門から翳風のラインを中心とし，両側0.5寸に広がる幅1寸の帯．これは朱氏頭穴ではないが，臨床で同様に使われるため付記した李氏頭穴である．

第5節　林学倹の頭穴

　上海第二医科大学附属の新華医院の林学倹は，大脳皮質の機能局在に基づく焦氏頭鍼を選んでいたが，さらに神経生理学の視点，大脳機能と血流の関係を加味して，新たな刺激区を発見した．それは小児の脳性麻痺，頭部外傷による後遺症，神経性難聴に効果がある．

(1) 顳三鍼（図47）

・部位：シルビ溝の体表標識（外眼角から後ろへ3.5cm，さらに上へ1.5cm）を起点とし，それと頭頂結節を繋ぐ線．顳三鍼が頭皮と対応する部位は，以下である．

a．第1鍼：頭頂結節下縁の前方1cmを刺鍼点とし，後ろへ3cm刺入する．
b．第2鍼：耳尖の上1.5cmを刺鍼点とし，後ろへ3cm刺入する．
c．第3鍼：耳尖の下2cm，さらに後ろ2cmを刺鍼点とし，後ろへ3cm刺入する．

　3鍼は，いずれも水平と15～20度角で，尻上がりに刺入する．

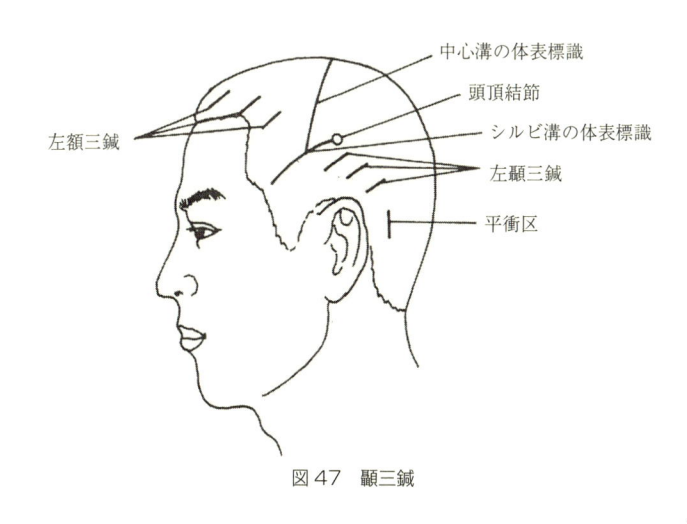

図47　顳三鍼

図48　額五鍼

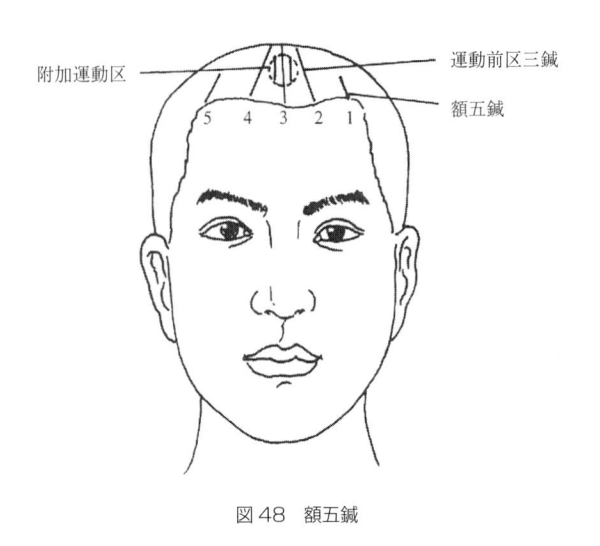

- 主治：小児の脳性麻痺，頭部外傷による後遺症，神経性難聴など．感覚性言語と記憶力を増強できる．

(2) **額五鍼**（図48）
- 部位：前髪際の上2cmで，左右のシルビ溝の体表標識間．前から後ろへ5本，それぞれ0.8～0.9寸刺入する．5鍼は等間隔で，扇状に並ぶ．
- 主治：小児の脳性麻痺，頭部外傷による後遺症には，顳三鍼を併用する．前頭葉前部の額前区に障害が起き，無表情，反応が鈍い，記憶力減退，知能減退などとなった精神障害に効果がある．この部分の血流量を増やし，周囲に対する患者の注意力と興味を増す．額五鍼の第1鍼と第5鍼は，双側語言区（ブローカの運動性言語中枢）とも呼ばれ，失語に効果がある．

(3) **運動前区**（図49）
- 部位：運動区の前3～4cmの菱形エリア．3鍼刺入する．中央の1本は，

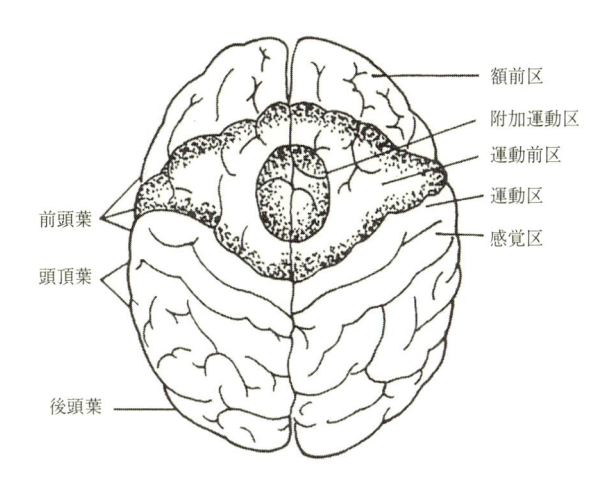

図49 運動前区，附加運動区

運動区上点の前4cmに刺鍼し，後ろへ向けて3cmほど沿皮刺する．この中央鍼と1.5cm離して，左右に1本ずつ同じように刺入する．額五鍼を延長した中央よりの3鍼．
・主治：小児脳性麻痺，頭部外傷後遺症などによる痙性の筋張力増強．

(4) 附加運動区（図48，図49）
・部位：運動前区の中央で，運動前区の中央1本のすぐ両側1本ずつ．
・主治：小児の脳性麻痺，頭部外傷による後遺症，神経性難聴，ほかの疾病による大脳皮質機能の障害を治療する．このエリアを刺激すると，随意運動と思考活動を活発化させる．

(5) 声記憶区（図50）
・部位：頭頂結節の下方と後下方．このエリアは広いので，2本を交叉刺してもよい．
・主治：神経性難聴．

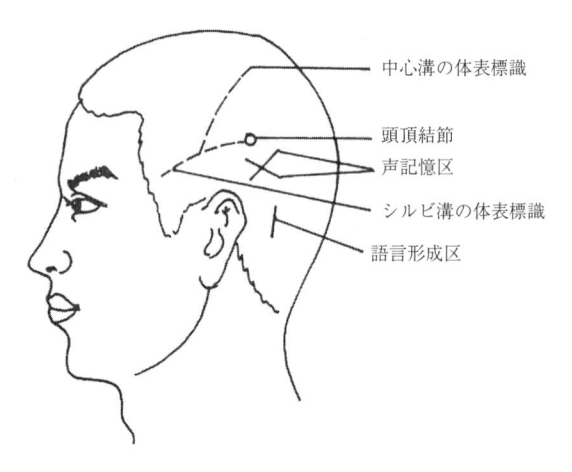

図50 声記憶区，語言形成区

(6) 語言形成区（図50）
・部位：声記憶区の下方．乳様突起の後方．3cmほど刺入する．
・主治：神経性難聴．

第6節　于致順の頭穴

　ハルピンの于致順は，刺鍼後の捻転操作や提挿操作が，頭部の軟部組織や頭蓋骨を振動させ，それによって頭蓋骨下の大脳皮質が刺激されると考えた．そして穴位によって7つの治療エリアに分けた．

(1) 頂区
・部位：百会から前頂・左神聡・右神聡への透刺，そして百会の左右1寸から前へ向けての透刺．直下には中心前回・中心後回・中心傍小葉・上頭頂小葉・下頭頂小葉の一部がある．

・主治：運動障害や知覚障害（知覚減退・知覚過敏・さまざまな痛み），大小便の障害，空間的見当識障害，失行症，脳炎後遺症，パーキンソン，自律神経失調症，鬱，躁，癲癇など．

（2）頂前区
・部位：前頂から顖会の透刺，通天から承光の透刺，正営から目窓の透刺．直下には上前頭回，中前頭回の後部がある．
・主治：運動障害，不随意運動，筋張力の変化，自律神経機能障害（肢体浮腫，皮膚温変化など），硬直状態，失書症など．

（3）額区
・部位：神庭から顖会の透刺，曲差と本神から上へ向けて透刺．直下には前頭葉の前部がある．
・主治：記憶力減退，無表情で鈍い，自制できない，注意力散漫，知能障害，人格変化，快楽を追求して怒りっぽいなどの精神症状に使うが，時間・地点・人物の見当識障害，睡眠障害，前頭葉性運動失調，三叉神経第1枝痛，動悸・発汗・胃の不快感，潮熱など自律神経の乱れによる症状，鬱，躁，癲癇など．

（4）枕区
・部位：強間から脳戸の透刺，その横1寸から下へ向けて透刺．直下には後頭葉がある．
・主治：視力障害と眼疾患に使用される．

（5）枕下区
・部位：脳戸から風府の透刺，玉枕から天柱の透刺．直下には小脳がある．
・主治：主に小脳疾患を治療する．幻視，半盲，皮質盲などの視覚機能障

害．大後頭神経痛や小後頭神経痛など．

(6) 顳区
- 部位：頭維と承霊，ならびに両者の中間を下へ向けて1.5寸刺入する．直下には側頭葉の上側頭回，中側頭回がある．
- 主治：さまざまな言語障害，聴覚障害，眩暈，嗅覚味覚障害，片頭痛などに使用する．

(7) 項区
- 部位：風府と風池，ならびに両者の中間．直下には延髄がある．
- 主治：嚥下困難，水を飲むとむせる，嗄声などを主とする球麻痺，ならびに言語障害などに使われる．心肺疾患，自律神経失調症，頚椎症，椎骨－脳底動脈の血液供給不足．

第7節　頭鍼の新穴

　頭鍼の臨床治療が増えるにつれ，多くの鍼灸治療者が自分の体験に基づいて，多くの新治療区を提案した．それは臨床的にも効果があり，使用されてもいるので，新たな知識として掲載する．

(1) 安神区（図51）
- 部位：眉間から上へ向けて引いた2cmの線．
- 主治：精神安定．

(2) 精神情感区（図51）
- 部位：眉頭の直上で，前髪際の上2cmを刺入点とし，上へ向けて4cm沿皮刺．

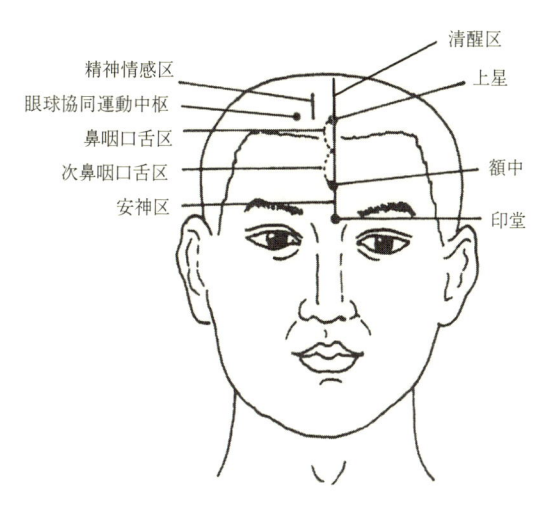

図51 前頭部の新治療区

・主治：精神や情緒の障害，癲癇の小発作．

(3) 鼻咽口舌区（図51）
・部位：前髪際正中で，神庭穴から前後正中線に沿って上下に2cmずつ．
・主治：呼吸疾患．

(4) 次鼻咽口舌区（図51）
・部位：鼻咽口舌区の下2cm．
・主治：眩暈に悪心，嘔吐，食欲不振を伴うとき（器質性疾患を除く）．

(5) 清醒区（図51）
・部位：前頭部の正中で，前髪際から2cm入った部位を刺入点とし，後ろへ向けて6cm沿皮刺．
・主治：意識をはっきりさせる．

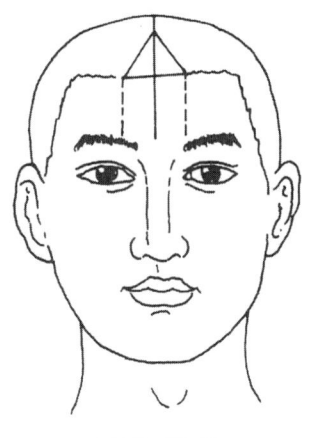

図52 頭三角

(6) 眼球協同運動中枢 (図51)
・部位：前髪際を2cm入り，正中線の傍ら2cm．
・主治：眼筋麻痺．

(7) 頭三角 (図52)
・部位：内眥の直上で，髪際（伏臓の上焦部に当たる）を取穴する．この両点間の長さを一辺とし，髪際正中から上へ向けて測ると（伏象の頭部に当たる），プレグマの前2～3cmで二等辺三角形ができる．その3点を刺入点として，1cmずつ上向きに沿皮刺する．
・主治：不眠．

(8) 強壮区 (図53)
・部位：百会穴から正中線に沿わせて，前後に3cmずつ刺入する．
・主治：ノイローゼ．

(9) 制狂区 (図53)
・部位：外後頭隆起（脳戸穴）を刺入点とし，35度角で第2頸椎棘突起

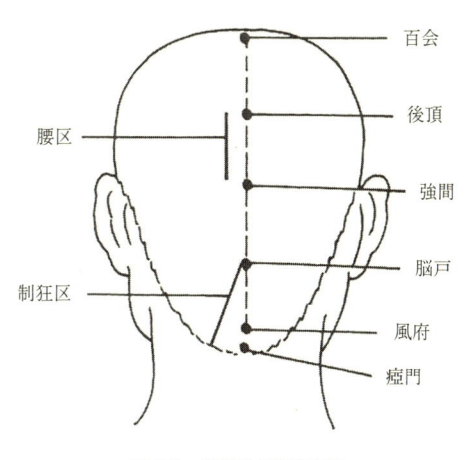

図53 後頭部の新治療区

へ沿皮刺する．
・主治：精神や情緒障害．

(10) 腰区（図53）
・部位：外後頭隆起の上4cm，視区の傍ら1.5cm．
・主治：腰痛．

(11) 唖穴
・部位：風池の上0.4寸．
・主治：仮性球麻痺．

(12) 天谷八陣穴
・部位：百会を中心に，その左右1寸，2寸，3寸の半径で，円形に8本ずつ等間隔で刺入する．
・主治：鬱病．

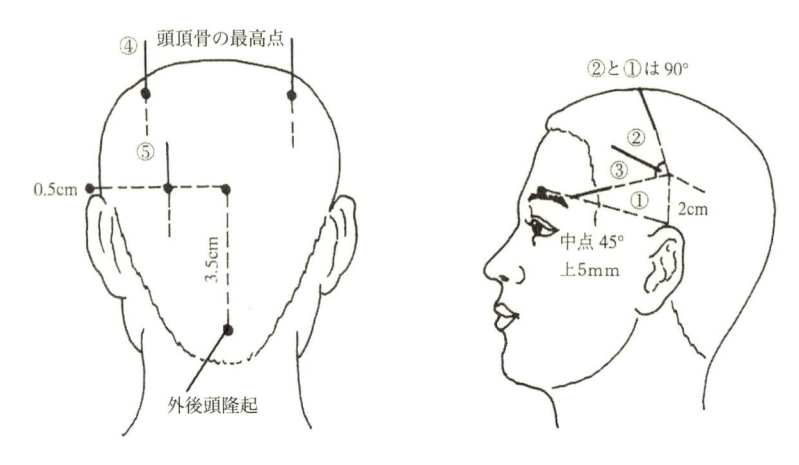

図54 治聾五穴

(13) 益脳十六穴

- 部位：患者を座らせて益脳十六穴を取る．①顖門前三鍼—前髪際の上1寸で，中央ならびに正中線の横1.5寸．3本を下へ向けて0.5〜0.8寸刺入する．②枕骨後三鍼—脳戸の下0.5寸，ならびに正中線の横1.5寸．3本を下へ向けて0.5〜0.8寸刺入する．③頭顳左三鍼—頭部の左側で，角孫の上2寸．これを挟んで水平に両側1.5寸．3本を下へ向けて0.5〜0.8寸刺入する．④頭顳右三鍼—頭部の右側で，角孫の上2寸．これを挟んで水平に両側1.5寸．3本を下へ向けて0.5〜0.8寸刺入する．⑤巓頂四神穴——百会の前後左右1.5寸．すべて百会へ向けて0.5〜0.8寸刺入する．以上は平補平瀉して30分留鍼し，10回を1クールとして，各クールは2日空ける．
- 主治：小児の脳性麻痺，脳性発育不全，老人性認知症，脳卒中後遺症，大脳の乏血．

(14) 治聾五穴（図54）

- 部位：①1号穴—眉弓と耳尖を繋ぐ線の中点から上5mmを取る．この点

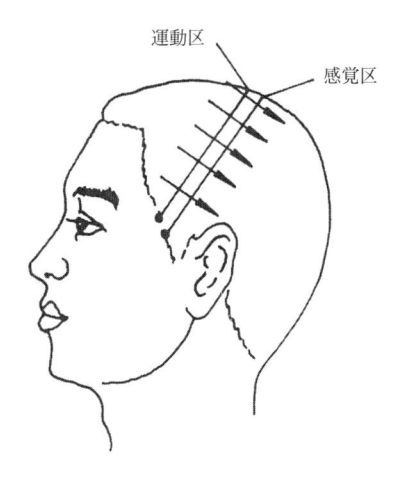

図 55　運動区から感覚区への透刺

から眉弓－耳尖ラインと45度角を成すように2cm刺入する（鍼尖が耳尖直上2cmに達する）．②2号穴―1号穴の鍼尖到達点で，1号穴ラインと直角を成す線の2cm上から刺入し，1号穴の鍼尖到達点まで刺入する．③3号穴―1号穴の鍼尖到達点で1〜2号穴ラインの角度を2等分する線で，1号穴の鍼尖到達点から2cm刺入離れた点．1号穴の鍼尖到達点まで刺入する．④4号穴―頭頂骨の最高点から下へ向けて2cm刺入する．⑤5号穴―耳尖上5mmから外後頭隆起上3.5cmを繋ぎ，その線の中点を刺鍼点として，下へ向けて2cm刺入する．

・主治：神経性難聴．

(15) 運動区透感覚区五鍼（図55）

・部位：焦氏運動区ラインと直角に，運動区から感覚区まで，上から順に等間隔で5本刺入する．
・主治：片麻痺．

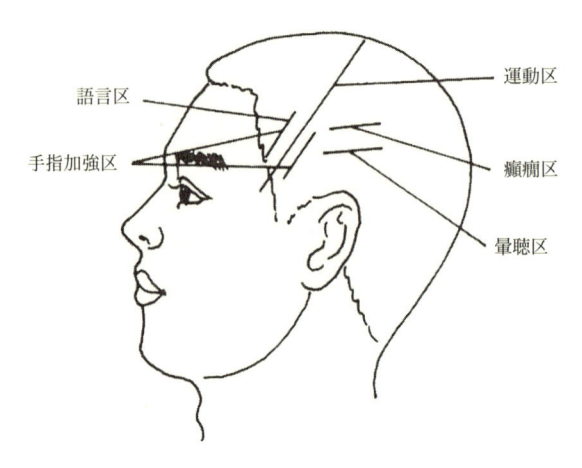

図 56　側頭部の新治療区

(16) 失算区（図 55）

・部位：焦氏感覚区上点の 3cm 後ろから，前後正中線と 60 度角で 5cm 刺入する．
・主治：小児の脳性麻痺（数字や記号の識別能力が劣るもの）．

(17) 情感区（図 55）

・部位：焦氏運動区の 1.5cm 前にある平行線．
・主治：精神症状．

(18) 癲癇区（図 56）

・部位：暈聴区を上に 1cm 平行移動したライン．
・主治：癲癇．

(19) 手指加強区（図 56）

・部位：頂顳前斜線の下 2/5（手や指の皮質運動区に当たる）を挟んで両側 1〜1.5 寸．

・主治：脳由来の麻痺，なかなか手指の細かな動きが回復しない．

(20) 語言区（ブローカの中枢）（図56）
・部位：下前頭回の後方．額五鍼の第1鍼．
・主治：うまく言葉で表現できない失語．

第8節　湯頌延の頭穴

　湯頌延頭穴は上海の湯頌延が，額と髪際部にも耳鍼のように全身の縮図が存在すると考え，全身疾患を治療するようになったものである．彼の頭鍼体系は「陰陽点」を中心に区分している．陰陽点から前半分を陰とし，身体の前面が頭皮に投影されている．また陰陽点から後半分を陽とし，身体の背面が頭皮に投影されるとした（図57）．
　穴位を特定するためには，次の点や線，面を把握する必要がある．
①前後正中線：印堂から頭頂を通り，外後頭隆起下縁までのライン．

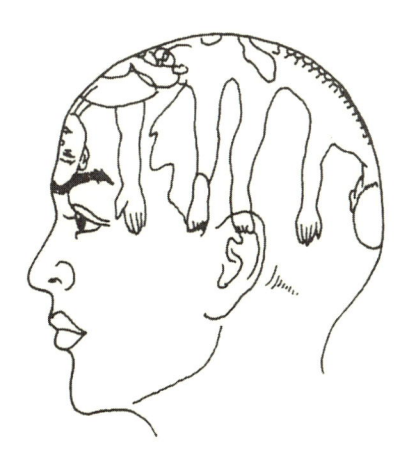

図57　湯氏頭穴のイメージ

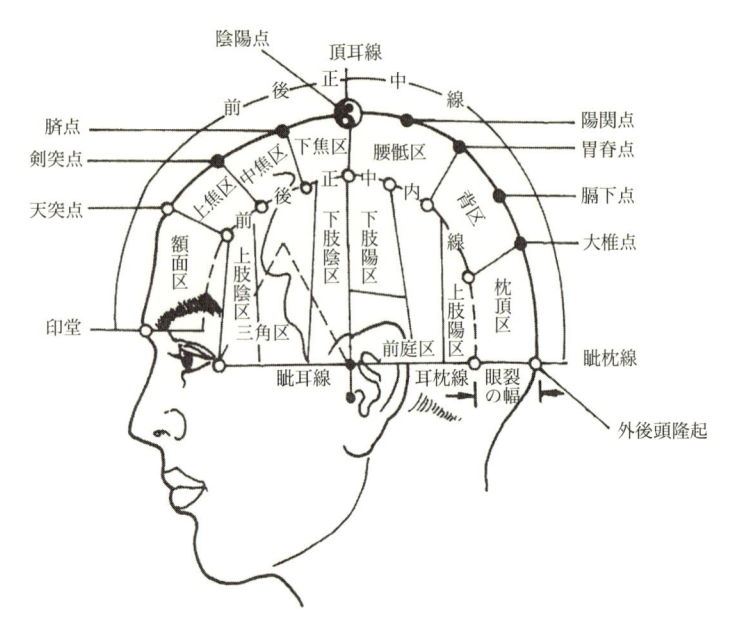

図58 湯氏頭穴の分区図

②前後正中内線：前後正中線から眼裂（眼窩の横幅）ほど離れた平行線．
③頂耳線：陰陽点と耳珠を繋ぐライン．
④眥枕線：外眥（外眼角）と外後頭隆起下縁を繋ぐライン．頂耳線によって眥耳線と耳枕線に分けられる．
⑤陰陽点：前後正中線の中点．
⑥陰陽内点：前後正中内線と頂耳線の交点．
⑦印堂内点：眥耳線と平行な印堂を通る線で，前後正中内線との交点．
⑧枕外隆凸内点：眥耳線上で，外後頭隆起下縁から眼裂ほど離れた平行線．
⑨陰陽両面：頂耳線を境界とし，前頭部を陰，後頭部を陽とする．

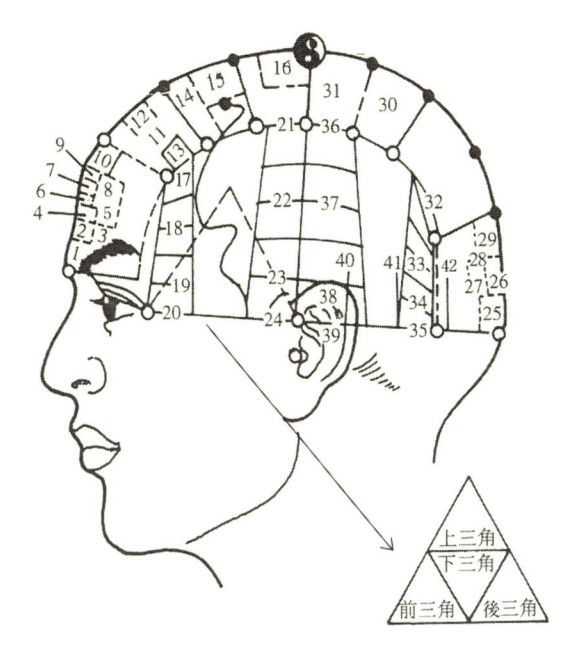

第9章　諸氏の頭鍼システムと補助治療

図59　湯氏頭穴の基本点線図2
＊本文中の数字が図の穴位となる．

(1) 陰面点, 線, 区

A．天突点：神庭穴．

B．天突内点：神庭と外後頭隆起下縁を結ぶ線，これと前後正中内線との交点．

C．剣突点：天突点と陰陽点を繋ぐ線の前1/3点．

D．剣突内点：天突内点と陰陽内点を繋ぐ線の前1/3点．

E．臍点：天突点と陰陽点を繋ぐ線の後1/3点．

F．臍内点：天突内点と陰陽内点を繋ぐ線の後1/3点．

G．額面区：印堂，印堂内点，天突内点，天突点で囲まれた部分．上から下へ5等分し，10の区に分ける．

　1.頂前区：5等分の最下段．正中線から水平に1/3眼裂までのエリア．

171

（ここでの「正中線」とは，前後正中線のこと．「正中線から水平に1/3眼裂まで」とは，頂前区の前後正中線から遠いエリア境界線の縦線が，前後正中線から水平に1/3眼裂ほど離れていること．以下同様）

2. 額区：5等分の下から2段目．正中線から水平に1/4眼裂までのエリア．

3. 顳区：5等分の下から2段目．正中線から水平に1/2眼裂までのエリア．額区の外側．

4. 眼区：5等分の下から3段目の下半分．正中線から水平に1/4眼裂までのエリア．

5. 耳区：5等分の下から3段目の下半分．正中線から水平に1/2眼裂までのエリア．眼区の外側．

6. 鼻区：5等分の下から3段目の上半分．正中線から水平に1/6眼裂までのエリア．

7. 口唇区：5等分の上から2段目の下半分．正中線から水平に1/6眼裂までのエリア．

8. 咽喉区：5等分の上から2段目の上半分．正中線から水平に1/6眼裂までのエリア．

9. 面区：鼻区・口唇区・咽喉区の外側で，正中線から水平に1/2眼裂までのエリア．

10. 頚前区：5等分の最上段．正中線から水平に1/3眼裂までのエリア．

H．上焦区：天突点・天突内点・剣突内点・剣突点で囲まれた区域．3つに分かれる．

11. 肺・支気管区：心区と腋区を除いたエリア．

12. 心区：上焦区の中段1/3．心臓が左にあるため，左側は正中から水平に1/4眼裂までのエリア．右側は正中から水平に1/2眼裂までのエリア．

13. 腋区：上焦区の中段1/3．前後正中内線から水平に1/4眼裂までの

エリア.

I.中焦区:剣突点・剣突内点・臍点・臍内点で囲まれた区域.
　14.肝胆区:中焦区の前 1/3. 正中線から 1 眼裂までのエリア.
　15.脾胃区:中焦区の後ろ 1/3. 正中線から 1/2 眼裂までのエリア.

J.下焦区:臍点・臍内点・陰陽内点・陰陽点で囲まれたエリア.
　16.泌殖区(泌尿生殖区):下焦区の後ろ 2/3. 正中線から 1/2 眼裂までのエリア.

K.上肢陰区:天突内点・前後正中内線で上焦区境界線の前 2/3・眥枕線の前 1/3・外眥(外眼角)に囲まれたエリア. 上から下に 5 等分し, 6 本の線(4 本の等分線, そして両端の前後正中内線と眥枕線)がある. その線が治療ラインとなる.
　17.肩陰線:最上段の前後正中内線. 肩陰とは肩前面である.
　18.肘陰線:上から 3 本目の線. 肘陰とは肘屈側である.
　19.腕陰線:上から 5 本目の線. 腕陰とは手首屈側である.
　20.指掌線:最下段の眥耳線. 外眥から眥耳線の前 1/3 等分. 指掌とは指屈側と手掌.

L.下肢陰区:前後正中内線の下焦区境界線の後ろから 3/4・陰陽内点・頂耳線と眥枕線の交点・眥耳線の後ろ 1/3 等分で囲まれたエリア. やはり上から下に 5 等分し, 6 本の線(4 本の等分線, そして両端の前後正中内線と眥枕線)があり, その線が治療ラインとなる.
　21.股陰線:最上段の前後正中内線. 股陰とは大腿内側である.
　22.膝陰線:上から 3 本目の線. 膝陰とは膝内側である.
　23.踝陰線:上から 5 本目の線. 踝陰とは内踝部である.
　24.趾底線:最下段の眥耳線. 耳珠から眥耳線の後ろ 1/3 等分. 趾底とは足趾屈側と土踏まず.

M.三角区:眥耳線を一辺とする上を頂点とした正三角形. さらに各辺の中点を繋いで内部に逆正三角形を作り, それぞれ上三角・下三角・前三角・後三角の 4 三角形にする.

a. 上三角：歯や顔の疾患を主治する．

b. 下三角：精神や知能の疾患を主治する．

c. 前三角：手指や手掌の疾患を主治する．

d. 後三角：足趾や足底の疾患を主治する．

(2) 陽面点，線，区

N．胃脊点：前後正中線上で，陰陽点と外後頭隆起下縁を繋ぐラインの前1/3等分点．胃脊とは第12胸椎棘突起である．

O．胃脊内点：前後正中内線上で，陰陽内点と枕外隆凸内点を繋ぐラインの前1/3点．

P．大椎点：前後正中線上で，陰陽点と外後頭隆起下縁を繋ぐラインの後ろ1/3等分点．

Q．大椎内点：前後正中内線上で，陰陽内点と枕外隆凸内点を繋ぐラインの後ろ1/3点．

R．陽関点：前後正中線上で，陰陽点と胃脊点を繋ぐラインの中点．陽関とは腰陽関．

S．陽関内点：前後正中内線上で，陰陽内点と胃脊内点を繋ぐラインの中点．

T．膈下点：前後正中内線上で，胃脊点と大椎点を繋ぐラインの中点．

U．枕項区：外後頭隆起下縁・枕外隆凸内点・大椎内点・大椎点で囲まれたエリア．上から下へ3等分し，5つの区がある．

25. 頂後区：3等分の下1/3．正中線から水平に1/3眼裂までのエリア．

26. 睛明区：3等分の中1/3で，その下2/3．正中線から水平に1/4眼裂までのエリア．

27. 枕区：3等分の中1/3で，その下2/3．正中線から水平に1/2眼裂までのエリア．睛明区の外側．

28. 語智区：3等分の中1/3で，その上1/3．正中線から水平に1/2眼裂までのエリア．語智とは言語や知能を表す．

29. 項後区：3等分の上1/3．正中線から水平に1/3眼裂までのエリア．

V．背区：大椎点・大椎内点・胃脊内点・胃脊点で囲まれたエリア．胸椎1～12を含む．

W．腰骶区：胃脊点・胃脊内点・陰陽点・陰陽内点で囲まれたエリア．2つの区がある．

30. 腰区：後ろ半分．正中線から1眼裂までのエリア．

31. 骶区（仙骨区）：前半分．正中線から1眼裂までのエリア．

X．上肢陽区：前後正中内線の背区で下から3/4点・大椎内点・耳枕線の後ろ1/3点・耳枕線の中点で囲まれたエリア．上から下へ5等分し，6本の直線ができる．

32. 肩陽線：最上段の前後正中内線．背区境界線の下から3/4点と大椎内点を繋ぐライン．肩陽とは肩部の後面．

33. 肘陽線：上から3本目の線．肘陽とは肘の伸側である．

34. 腕陽線：上から5本目の線．腕陽とは手首の背側である．

35. 指背線：最下段の耳枕線．指背とは指の伸側と手背である．

Y．下肢陽区：陰陽内点・陽関内点・耳枕線の前1/3等分点・頂耳線と眦枕線の交点に囲まれたエリア．上から下へ5等分し，6本の線ができる．

36. 股陽線：最上段の線で，前後正中内線である．股陽とは大腿外側である．

37. 膝陽線：上から3本目の線．膝陽とは膝外側である．

38. 踝陽線：上から5本目の線．踝陽とは外踝部である．

39. 趾背線：最下段の線で，耳枕線である．趾背とは足趾伸側と足背．

Z．前庭区：下肢陽区の下2/5のエリア．バランスを調節する．前庭とは前庭神経である．

&．静線・風線・血線：耳枕線を4等分し，それぞれ3つの等分点から上に向けて，頂耳線と平行な垂線を引き，それが語智区に達するまでのライン．

40. 静線：前1/4点から上へ引いたライン．精神を落ち着ける効果（鎮驚安神）がある．

41. 風線：中点から上へ引いたライン．外邪を追い出す効果（祛風解表）がある．

42. 血線：後ろ1/4点から上へ引いたライン．血液を循環させる効果（活血化瘀）がある．

第9節　後頭骨全息法頭穴

後頭骨頭穴療法は，後頭骨に全身の縮図があるとする理論に基づいた治療法である．日本の坂本哲康が『後頭骨療法』で，脊柱を後頭骨に配列している．

・部位：後頭骨の外後頭隆起下縁を第2線，上縁を第1線，第2線の下を第3線とした．3本のラインは，それぞれ一横指ずつ離れている．診察には第2線を使う．

後頭骨第2線は，後頭骨下縁を取る．外後頭隆起下縁を終点，両側の乳様突起を起点とし，左右に7つの後頭骨反射区を取るが，各点は一横指ずつ離れている．臓腑は上下に①心・②肺・③胃・④脾・⑤腎・⑥肝・⑦生殖区（前立腺・子宮）と並んでいる．この配列は，後頭骨ラインに人体が横たわっているようになる（図60）．

・主治：①後頭骨点1―臓腑は心・体幹は頭と頚．②後頭骨点2―臓腑は肺・体幹は胸と肩．③後頭骨点3―臓腑は胃・体幹は腹．④後頭骨点4―臓腑は脾・体幹は上肢．⑤後頭骨点―臓腑は腎・体幹は腰．⑥後頭骨点6―臓腑は肝・体幹は下肢．⑦後頭骨点7―臓腑は生殖区・体幹は前立腺と子宮．

※これは中国の項鍼穴と非常によく似ている．指圧する．

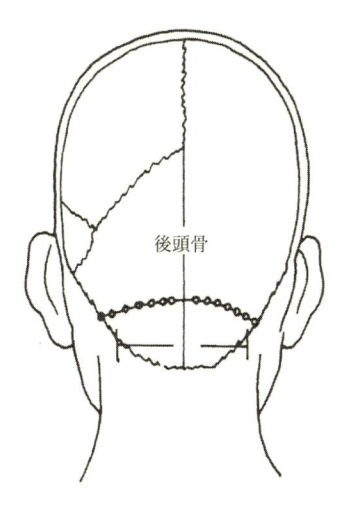

図60　枕骨全息療法穴

第10節　項鍼穴

この治療法は上海で流行してきた．上記のアレンジと思われる．

(1) 頚鍼

前頚部で，足陽明胃経から人迎，水突，気舎を取って叢刺鍼法する．各穴へ3～5本の毫鍼を0.2～0.3寸に浅刺し，30～60分置鍼して穴位周囲を赤く充血させる．
・主治：心臓血管障害，高血圧，気管炎，喘息，肺疾患，自律神経の乱れ，ノイローゼ，更年期障害．

(2) 温通督陽法

督脈の風府，瘂門，下脳戸（後頭骨下の正中陥凹中），風池を取り，1.5～2.5インチの銀製の毫鍼を1寸ぐらいの深さにゆっくり刺入する．得気

があればよい．直刺か少し下に向けて刺入する．そのあと鍼柄にナツメ大のモグサを付けて燃やす．鍼の長さや患者の感受性によっても違うが，灸頭鍼で温かいが火傷しないか，火傷しても我慢できる程度の熱さとし，温熱が周囲や深部の組織に拡散するようにして5～9壮続けて燃やす．この方法は督脈穴を主にしており，温度によって体内の陽気を通らせようというものなので，この名がある．

・主治：脳卒中の後遺症，球麻痺，脳振盪，水銀中毒，一酸化炭素中毒，有機リン中毒などの後遺症，脳炎，日本脳炎の後遺症，片頭痛，難治性の頭痛，白血球減少症，血小板減少症，視神経萎縮，網膜剥離，ガラス体混濁，声帯麻痺，慢性咽頭炎，喉頭炎，扁桃炎，ヒステリー，神経衰弱，神経性の嘔吐，拒食症，アナフィラキシー結腸炎，内臓疾患など．

(3) 項叢刺

A：全部で15点あるが，その位置を次に記す．

項部正中の三穴で，風府，瘂門，下脳戸の3穴と，風府穴から完骨穴までを頭蓋骨下縁に沿って6等分し，それぞれの点を1つの穴位とする．そうすると風府の傍らから完骨までの6穴×2で12穴と，正中の3穴を加えて15穴できる（図61）．

①**瘂門**：後正中線で，後髪際を0.5寸入る陥凹．
②**風府**：後正中線で，後髪際を1寸入る陥凹．
③**下脳戸**：後正中線で，外後頭隆起下方．風府の上1寸．

・刺法：下脳戸は少し下に向けて斜刺するが，ほかの穴位はすべて皮膚と垂直に刺入し，得気があれば20～30分留鍼する．

これは頭蓋骨下縁の13点に下脳戸と瘂門を加えた頭項穴である．

B：全部で27点ある．

下脳戸，風府，瘂門，風池，そして下脳戸，風府，瘂門の両側0.5寸を加え，3穴＋両風池2＋3穴×2で11点となる．さらに第4～7頸椎の

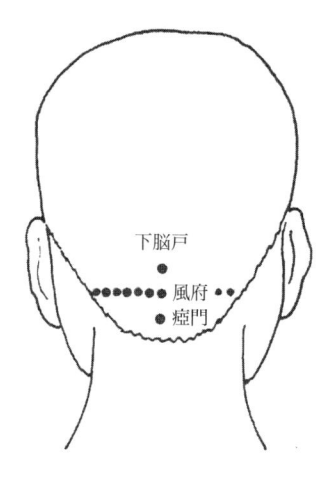

図61　項鍼穴

夾脊穴（正中線の傍ら0.5寸）と第二線（正中線の傍ら1寸）を加え，左右で4列あるから4×4で16の刺激点がある．合計すればBグループには27の刺激点がある．毫鍼と皮膚が垂直になるよう刺入し，孔雀が羽を広げたように刺鍼する．20〜40分留鍼するが，一般に30分置鍼する．

　これはA法の頭蓋骨下縁を減らし，頚部の鍼を加えている．

・主治：片麻痺，脳障害の後遺症，癲癇，震顫麻痺，高血圧，片頭痛，ノイローゼ，アレルギー性喘息，鼻炎，咽喉の疾患，インフルエンザ，不眠，関節炎，泌尿器系統の疾患，耳目や瞼の疾患，頚椎症，上肢や上背部の疾患．

※注意事項
1) 頚部の穴位は延髄に近いので慎重に操作し，単刺だけにする．
2) 温通督陽法は，陰虚陽亢でモグサに敏感なものには壮数を少なくしたり使わない．陽虚陰盛でモグサに鈍感なものには壮数を多くして大きいモグサを使う．モグサが燃え出したら引き続き施灸し，熱量が終始一定温

度を保つようにする．30分ほど一定温度を保てば優れた効果がある．

第11節　山元敏勝の頭穴

　山元敏勝の頭鍼は，大脳の中心溝を境界線に，前を運動区，後ろを感覚区とし，神庭穴を中心に，両側へ向けて刺入する．つまりＡ・Ｂ・Ｃ・Ｄ・Ｅ点を主な刺激点とし，さらにＤ点領域を運動区域と感覚区域に分ける（図62）．それらを一緒にしてＹＮＳＡ基礎点とか山元新頭鍼療法（YAMAMOTO New Scalp Acupuncture）と呼ぶ．

(1) 治療点の取穴法

　各疾患部位と関係する前頭部の穴位を圧迫すると，健側に較べて圧痛が強いと患者が感じ，局部に硬結があったりする．中枢性片麻痺では，健側に圧痛点が現れる．急性期では，圧迫した痕が陥没することが多い．前頭部にまったく異常点が触れられなければ，後頭部を探すとよい．またテ

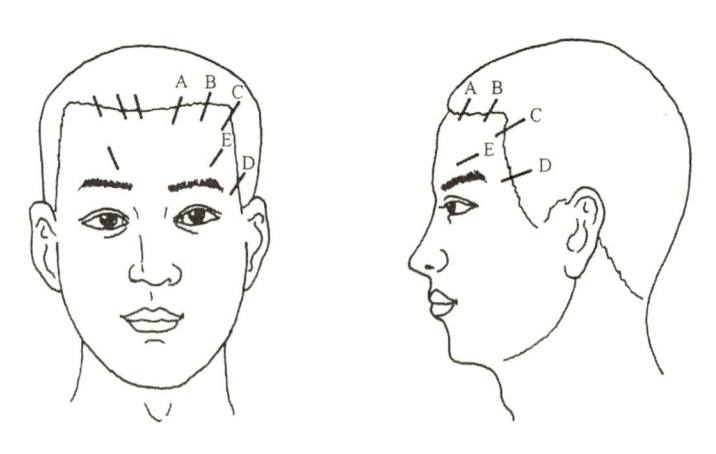

図62　山元敏勝の頭穴

中線

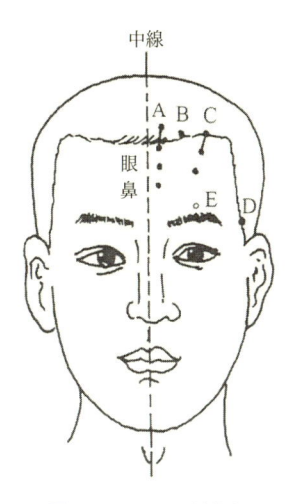

眼
鼻

図63 YNSA基礎点

スターや比電計などで異常点を探してもよいが，頭部は通電性がよく，穴位かどうか判断しづらい．どうしても器具を使いたければ低電圧で探索する．こうした治療点は，中枢性の疾患ならば対側に出現することが多いが，やはり健側と反対側である．しかし末梢性の疾患ならば，患側から治療点を探すことが多い．

(2) YNSA基礎点の部位と主治（図63）

①A点
- 部位：眉頭の垂直線が前髪際と交わるところ，前頭筋の内側で，正中線の傍ら1cm．この点は頸椎や後頭部と関係する．後方へ向けて頭皮に2〜3cm刺入する．
- 主治：頸や後頸部，後頭部の疾患，頸性眩暈，頸椎が原因する肩の怠さ，五十肩，手指の痺れなど．

②B点
- 部位：眉中点の垂直線が前髪際と交わるところ，A点の外側1cm．この

点は肩と関係する．後方へ向けて頭皮に 2 〜 3cm 刺入する．
- 主治：肩の疾患，頚腕症候群，肩の怠さ，胸部や上腹部圧迫感など．

③C点
- 部位：眉中点から外側に 30 度角で上がる直線が，前髪際と交わる交点，髪際の下 5mm に五指穴がある．この点は肩甲関節部や上肢の関節部と関係がある．
- 主治：肩甲部や上肢の疾病．五十肩，上肢痛，手指の痺れ．

④D点
- 部位：眉尻と水平で，側髪際との交点．側頭筋内にある．これがC点方向に 5mm 上がると膝関節穴があり，その下 1cm に五趾穴がある．この点は腰部と関係があり，腰椎すべてと下肢に影響する．
- 主治：腰や下肢の疾患．腰全体や下肢痛，下肢の痺れなど．

⑤E点
- 部位：眉中点の直上で，眉との交点．刺鍼すると，鍼感が喉頭部から胸腔へ走る．喉頭や胸全体と関係する．
- 主治：胸部の疾患．喉頭痛，胸部痛，胸内の苦悶（心臓痛を含む），咳嗽（風邪，気管支炎，気管支喘息など）．

(3) 穴位の細分

1) A点を細分化すれば，頚椎 C_1 〜 C_7 となる（図 64）．
2) D点は次に述べるY点を除き，腰椎 L_1 〜 L_5 に細分化されて尾骨まで至る（図 65）．
3) E点は胸椎 Th_1 〜 Th_{12}（図 66）と細分化できるが，これらは運動器官と関係する．
4) このほかD点は十二臓腑に細分化され，Y点と命名される．これらY点の 12 点は，穴位というだけでなく，十二経絡とも関係する．

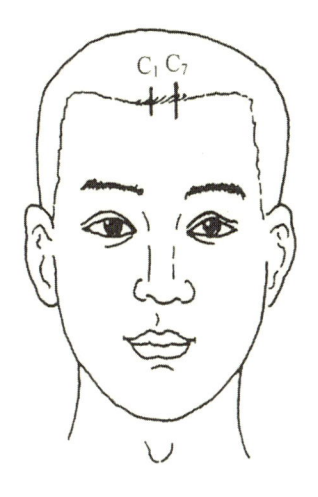

第9章 諸氏の頭鍼システムと補助治療

図64 A点を細分化,頚椎 $C_1 \sim C_7$

図66 E点を細分化,胸椎 $Th_1 \sim Th_{12}$

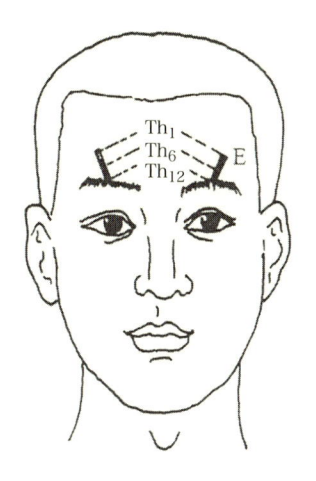

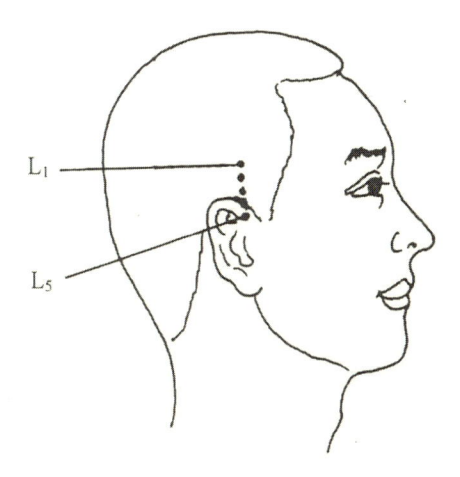

図65 D点を細分化,腰椎 $L_1 \sim L_5$

第12節　靳三鍼

①智三鍼：神庭，本神（図67）．知能低下，精神障害などを主治する．
②四神鍼：前頂，後頂，絡却（図68）．Aは知恵遅れ，脳性麻痺，自閉症，多動症，眩暈．Bは癲癇，不眠，健忘などを主治する．
③脳三鍼：脳戸，脳空（図69）．小脳性運動失調，中枢性視力障害，眼底疾患などを主治する．

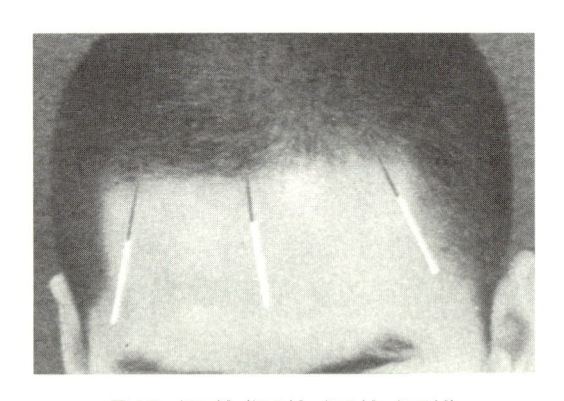

図67　智三鍼（智Ⅰ鍼，智Ⅱ鍼，智Ⅲ鍼）

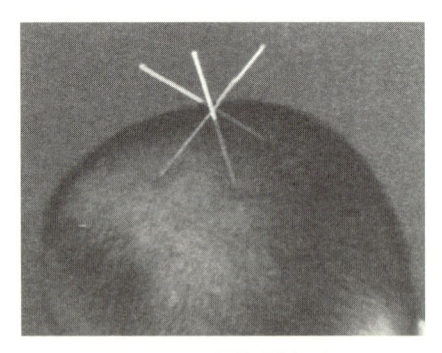

図68A　四神鍼（鍼向1）

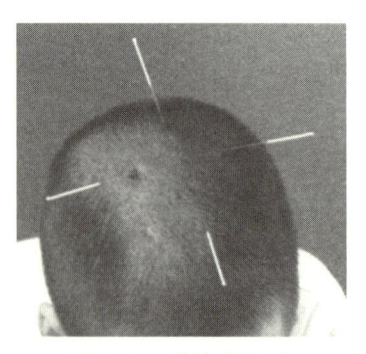

図68B　四神鍼（鍼向2）

④**顳三鍼**：耳尖直上2寸．これを中点として水平に前後1寸．計3本（図70）．脳血管障害，脳性半身不随や口眼歪斜，耳鳴，片頭痛，パーキンソン，脳萎縮，老人性認知症などを主治する．
⑤**暈痛鍼**：四神鍼，太陽，印堂．眩暈や頭痛，片頭痛などを主治する．
⑥**定神鍼**：印堂の上0.5寸．陽白の上0.5寸（図71）．集中力，斜視，前頭痛，眼球震顫，眩暈，視力低下などを主治する．

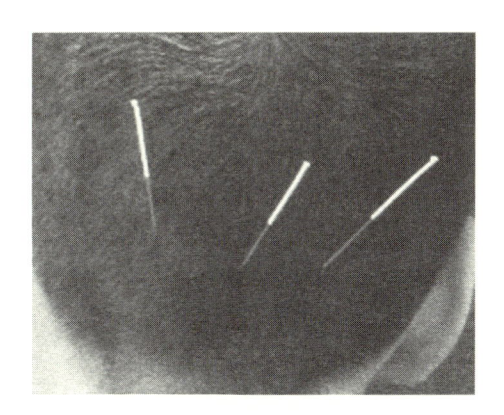

図69 脳三鍼

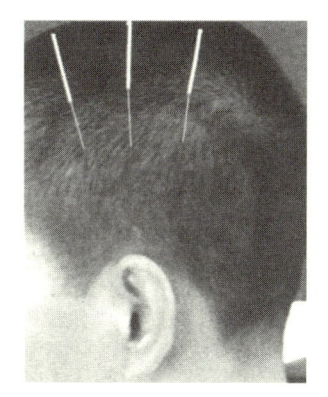

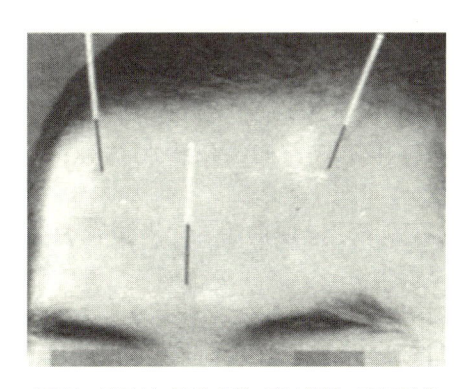

図70 顳三鍼

図71 定神鍼（定神Ⅰ鍼，定神Ⅱ鍼，定神Ⅲ鍼）

第13節　夾脊鍼療法

　夾脊鍼療法は，夾脊穴に刺鍼して全身の疾病を治療する．適応範囲が広く，呼吸，循環，消化，泌尿生殖器系統の疾患に対して，優れた治療効果がある．もともと華佗夾脊穴が発端だが，頚夾脊穴が追加された．頭鍼に項鍼，夾脊鍼，手足の体鍼を併用すると効果がある．

(1) 部位と主治

　脊椎棘突起下の両側にあり，頚椎，胸椎，腰椎，仙椎の4段に別れる（図72）．

①**頚夾脊**

　第5・6・7頚椎棘突起の下から両側0.5寸にあり，一側に3穴，両側で6穴ある．頚部や上肢の疾患を主治し，頚部や肩関節の痛み，肩関節周囲炎，上肢の痺れや麻痺，痛みなどに効果がある．

②**胸夾脊**

　胸夾脊穴1～12は，第1～12胸椎棘突起の下から両側0.5寸にあり，一側に12穴，両側で24穴ある．胸夾脊穴1～3は，気喘（息切れ），咳嗽，胸痛など，上肢と肩甲骨，胸部疾患を主治する．胸夾脊4～6は胸部疾患を主治する．胸夾脊7～8は，胸悶（胸苦しさ），シャックリ，泛酸（胃液が込み上げる）など，胸部と上腹部の疾患を主治する．胸夾脊9～12は，肝区の痛みや脇肋痛，胃痛，嘔吐，胆道仙痛，胆道寄生虫症による痛みなど，中腹部や下腹部の疾患を主治する．

③**腰夾脊**

　腰夾脊穴1～5は，第1～5腰椎棘突起の下から両側0.5寸にあり，一側に5穴，両側で10穴ある．腰1，胸11，胸12は，腹痛，腹脹，腸癒着，虫垂炎，腸炎，下痢，大腿付着部の痛みなど，腹部の疾患を主治する．腰2～5は，下肢の痛みや足に力が入らない，運動麻痺や腰痛など，

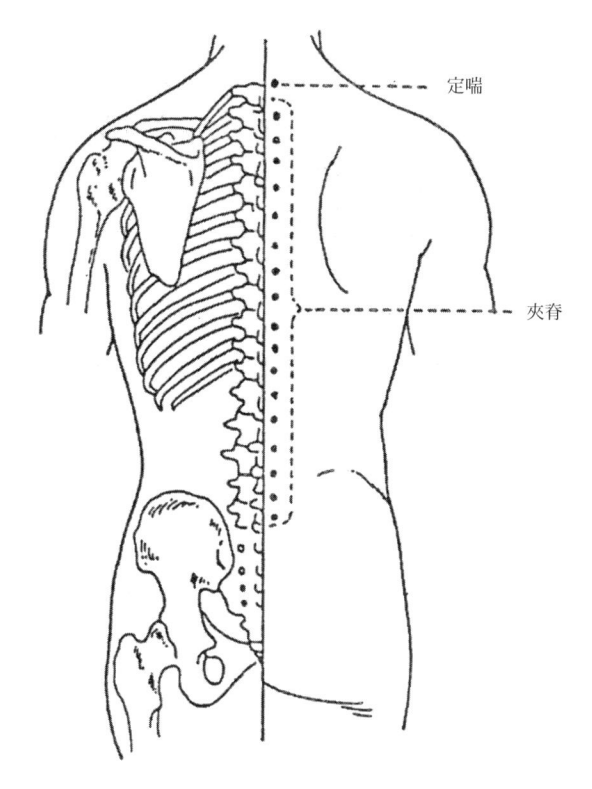

図72 夾脊穴

腹部と下肢の疾患を主治する．
④骶夾脊
　骶夾脊穴は，第1仙椎棘突起の下から両側0.5寸にある．仙椎の夾脊鍼は，インポテンツ，遺精，遺尿（おねしょ），脱肛，子宮脱，生理痛，無月経症，生理不順，下肢麻痺，運動麻痺など，生殖泌尿系統を主治する．

(2) 取穴原則

A．対症取穴：疾病の症状と穴位の主治に基づいて，それぞれ疾病に対応した穴位を取る．仮に下痢や腹痛ならば，胸11と12，腰1を取る．

B．圧痛点取穴：圧痛点を調べる．圧痛点と取穴は対応しているので，その脊椎分節から選穴する．

(3) 操作方法

患者をうつ伏せに寝かせ，消毒したあと1.5～2インチの毫鍼を使い，棘突起から一横指ほど離れた部位に直刺する．筋肉がなければ5mmほどしか入らないが，厚ければ75mmも刺入できる．直下の椎弓に当たる．30～40分ほど留鍼する．椎弓間へ入ることもあるが，ほかの深度に揃える．

・主治
① 呼吸器系：胸椎1～5の夾脊穴．
② 循環器系：胸椎5～8の夾脊穴．
③ 消化器系：胸椎5～12の夾脊穴．
④ 神経系：頸椎4～6，胸椎6～8の夾脊穴．
⑤ 運動系統：上肢は頸椎5～7と胸椎1～3の夾脊穴．下肢は腰椎1～5の夾脊穴．
⑥ 代謝系統：胸椎8～9と腰椎1～4の夾脊穴．
⑦ 内分泌系統：頸椎4～6と胸椎3～5の夾脊穴．
⑧ 五官の疾患：頸椎4～6の夾脊穴．
⑨ 泌尿生殖系統：腰椎1～5と仙椎1の夾脊穴．
⑩ 産婦人科の乳汁の分泌：胸椎6～7の夾脊穴．

以上の夾脊穴には，名前の付けられたものもある．

① **頸膨大区**
・部位：頸4～胸1の棘突起傍ら1.5cm．
・主治：上肢麻痺．

② **腰膨大区**
・部位：胸10～腰4の棘突起傍ら5cm．刺入方向は脊柱と平行．
・主治：下肢麻痺．

※備考
1) 華佗夾脊穴には，棘突起下の傍ら0.5寸と棘突起傍ら0.5寸の両説がある．第4胸椎までは棘突起下で，それ以下は棘突起傍らが深く入り，腰椎からは棘突起下の傍らが深く入る．
2) 腰の夾脊穴は，棘突起間の傍ら0.5寸でなく，傍ら1寸という説もある．

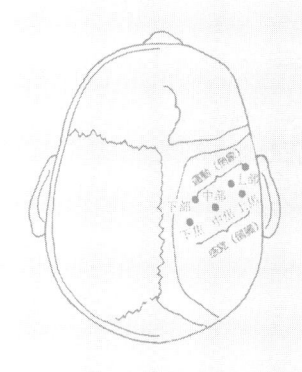

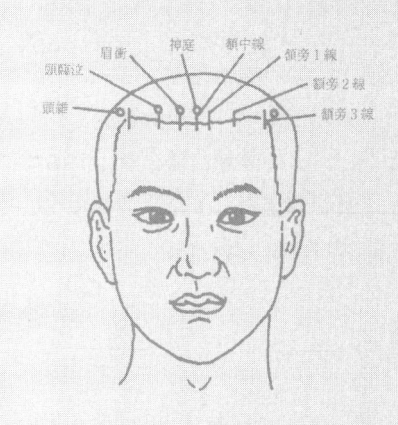

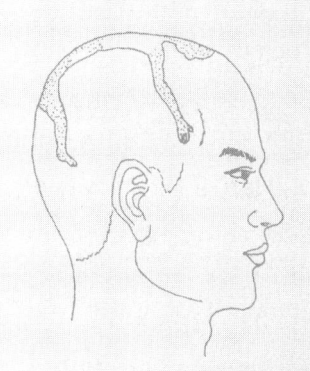

第10章

135病の治療法

*本章に記載されている○付数字は見出しの番号ではなく，以下のように諸氏の頭鍼処方に対応するものである。

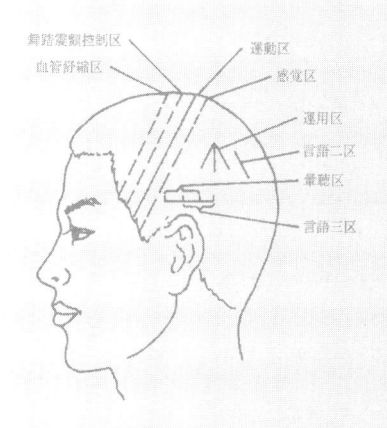

①焦氏
②方氏
③国際
④朱氏
⑤湯氏
⑥于氏
⑦一般
⑧併用
⑨伝統
⑩我流
※体鍼

頭鍼は体鍼と併用することで効果が倍増する．そこで，併用したほうがよい体鍼治療を※印で加えた．これは処方例なので，実際の治療では，臨機応変にアレンジさせる必要がある．自分で治療法を組み立てる参考としてほしい．

第1節　内科疾患

1. 風邪

①焦氏：両側胸腔区，感覚区の上2/5．
　1.5寸の毫鍼を沿皮刺し，鍼を帽状腱膜下層へ刺入したら，200回/分の捻転を30秒～1分続けるか，200回/分の連続波に繋ぐ．30分留鍼して，留鍼中は10分ごとに捻転する．1～3日治療する．
②方氏：伏象頭部，伏臓上焦．大椎と風門を配穴する．
　直刺か斜刺で骨膜層へ刺入し，得気があれば捻転提挿の瀉法する．30分留鍼し，留鍼中は1～3回運鍼する．毎日1回治療し，1～3日治療する．
③国際：額中線，両側の額旁1線．
　両ラインとも上から下へ1寸透刺し，各鍼を抽気法にて1～3分操作する．30分留鍼し，留鍼中は10～15分ごとに運鍼する．1～3日治療する．
※体鍼の併用では，風池へ2寸鍼を少し下へ向けて直刺するとよい．

2. 日本脳炎の後遺症

①焦氏1：失語や顔麻痺，嚥下障害には対側運動区の下2/5．
　感覚性失語には言語区を加える．肢体麻痺には対側の運動区と感覚区の上1/5と中2/5，運用区を取る．聴覚障害には暈聴区を取る．興奮型精神

異常には舞踏震顫控制区を取る．失明や斜視に視区を取る．

　頭皮と15度角で沿皮刺し，200回/分の捻転を30秒〜1分続けるか，200回/分の連続波に繋ぐ．30分留鍼して，留鍼中は10分ごとに捻転する．また障害のある部分にも透刺して留鍼する．

①'焦氏2：片麻痺には対側運動区の上1/5と中2/5．失語や嗄声には両側運動区の下1/5，言語二区，言語三区．痴呆には瘂門の下1寸，両側運動区の下2/5．痙攣や角弓反張には両側の舞踏震顫控制区．癲癇様発作には舞踏震顫控制区の下2/5．

　毫鍼を0.5〜0.8寸横刺し，数秒捻転したらパルスに繋ぎ，鍼柄が少し動く程度に160〜200回/分の連続波で通電する．体鍼も併用し，毎日1回治療する．10回を1クールとし，5日空けて第2クールの治療をする．

③国際：人格変化には頂中線，四神鍼．肢体の運動障害には頂顳前斜線，頂旁1線，頂旁2線．肢体の知覚障害には頂顳後斜線．言語障害には顳前線と言語二区と言語三区．知能障害には四神鍼と益智区．感情異常には額中線，額旁1線．視覚障害には枕上旁線．癲癇には額中線．また体穴も併用する．

　毫鍼を刺入して得気したら，200〜300回/分の連続波で30〜60分通電する．10回を1クールとし，各クール間は10日空ける．大泉門が閉じてない小児は，大泉門へ刺鍼しない．1歳以下の小児には頭鍼しない．
※麻痺した手足には，30号か10番鍼で，麻痺した筋肉を透刺する．

3．おたふく風邪

①焦氏：両側感覚区の下2/5．

　鍼を帽状腱膜下層へ1寸ほど刺入したら，200回/分の捻転を30秒〜1分続けるか，200回/分の連続波に繋ぐ．30分留鍼して，留鍼中は10分ごとに捻転する．毎日1回治療して7回を1クールとする．

③国際：額中線，両側頂顳後斜線の下2/5．

額中線は上から下へ1寸透刺するが，高熱ならば上下で対刺する．抽気法によって1～3分運鍼し，30分留鍼して，留鍼中は10分ごとに運鍼する．毎日1回治療して10回を1クールとする．
※角孫へ平頭火鍼を当てる．

4. 細菌性赤痢

①焦氏：両側の胃区．

1.5寸の毫鍼を1寸ほど刺入する．左右同時に200回/分の捻転を30秒～1分続けるか，疎密波パルスに繋いで15～30分通電する．1～2時間留鍼して，留鍼中は10～15分ごとに捻転する．毎日1回治療して7回を1クールとする．

③国際：両側の額旁2線．

頭臨泣から下へ1寸透刺し，抽気法で1～3分運鍼する．運鍼時，患者は深呼吸し，腹を凹ませて肛門を引き上げる動作をする．1～2時間留鍼し，留鍼中3～4回運鍼する．毎日1回治療して7回を1クールとする．

④朱氏：額旁2帯，額頂帯の後ろ1/3．

小刻みな提挿瀉法する．運鍼時，患者は吸気したあと息を止め，手で腹部を圧したあと何回か腹式呼吸する．4時間留鍼する．毎日1回治療する．
※腰部の夾脊穴へも刺鍼する．

5. 気管支炎

①焦氏：両側の胸腔区．

鍼を帽状腱膜下層へ刺入したら，150～200回/分で，急性なら大きく，慢性には小刻みに30秒～1分捻転し，30分留鍼する．留鍼中は1～2回運鍼する．急性なら毎日1回，慢性では隔日に1回治療し，10回を1クールとして，クール間は3～5日空ける．

②方氏：伏臓上焦，伏象背部，倒臓上焦．

　直刺して骨膜に達し，得気すれば捻転して30分〜1時間留鍼する．留鍼中は15分ごとに捻転する．治療クールは上と同じ．

③国際：両側の額旁1線．急性なら額中線，慢性では額旁2線と額旁3線を加える．すべて両側を取る．

　すべて上から下へ透刺する．急性発作には上下対刺法する．鍼を帽状腱膜下層へ刺入したら，抽気法を使って1〜3分運鍼し，1〜2時間留鍼して，留鍼中は2〜3回運鍼する．治療クールは上と同じ．

※大椎，膏肓，至陽へ火鍼する．白く焼いた火鍼を3mmほど入れる．

6．気管支喘息

①焦氏：両側の胸腔区．

　1.5寸の毫鍼を帽状腱膜下層へ刺入したら，200回/分の捻転を30秒〜1分続けて30分留鍼し，留鍼中5〜10分ごとに運鍼する．または疎密波に繋いで30分通電する．毎日1回治療して10回を1クールとする．

③国際：額旁1線，額中線．

　いずれも上から下へ透刺し，抽気法で1〜3分運鍼する．患者の症状が緩解したら1〜2時間留鍼する．急性期には毎日1回，慢性期なら隔日に1回治療して，10回を1クールとする．

※大椎，膏肓，至陽へ火鍼する．白く焼いた火鍼を3mmほど入れる．

7．狭心症

①焦氏：両側の胸腔区．高血圧があれば血管舒縮区を加える．

　鍼を帽状腱膜下層へ刺入したら，200回/分で30秒〜1分捻転し，30分留鍼して，留鍼中は10分ごとに運鍼する．または疎密波パルスに繋いで30分通電する．毎日か隔日に1回治療し，10回を1クールとして，

クール間は3～5日空ける．
②方氏：倒臓下焦，伏臓上焦と中焦．配穴は伏象心部，倒象中部，呼循．

　直刺して骨膜に鍼尖を到達させる．胸痛発作では痛みが治まるまで小刻みな提挿瀉法する．緩解期なら得気があればよく，捻転せずに30分留鍼する．毎日1回治療して10回を1クールとし，クール間は2日空ける．
③国際：両側の額旁1線．高血圧には頂中線を加える．

　眉衝から下へ1寸透刺するが，胸痛がひどければ上下対刺してもよい．抽気法を使い，穏やかに1～3分操作して痛みを和らげる．30分留鍼して10分ごとに運鍼する．毎日か隔日に1回治療し，10回を1クールとして，クール間は3～5日空ける．
※両内関へも刺鍼する．

8. 不整脈

①焦氏：両側の胸腔区．

　1.5寸の毫鍼を帽状腱膜下層へ刺入したら，200回/分の平補平瀉で30秒～1分捻転を続ける．30～60分留鍼し，留鍼中に5～10分ごとに運鍼する．または疎密波パルスに繋いで30分通電する．隔日1回治療して10回を1クールとする．
③国際：額旁1線．

　2寸の毫鍼を両側額旁1線に，上から下へ1.5寸刺入する．そしてパルスに繋いで，少しピクピクする程度に通電する．
※両内関へも刺鍼する．

9. 高血圧

①焦氏：両側の血管舒縮区．

　1.5寸の毫鍼を帽状腱膜下層へ刺入したら，200回/分で30秒～1分捻

転し，30〜60分留鍼して，留鍼中に5〜10分ごとに運鍼する．または疎密波パルスに繋いで30分通電する．毎日か隔日1回治療して10回を1クールとし，クール間は3〜5日空ける．2〜3クール治療する．
②方氏：伏象頭部，伏臓上焦．呼循を配穴する．

直刺し，骨膜に達して得気があれば，小刻みな提挿瀉法で2〜3分運鍼し，30〜60分留鍼して，留鍼中に1〜2回運鍼する．毎日か隔日1回治療して10回を1クールとし，クール間は3〜5日空ける．
③国際：頂中線．頭暈や耳鳴には顳後線，心悸や不眠には額旁1線，四肢の痺れには頂顳後斜線を加える．すべて両側を取る．

頂中線は前頂から百会へ透刺し，穏やかな抽気法する．1〜3分運鍼し，30〜60分留鍼して，留鍼中に1〜2回運鍼する．毎日か隔日1回治療して10回を1クールとし，クール間は3〜5日空ける．
※後頸部へも刺鍼して，肩凝りを解消する．

10. 本態性低血圧

①焦氏：両側の暈聴区，四神鍼．

1.5寸の毫鍼を帽状腱膜下層へ刺入したら，200回/分で30秒〜1分捻転し，30〜60分留鍼して，留鍼中に5〜10分ごとに運鍼する．または疎密波パルスに繋いで30分通電する．毎日か隔日1回治療して10回を1クールとし，クール間は3〜5日空ける．
③国際：額中線の後ろ1/3，額中線．

額中線の後ろ1/3は前から後ろへ刺入し，額中線は上から下へ刺入する．抽気法で運鍼し，15分ごとに5〜10分運鍼して，24時間留鍼する．毎日1回治療して7〜10回を1クールとする．
※やはり後頸部の刺鍼を併用する．

11. レイノー病

①焦氏：両側の対応部位の感覚区，両側の足運感区．

　鍼を帽状腱膜下層へ1〜1.5寸刺入したら，200回/分の小刻みな捻転を1〜3分続ける．30分留鍼して，留鍼中5〜10分ごとに運鍼する．または150〜200回/分の連続波で20〜30分通電する．毎日1回治療して10回を1クールとする．

②方氏：手指の病変は，伏臓上焦，伏象手部．足趾の病変は，伏臓下焦，伏象足部．

　直刺して骨膜まで達したら，小刻みに捻転する．30分留鍼し，留鍼中に2〜3回運鍼する．毎日1回治療して10回を1クールとする．

③国際：両手指は，頂顳後斜線の中2/5，頂旁2線．両足趾は，頂顳後斜線の上1/5，頂旁1線．すべて両側を取る．

　頂顳後斜線は接力透刺し，頂旁1線と頂旁2線は前から後ろへ1.5寸刺入する．抽気法で1〜3分運鍼し，30〜60分留鍼して，留鍼中に2〜3回運鍼する．毎日1回治療して10回を1クールとする．

※手足の刺鍼も加えたほうがいい．

12. シャックリ

①焦氏：両側の胸腔区と胃区．

　1.5寸の毫鍼を帽状腱膜下層に上から下へ1寸刺入したら，200回/分の捻転を1〜2分続けたあと30分留鍼し，留鍼中は5〜10分ごとに運鍼する．または疎密波パルスに繋いで30分通電する．毎日1回治療して5回を1クールとする．

②方氏：伏象の頭部と頚部．倒臓上焦．

　直刺して骨膜まで達したら，小刻みに捻転して1〜2時間留鍼するか，患者の症状が治まるまで留鍼する．留鍼中は間欠的に2〜3回運鍼する．

毎日1回治療して5回を1クールとする．
③国際：両側の額旁1線，額旁2線，頂中線．
　どちらも上から下へ1寸透刺する．頂中線は前頂から百会に透刺する．抽気法で1～3分運鍼し，1～2時間留鍼して，留鍼中に2～3回運鍼する．毎日1回治療して5回を1クールとする．
※前頚部の横隔神経部分へも刺鍼したほうがよい．そして通電する．

13．胃炎

①焦氏：両側の胃区．
　1.5寸の毫鍼を帽状腱膜下層に上から下へ1寸刺入し，200回／分で30～60秒捻転を続け，できるだけ上腹部へ鍼感が達するようにしたら30分留鍼する．留鍼中は5～10分ごとに運鍼する．または疎密波パルスに繋いで30分通電する．毎日1回治療して7回を1クールとする．急性なら1クールで治るが，慢性は2～3クール治療しなければならない．
②方氏：伏臓中焦，倒臓下焦．
　直刺か斜刺で刺入し，骨膜に達して得気したら捻転する．30分留鍼し，留鍼中1～2回運鍼する．毎日1回治療して7回を1クールとする．
③国際：両側の額旁2線．
　頭臨泣から下へ向けて1寸透刺し，帽状腱膜下層へ斜刺したら，抽気法を使って1～3分運鍼する．30分留鍼し，留鍼中1～2回運鍼する．毎日1回治療して7回を1クールとする．
※背部下方の夾脊穴へも刺鍼する．

14．胃十二指腸潰瘍

①焦氏：両側の胃区と感覚区の上1/5．
　鍼を帽状腱膜下層へ1寸斜刺したら，200回／分で1～3分捻転を続け，

30分留鍼し，留鍼中5～10分ごとに運鍼する．または150～200回/分の連続波パルスに繋いで，15～30分通電する．毎日1回治療して10回を1クールとし，各クール間は5～7日空ける．症状が緩解すれば隔日に1回治療してもよい．

②方氏：両側の伏臓中焦と倒臓下焦．背中まで痛ければ，伏象の上背と中背を加える．

直刺か斜刺で骨膜まで到達させ，得気すれば小刻みに捻転して30分留鍼し，留鍼中1～3回運鍼する．毎日か隔日1回治療し，10回を1クールとして，各クール間は5～7日空ける．

③国際：両側の額旁2線，額頂帯の中1/3．

額旁2線は上から下へ1寸刺入する．腹痛がひどければ上下対刺する．額頂帯の中1/3は，前から後ろへ1本刺入し，その鍼の両側0.5寸へも平行に刺入する．そして帽状腱膜下層へ刺入したら，抽気法で1～3分運鍼し，30分留鍼して，留鍼中1～3回運鍼する．毎日1回治療して10回を1クールとし，各クール間は5～7日空ける．

※背部下方の夾脊穴へも刺鍼する．

15．胃下垂

①焦氏：両側の胃区．

鍼を帽状腱膜下層へ刺入したら，両手同時に200回/分の捻転で30～60秒運鍼し，30分留鍼する．留鍼中は5～10分ごとに運鍼し，3回運鍼したら抜鍼する．または150～200回/分の連続波パルスに繋いで30分通電する．毎日1回治療して12回を1クールとし，各クール間は3～5日空ける．

②方氏：伏象中焦と伏臓中焦．

直刺して骨膜まで刺入したら，小刻みに提插して30分留鍼し，留鍼中は2～3回運鍼する．毎日1回治療して12回を1クールとし，各クール

間は 3 〜 5 日空ける．
③国際：両側の額旁 2 線，頂中線．

　額旁 2 線は，頭臨泣の直下 1 寸から刺入し，上へ向けて 1 寸刺入する．頂中線は百会から前頂へ透刺する．鍼を帽状腱膜下層へ刺入したら，抽気法を使い，各鍼を 1 〜 3 分運鍼し，30 〜 60 分留鍼して，留鍼中は 1 〜 3 回運鍼する．毎日 1 回治療して 12 回を 1 クールとし，各クール間は 3 〜 5 日空ける．
※背部下方の夾脊穴へも刺鍼する．また胃へ太い鍼を刺して，回旋させる．

16. 潰瘍性結腸炎

①焦氏：両側の足運感区と生殖区．

　1.5 寸の毫鍼を帽状腱膜下層へ刺入したら，200 回／分の捻転で 30 〜 60 秒運鍼し，30 分留鍼して，留鍼中は 10 分ごとに運鍼する．または 150 〜 200 回／分の連続波パルスに繋いで 30 分通電する．毎日 1 回治療して 10 回を 1 クールとし，各クール間は 3 〜 5 日空ける．
②方氏：伏臓下焦．

　直刺して骨膜まで刺入し，得気したら小刻みに提插して 30 分留鍼する．留鍼中は 1 〜 3 回運鍼する．毎日 1 回治療して 10 回を 1 クールとし，各クール間は 3 〜 5 日空ける．
③国際：額旁 2 線，頂中線．悪寒発熱は額中線，五更泄は額旁 3 線，感情により下痢すれば額旁 2 線の左側を重点に加える．

　前頭部では上から下へ刺入し，頂中線は前から後ろへ刺入する．急性ならば上下対刺する．五更泄は，頂中線を後ろから前に透刺する．感情によって症状が現れれば 1 〜 3 分ほど抽気法する．慢性には 30 〜 60 秒の進気法する．運鍼したあと急性では 1 〜 2 時間留鍼して，留鍼中に 2 〜 3 回運鍼する．慢性では 30 〜 60 分ほど留鍼するだけで運鍼しない．慢性では肛門を縮める動きをさせる．急性では毎日 1 〜 2 回治療して，3 〜 5 回を

1クールとする．慢性なら隔日1回で10回を1クールとし，各クール間は5～7日空ける．
※大腰筋刺鍼を加える．

17．便秘

①焦氏：感覚区の上1/5，足運感区．

　圧痛点を探して，そこから鍼を上から下に帽状腱膜下層へ1寸ほど刺入したら，左右の鍼を同時に200回/分の捻転で30～60秒運鍼し，できるだけ上腹部に鍼感を至らせる．30分留鍼して，留鍼中は5～10分ごとに運鍼する．または疎密波パルスに繋いで30分通電する．毎日1回治療して7回を1クールとする．

②方氏：伏臓下焦，伏臓中焦．

　直刺して鍼を骨膜まで到達させ，得気があれば小刻みに捻転したあと30分留鍼する．毎日1回治療し，7回を1クールとする．

③国際：額頂帯の後ろ1/2，額旁1帯，額旁2帯．

　額頂帯の後ろ1/2は，前から後ろへ1本刺し，この鍼の両側1cmにも平行に1本ずつ刺入する．額旁1帯と額旁2帯は，上から下へ2本の鍼を平行に並刺する．鍼を帽状腱膜下層へ刺入したら，抽気法を使って1分運鍼し，30～60分留鍼する．毎日1回治療し，7回を1クールとする．

※やはり大腰筋刺鍼を加えると効果がよい．

18．バセドウ病

①焦氏：怒りっぽくてイライラすれば肝胆区．心悸や不眠には胸腔区．すぐ空腹になって多食し，痩せていて元気がなければ胃区．眼球突出には視区．生理不順やインポテンツには生殖区と足運感区．すべて両側を取る．

　鍼を帽状腱膜下層へ1～1.5寸刺入したら，200回/分の捻転で30～

60秒運鍼し，30分留鍼して，留鍼中は5～10分ごとに運鍼する．または150～200回/分の連続波パルスに繋いで30分通電する．毎日1回治療して12回を1クールとし，各クール間は7日空ける．
③国際：心悸や不眠には額旁1線．感情変化が激しければ額中線．空腹になりやすくて多食すれば額旁2線．眼球突出には枕上旁線．生理不順やインポテンツには額旁3線．すべて両側を取る．

　前頭部は上から下へ1寸透刺する．枕上旁線は上から下へ1.5寸透刺する．抽気法により30～60秒運鍼し，30分留鍼して，留鍼中に2～3回運鍼する．毎日1回治療して12回を1クールとし，各クール間は7日空ける．
※眼球突出には，天柱の上0.5寸にある上天柱を深刺してもよい．また甲状腺への囲刺も行う．

19. 不眠

③国際：額中線，顳後線．心脾両虚には頂中線，胃腑不和には額旁2線，陰虚火旺には枕上旁線，肝火上擾には額旁3線を加える．

　心脾両虚や陰虚火旺には進気法，胃腑不和や肝火上擾には抽気法を使い，30～60秒運鍼し，30分留鍼して，留鍼中に1回運鍼する．毎日1回治療して6回を1クールとする．
※後頚部の安眠，風池，天柱を加える．四神鍼を加える．

20. 神経衰弱

①焦氏：感覚区を主穴とし，症状に基づいて暈聴区，胃区，胸腔区，生殖区，足運感区などを加える．

　鍼を帽状腱膜下層へ1～1.5寸刺入したら，180度角以内の捻転幅，120～200回/分で30～60秒運鍼し，30～60分留鍼する．必要によって留

鍼時間を延長してよい．または疎密波パルスに繋いで30分通電する．毎日か隔日に1回治療して10～15回を1クールとし，各クール間は5～7日空ける．

②方氏：伏象頭部，伏臓上焦．思維，信号，記憶，λ縫合交点を加える．

刺鍼して骨膜層へ達したら，わずかに捻鍼して30～60分留鍼する．留鍼中は3回運鍼する．毎日1回治療して10回を1クールとし，各クール間は3～5日空ける．

③国際：額中線，頂中線．症状によって額旁1線，額旁2線，額旁3線，頂顳後斜線，顳後線を加える．

額中線は神庭から下へ1寸，頂中線は百会から前頂へ透刺する．頂顳後斜線は百会から曲鬢へ透刺，顳後線は率谷から曲鬢へ透刺，額旁1線，額旁2線，額旁3線は上から下へ1寸刺入する．鍼を帽状腱膜下層へ刺入したら，進気法を使って1～3分運鍼するが，そのとき患者は雑念を取り去って，意識を臍下へ集中させ，腹式呼吸する．30～60分留鍼するが，必要によって留鍼時間を延長してよい．隔日に1回治療して10回を1クールとし，各クール間は5～7日空ける．

※四神鍼を加え，後頚部から背部の夾脊穴へ軽く刺鍼する．

21．鬱病

③国際：額中線，額旁2線，頂中線，枕上正中線，顳前線，顳後線．

ラインに刺入したら，100回/分で捻転する．あるいは30回/分以下の連続波で，30分通電する．毎日1回，1週間に5回治療する．

⑦一般：印堂，百会．

対刺で1寸刺入し，80～90回/分の連続波で1時間留鍼する．毎日1回治療して，30回を1クールとする．

※背中と頚の夾脊穴へ留鍼するとよい．

22. 統合失調症

②方氏：伏象，伏臓，倒象，倒臓の頭部，思維，信号を加える．

　刺鍼して骨膜層へ達し，得気したら捻鍼して30分留鍼する．毎日1回治療して，15回を1クールとし，各クール間は3～5日空ける．

③国際：額中線，額旁1線，額旁2線，額旁3線，頂中線，頂顳後斜線の下2/5．

　額中線は，前髪際の下0.5寸に切皮し，上へ向けて神庭まで平刺する．額旁1線，額旁2線，額旁3線は，上から下へ1寸透刺する．頂中線は前頂から百会へ透刺する．頂顳後斜線は曲鬢から百会に向けて透刺する．鍼を帽状腱膜下層へ刺入して，抽気法を使って1～3分運鍼し，2～4時間留鍼して，留鍼中2～3回運鍼する．毎日1回治療して，15回を1クールとし，各クール間は3～5日空ける．パルスなら疎密波で30分通電する．
※やはり後頸部と背部の夾脊穴へも刺鍼する．

23. 癲癇

①焦氏：情感区，感覚区．

　鍼を帽状腱膜下層へ刺入したら，200回/分で1～3分運鍼して30分留鍼し，留鍼中に2回捻転する．または150～200回/分の連続波パルスに繋いで30分通電する．毎日1回治療して15回を1クールとし，各クール間は7日空ける．

②方氏：両側の伏象頭部，倒臓上焦，信号．

　刺鍼して骨膜層へ達し，捻転して得気すれば30分留鍼する．重症なら1～3時間，あるいはもっと長く留鍼してもよい．毎日1回治療して，15回を1クールとし，各クール間は5～7日空ける．

③国際：額中線，頂中線，頂旁1線，枕上正中線．

　額中線は上下対刺する．つまりラインの1寸を0.5寸ずつ向かい合わせ

に刺入する．頂中線は，前頂から百会へ透刺する．頂旁1線は，通天から前へ1.5寸刺入する．枕上正中線は，強間から脳戸へ透刺する．抽気法によって1～3分運鍼し，30分留鍼して，留鍼中に2回運鍼する．毎日1回治療して15回を1クールとし，各クール間は7日空ける．
※脳波を調べ，異常な部分を取って電気鍼してもよい．7歳以下の児童に効果がある．

24. あがり症

⑦一般：百会．

1.2寸に平刺する．患者の状況によって補法か瀉法を選ぶ．試験の前に症状が起きれば30分留鍼する．予防なら試験前日の夜に，順経の補法で刺鍼して8時間留鍼する．
※四神鍼を加えてもよい．

25. 脳動脈硬化性認知症

①焦氏：両側の言語二区，暈聴区．

鍼が帽状腱膜下層へ達したらラインに沿って刺入し，200回/分で3～5分捻転したあと抜鍼する．または疎密波で30分通電する．毎日1回治療して10回を1クールとし，各クール間は3～5日空ける．
②方氏：伏象，伏臓，倒象，倒臓の頭部．思維，説話，記憶，書写，信号を加える．両側を取る．

刺鍼して骨膜層へ達し，捻転して得気すれば30分留鍼する．留鍼中は5～10分ごとに捻転する．毎日1回治療して10回を1クールとし，各クール間は3～5日空ける．
③国際：額中線，頂中線．状況によって額旁1線，額旁2線，額旁3線，顳後線，頂顳前斜線と頂顳後斜線の下2/5などを配穴する．

前頭部は上から下へ1寸刺入する．頂中線は前頂から百会へ透刺する．顳後線は率谷から曲鬢へ透刺する．頂顳前斜線と頂顳後斜線の下2/5は，上から下へ1寸透刺する．鍼を帽状腱膜下層へ刺入したら，実証なら抽気法，虚証なら進気法で1〜3分運鍼し，1〜2時間留鍼して，10〜15分ごとに運鍼する．毎日1回治療して10回を1クールとし，3〜5日空けて第2クールを続ける．

※鍼していることを忘れない程度ならば，後頚部の夾脊穴へも刺鍼したほうがよい．天柱，風池，安眠も加える．アルツハイマー型は効果がない．

26. 頭痛

①焦氏：感覚区の下2/5．一側なら対側を，両側なら両側を取る．後頭痛には感覚区の上1/5．

　鍼を帽状腱膜下層へ刺入したら，虚証なら捻転補法，実証なら捻転瀉法で200回/分の運鍼を1分続け，15〜30分留鍼して，留鍼中は5分ごとに捻転する．毎日1回治療して10回を1クールとする．

②方氏：伏象頭部，伏臓上焦．思維，信号，記憶などを配穴する．

　刺鍼して骨膜層へ達し，捻転して得気すれば30分留鍼する．留鍼中に1回捻転する．毎日1回治療して10回を1クールとし，各クール間は3〜5日空ける．

③国際：片頭痛には顳前線と顳後線．頭頂痛には頂中線．後頭痛には枕下旁線．

　顳前線は懸釐から頷厭へ透刺，顳後線は率谷から曲鬢へ透刺する．頂中線は前頂から百会へ透刺，枕下旁線は天柱から上に向けて1.5寸刺入する．抽気法で1〜3分運鍼する．頭痛が緩解したら30〜60分留鍼する．毎日1回治療して10回を1クールとする．

※天柱，風池，安眠，完骨へ深刺し，耳尖から2cmごとに3本を前へ向けて透刺する．血管性頭痛なら，焦氏の血管舒縮区を加える．

27. 三叉神経痛

①焦氏:感覚区の下2/5.

鍼を帽状腱膜下層へ0.3～0.5寸刺入したら,100～120回/分で捻転し,2～3時間留鍼して,留鍼中に5～6回運鍼する.または600回/分の連続波で30分通電する.毎日1回治療して10回を1クールとし,各クール間は2日空ける.

②方氏:伏臓上焦の顔面部,伏象頭部,伏象で合谷に当たる部位.

直刺して骨膜層へ達して得気すれば,小刻みな捻転提挿したあと1～2時間留鍼する.留鍼中に2～3回捻転する.毎日1回治療して6回を1クールとし,各クール間は3日空ける.

③国際:頂顳後斜線の下2/3,顳後線.

頂顳後斜線は,曲鬢から百会へ向けて刺入する.顳後線は率谷から曲鬢へ透刺する.刺鍼して得気すれば抽気法で1～3分運鍼し,1～2時間,あるいは痛みが消えるまで留鍼する.毎日1回治療して6回を1クールとし,各クール間は3日空ける.

※下関あたりの三叉神経節へ刺入する方法もある.完骨の刺鍼も加える.

28. 顔面神経麻痺

①焦氏:運動区の下2/5,両側の顔面神経刺激点(耳垂下1cmで,さらに前1cm).

2寸の毫鍼を両側運動区の下2/5から帽状腱膜下層へ入れたら,ラインに沿わせて下へ1寸透刺し,200回/分で1～2分捻転したあと,2時間留鍼して1時間ごとに運鍼する.あるいは200回/分の連続波で,30分通電する.患側の顔面神経刺激点は深刺し,ゴムのような弾力性のあるものに当たれば顔面神経幹である.危険なので捻転せず,そのまま留鍼する.毎日1回治療して10回を1クールとし,各クール間は3～5日空ける.

②方氏：患側の倒象下 1/3，伏象頭部，倒臓上焦の顔面部．

　直刺か斜刺して骨膜層へ達したら 0.2～0.3 寸刺入し，得気すれば捻転して 30 分留鍼する．留鍼中に 2～3 回運鍼する．毎日 1 回治療して 10 回を 1 クールとし，各クール間は 3～5 日空ける．

③国際：顳前線，頂顳前斜線の下 2/5．

　顳前線は頷厭から懸釐へ 1 寸透刺する．頂顳前斜線の下 2/5 は後上方から前下方へ 1～1.5 寸透刺する．得気があれば抽気法で 1～3 分運鍼し，30 分留鍼して，留鍼中は 10 分毎に運鍼する．毎日 1 回治療して 10 回を 1 クールとし，各クール間は 3～5 日空ける．

29．顔面痙攣

①焦氏：対側運動区の下 2/5，対側の舞踏震顫区．

　鍼を帽状腱膜下層へ必要な長さだけ刺入したら，200 回／分で 1 分捻転したあと，40 分留鍼し，15 分ごとに運鍼する．あるいは密波で 30 分通電する．毎日 1 回治療し，12 回を 1 クールとする．

④朱氏：額中帯，左額旁 2 帯，同側の額旁 3 帯と顳前帯，頂枕帯の上 1/3，同側の顱底帯．

　頂枕帯の上 1/3 は排刺し，操作時に顱底帯の前 1/3 と中 1/3 の交点の下を揉む．額旁 2 帯は操作時に胸式呼吸させ，リラックスしたらゆっくりして複式呼吸をさせる．額旁 3 帯と額中帯，顳前帯は，操作時に下関，太陽，顔面部の痙攣点を揉み，最後に顱底帯の前 1/3 と中 1/3 の交点へ刺鍼する．すべて抽気法する．2～3 分運鍼し，2 時間留鍼する．毎日あるいは隔日 1 回治療し，10 回を 1 クールとする．

30．寝違い

③国際：頂顳後斜線の下 2/5，同側の枕下旁線．

枕下旁線は，抽気法で5分ほど間欠運鍼しながら，ゆっくりと頚を左右に動かさせる．最初は小さく，徐々に大きく動かす．効果がなければ頂顳後斜線下の2/5を加え，やはり抽気法する．1回で治らなければ，翌日も治療する．
※首の圧痛点へも刺鍼する．

31. 頚椎症

④朱氏：額頂帯の後ろ1/3．頚肩痛に頂後斜帯．頚性眩暈には額中帯，手足の運動や知覚障害には頂顳前斜帯と頂顳後斜帯を加える．

毫鍼を頭皮下へ平刺し，得気すれば小刻みに提挿瀉法する．毎日あるいは隔日1回治療して，10回を1クールとする．

⑤湯氏：陰陽点，心区，頚前区，枕項区，血線，風線．

まず陰陽点へ45度角で切皮し，鍼を帽状腱膜下層へ刺入したら，次々と穴区を取る．一区へ3本刺入し，随症加減する．上から下へ15〜45度角で刺入し，得気がなければ捻転して1〜2時間留鍼する．抜鍼は，下から上の順序で抜鍼する．隔日1回治療して，10回を1クールとし，1週間空けて第2クールを始める．
※項鍼の叢刺を併用し，三角筋へ短刺の水平刺する．

32. 頚性眩暈

①焦氏：暈聴区．

臥位にし，前から後ろへ透刺して得気があれば，強刺激の提挿捻転により眩暈が軽減したあと，患者に頭部を軽く左右に揺り動かさせ，もっとも眩暈が強くなる位置で頭を停止させ，眩暈が軽減するか消えるまで，やはり強刺激の提挿捻転する．これを3回繰り返し，どの方向へ頭を動かしても不快感がなくなれば10分留鍼する．続いて坐位でも同様に操作し，患

者の眩暈が消えれば，やはり10分ほど臥位で留鍼したあと抜鍼する．毎日1回治療し，7回を1クールとする．
※項鍼の叢刺を併用し，翳風と完骨を加える．

33. 船酔い（乗り物酔い）

①焦氏：暈聴区，腎区，百会．前頭痛があれば感覚区の下2/5，視野がぼやけるなら視区を加える．

2寸毫鍼を帽状腱膜下層へ入れたら，1～1.5寸ほど沿皮刺し，200回/分の捻転を1～3分続けたあと，30分留鍼し，5～10分ごとに運鍼する．あるいは密波で30分通電する．
②方氏：両伏臓の中焦．

刺鍼して骨膜層へ達し，得気すれば捻転したあと，症状が消えるまで30分留鍼する．留鍼中は1～3回運鍼する．
③国際：両側の顳後線，額旁2線，額旁1線を取る．視力低下は枕上旁線，頭痛には頂顳後斜線の下2/5を加える．

上から下へ透刺し，得気があれば抽気法で1～3分運鍼し，症状が消えるまで30分～14時間留鍼する．留鍼中は10～15分ごとに運鍼する．

34. 多発性神経炎

①焦氏：運動区，足運感区，頂旁2線．半身の知覚障害には対側の感覚区と足運感区，不安定歩行には平衡区，手足の震えには舞踏震顫区，自律神経機能障害には生殖区と足運感区を加える．

刺鍼したあと断続波パルスに繋ぎ，20分通電する．毎日1回治療し，10回を1クールとして，各クール間は1週間空ける．
③国際：症状によって治療ラインを選ぶ．

抽気法で1～2分運鍼し，能動または受動運動を併用する．急性期は毎

日1回で10回を1クールとし，後遺症期なら2日に1回刺鍼して5～7回を1クールとする．留鍼は長いほうがよくて24～48時間ぐらい，短くとも2時間ぐらい留鍼する．急性感染性多発性神経炎を主治する．
※やはり症状と対応する夾脊穴を加える．

第2節　外科疾患

35．脊髄損傷

①焦氏：両側の運動区と感覚区の上3/5，足運感区．
　毫鍼を帽状腱膜下層へ1～2寸刺入したら，200回/分の速度で1～3分捻転し，30～60分留鍼して，留鍼中5～10分ごとに運鍼する．毎日1回治療し，15回を1クールとして，各クール間は5～7日空ける．
③国際：両側の頂顳前斜線と頂顳後斜線の上3/5，頂中線，頂旁1線．上肢に障害があれば頂旁2線を加える．
　頂顳前斜線と頂顳後斜線の上3/5は3本を接力鍼法するか，3寸鍼で透刺する．頂中線は百会から前頂へ透刺，頂旁1線は承光から経に沿わせて後ろへ1.5寸透刺，頂旁2線は正営から経に沿わせて後ろへ1.5寸透刺する．抽気法で1～3分捻転し，1～2時間運鍼して，留鍼中10分ごとに運鍼する．毎日1回治療し，15回を1クールとして，各クール間は5～7日空ける．
※損傷した椎体の上下に電気鍼をする．

36．肩痛

③国際：対側の頂旁2線と頂顳後斜線の中1/5.
　抽気法で2分間運鍼し，30分留鍼して10分ごとに運鍼する．鍼治療と

同時に肩関節を回す．
※対側の条口や陽陵泉に刺鍼して，動かさせてもよい．そして項叢刺を併用する．さらに頚4〜胸3の夾脊穴を加える．

37．五十肩

①焦氏：健側の運動区と感覚区の中と下1/3．

　1.5〜2寸の毫鍼を運動区の中1/3へ，上から下に向けて30度角で帽状腱膜下層へ刺入し，もう1本は感覚区の中1/3の下から舞踏震顫区に向けて帽状腱膜下層を刺入する．こうして2本を×字のように1〜1.5寸刺入したら，200回/分の速度で両鍼同時に2〜3分捻転し，5〜10分留鍼して，抜鍼前にも捻転する．全部で3回運鍼したら抜鍼する．最初の5回までは毎日1回，それ以降は隔日1回治療して，7回を1クールとし，3〜5回空けて第2クールを始める．

③国際：頂顳前斜線の中1/3．

　一側なら対側，両肩なら両側を取り，穴区ラインに1寸刺入する．鍼尖を痛む肩へ向ける．だから痛みが前にあれば前へ向け，後ろにあれば後ろを向けて刺入し，肩の痛みが消えるか軽減するまで抽気法を使って運鍼する．10〜30分ごとに運鍼して1時間以上留鍼するが，長く留鍼するほどよい．隔日1回治療して，10回を1クールとする．

※挙上できなければ棘上筋へ，伸展できなければ肩甲下筋へ刺す．そして頚部と上背部の夾脊穴を加える．

38．橈骨神経損傷

①焦氏：機能障害には運動区の中2/5，知覚障害には感覚区の中2/5．

　2.5寸の毫鍼を刺激区へ入れ，帽状腱膜下層へ刺入したら200回/分で30秒捻転し，患部に刺激が伝われば，5分ごとに運鍼する．こうした操作

を3回繰り返して抜鍼する．毎日1回治療して12回を1クールとし，各クールは3日空ける．

③国際：対側の頂顳前斜線の中2/5．

　0.5寸の毫鍼を使い，頭皮に沿わせて上から下へ透刺する．接力鍼法により2本を連結させるか，1本を中心に両側0.5cmも加えて斉刺する．得気したら200回/分の連続波パルスに繋ぎ，患者が耐えられる強さで30分通電する．毎日1回治療して10回を1クールとし，各クールは5〜7日空ける．

※前腕橈側への刺鍼も加える．

39. テニス肘（上腕骨外側上顆炎）

①焦氏：運動区と感覚区の中2/5．

　前下方へ向けて1寸に斜刺し，200回/分で30秒〜1分捻転して，鍼感が発生すれば30分留鍼する．留鍼中は5〜10分ごとに運鍼する．毎日1回治療して10回を1クールとし，各クールは3〜5日空ける．

③国際：頂顳前斜線の中1/3．

　一側なら対側，両肘なら両側を取る．1.5寸の毫鍼を頂顳前斜線の中1/3へ切皮し，皮下を懸釐へ向けて1寸透刺したら，2本目を最初の刺鍼点から頂顳後斜線へ向けて1寸刺入する．提插瀉法したあと1時間留鍼し，留鍼中は10〜30分ごとに運鍼する．急性期なら毎日1回，慢性期では隔日1回治療して，10回を1クールとする．

④朱氏：頂顳後斜帯の中1/3．

　後ろへ向けて交叉刺し，小刻みに提插瀉法する．運鍼時は患部を動かさせながら，術者が患者の圧痛点を軽く揉む．毎回2〜3分，10分ごとに運鍼し，24時間留鍼する．毎日1回治療し，5〜7回を1クールとする．

※腕橈骨筋へも刺鍼するとよい．硬い筋肉へ排刺する．

40. 肘痛

③国際：対側の頂旁2線，頂顳後斜線の中と上2/5．

　強刺激で2分ほど瀉法し，30分留鍼して，10分ごとに運鍼する．施術中は肘を動かさせる．毎日1回治療する．
※やはり前腕を圧して，痛む部位へも刺鍼する．

41. 手首の痛み

③国際：対側の頂旁2線，頂顳後斜線の上1/5と下4/5の境界点．

　頂旁2線は前から後ろへ，境界点は上から下へ1寸刺入し，2分ほど抽気法で運鍼したら30分留鍼して，10分ごとに運鍼する．治療と同時に手首を動かさせる．
※陽渓への刺鍼も加える．陽池まで透刺する．

42. 橈骨茎状突起狭窄性腱鞘炎

①焦氏：対側感覚区の中2/5．

　毫鍼を帽状腱膜下層へ1.5寸刺入したら，200回/分の小刻みな捻転を30秒～1分続けたあと，30分留鍼し，留鍼中5～10分ごとに運鍼する．毎日1回治療して7回を1クールとする．
②方氏：患側の伏臓上焦と伏象腕部．

　直刺して骨膜へ達したら，小刻みな捻転で得気させ，30分留鍼する．毎日1回治療して7回を1クールとする．
③国際：対側頂顳後斜線の中2/5．

　頂顳後斜線の中2/5は，曲鬢から上へ向けて1寸刺入し，帽状腱膜下層へ達したら抽気法で1～3分運鍼して，30分留鍼する．留鍼中は2～3回運鍼する．毎日1回治療して7回を1クールとする．

※陽渓へ刺鍼して，橈側手根伸筋へ排刺する．

43. 肋間神経痛

①焦氏：健側感覚区の中2/5，胸腔区．

　毫鍼を帽状腱膜下層へ刺入したら，200回/分の捻転を30秒～1分続けたあと，30分留鍼し，留鍼中5～10分ごとに運鍼する．留鍼は30分だが，1～2時間，あるいは痛みが緩解するまで留鍼してもよい．毎日1回治療して5～7回を1クールとする．

③国際：額旁2線，頂顳後斜線．

　額旁2線は，左が痛めば右，右が痛めば左を取り，上から下へ透刺して小刻みに提挿瀉法する．頂顳後斜線は両側の上1/3を取り，交叉刺か排刺し，小刻みに提挿瀉法する．2～3時間留鍼して，15分ごとに運鍼する．毎日1回治療して7回を1クールとする．

※痛む部位の肋骨を辿り，その夾脊穴へ刺鍼する．

44. 肋軟骨炎

①焦氏：対側感覚区の中2/5，両側胸腔区．

　2寸の毫鍼を帽状腱膜下層へ1～1.5寸刺入したら，200回/分の捻転を1分続け，30分留鍼して，留鍼中5～10分ごとに運鍼する．または50～200回/分の連続波で20～30分通電する．毎日1回治療して7回を1クールとする．

③国際：対側頂顳後斜線の中2/5，両側額旁1線．

　頂顳後斜線の中2/5は，後上方から前下方へ1.5寸斜刺，額旁1線は上から下へ1寸平刺して，抽気法にて1～3分運鍼し，1時間留鍼する．留鍼中は2～3回運鍼する．毎日1回治療して10回を1クールとする．

※やはり痛む部位の肋骨を辿り，夾脊穴へ刺鍼する．

45．ギックリ腰

①焦氏：足運感区，感覚区の上 2/5．

　一側なら対側，両側なら両側を取る．2 寸の毫鍼を帽状腱膜下層へ 1 〜 1.5 寸刺入したら，200 回 / 分で捻転し，腰痛が消えるか軽減するまで留鍼する．留鍼中は 5 〜 10 分ごとに運鍼する．

②方氏：伏象，腰点，呼循．

　1.5 寸の毫鍼を骨膜まで刺入したら，180 回 / 分で捻転する．鍼感が腰背部に達すると効果がよい．40 〜 50 分留鍼し，20 分ごとに運鍼する．施術中は腰部を動かさせる．

③国際：頂中線．

　腰椎 1 〜 2 ならば頂中線前段の前頂から百会へ透刺，3 〜 4 なら頂中線中段の百会から後頂へ透刺，腰仙部なら頂中線後段の後頂から強間へ透刺する．200 回 / 分の捻転瀉法しながら，患者に腰を動かさせる．

※大腰筋へ刺鍼する．腰椎間の外方 5cm へ 3 寸鍼を入れる．

46．腰の痛み

③国際：筋肉損傷なら同側の枕上旁線，靭帯損傷なら枕上正中線，椎間関節損傷なら枕上正中線と枕上旁線を取る．

　ラインに沿わせて鍼を刺入したら，抽気法か 200 回 / 分の捻転瀉法で 2 分操作して 30 分留鍼し，留鍼中は 10 分ごとに運鍼する．施術と同時に腰を動かさせる．

※腰両側が痛ければ，中殿筋へも 3 寸鍼を入れる．

47．椎間板ヘルニア

①焦氏：足運感区と感覚区の上 2/5（両側）．

沿皮刺で必要な長さを入れたら，200回/分で30秒～1分捻転する．毎日1回治療する．

③国際：正中の痛みなら枕上正中線，両側なら対側枕上旁線．

　下へ向けて毫鍼を帽状腱膜下層へ1寸刺入し，得気したら360～720度角，速度100～150回/分で2～3分運鍼すると同時に，患者は腰部を動かす．20～30分留鍼しても症状が消えなければ，さらに2～3分運鍼すると同時に，腰部の圧痛点を点刺する．圧痛点がなければ腰2～4の夾脊穴へ10分留鍼する．頭鍼は1～2時間留鍼したほうがよい．

※やはり大腰筋刺鍼も併用する．

48．慢性腰痛

①焦氏：対側の感覚区と両側の足運感区．

　1.5寸の毫鍼を帽状腱膜下層へ刺入したら，200回/分で捻転し，30分留鍼して5～10分ごとに運鍼する．毎日1回治療して，10回1クールとする．

③国際：両側の痛みなら患側の枕上旁線，中央の痛みなら枕上正中線．

　急性なら瀉法，慢性なら補法して，20分留鍼する．隔日1回治療して6回を1クールとし，1週間空けて第2クールを始める．

※脊柱中央の痛みなら大腰筋，両側なら中殿筋へ刺鍼する．

49．坐骨神経痛

①焦氏：足運感区．

　対側足運感区へ2寸毫鍼を使って帽状腱膜下層に1.5寸刺入したら，200回/分で5分捻転し，5分休んで，再び5分の捻転を行う．このとき患者には，患肢に蟻走感や発熱，発汗，激痛などが発生し，徐々に治まる．24時間留鍼し，翌日にも痛みの程度によって2回刺鍼する．一般に1

〜3回で激痛が緩解する.
②方氏：健側の伏象体幹の腰，臀部，下肢.
　1寸の毫鍼を直刺して骨膜に当て，捻転して得気すれば30分留鍼し，留鍼中に2〜3回運鍼する．毎日1回治療して，10回を1クールとする．
③国際：対側頂顳後斜線の上1/5，頂中線，両側の頂旁1線．
　頂顳後斜線の上1/5は，後上方から前下方へ1寸透刺する．頂中線と頂旁1線は前から後ろへ透刺する．すばやく刺入し，鍼が帽状腱膜下層へ達したら，抽気法で1〜3分運鍼する．30分留鍼し，留鍼中2〜3回運鍼する．毎日1回治療して，10回を1クールとする．
※大腰筋と腓腹筋へ刺鍼する．

50. 不穏下肢症候群（レストレスレッグス症候群）

①焦氏：足運感区．
　2寸の毫鍼を帽状腱膜下層へ刺入し，得気すれば200回/分の連続波に繋ぎ，30〜60分留鍼する．毎日1回治療して12回を1クールとし，各クール間は3〜5日空ける．
③国際：頂中線，頂旁1線，頂顳後斜線の上1/5．
　2寸の毫鍼を15〜30度角で頭皮へ刺入し，帽状腱膜下層へ達したら鍼を寝かせ，捻転しながら1.5寸ほど刺入する．そのあと捻転して頭部か両足に，腫れぽったい，重い，熱いなどの感覚が発生したら，平補平瀉で1〜2分捻転する．30分留鍼し，留鍼中に2回運鍼する．毎日1回治療して8回を1クールとし，各クール間は2日空けて，第2クールを始める．

51. 股関節の痛み

③国際：対側の頂旁1線か，頂顳前斜線と頂顳後斜線の上1/5．
　瀉法で2分ほど運鍼し，30分留鍼して10分ごとに運鍼する．施術中は

患者に股関節を動かさせる．
※小殿筋へ3寸10番を刺鍼する．さらに腰方形筋へも刺鍼する．

52．膝の痛み

③国際：対側の頂旁1線，頂顳後斜線の上1/5．

　瀉法で2分ほど運鍼し，30分留鍼して，間で1回運鍼する．毎日1回治療して，10回を1クールとする．
※膝窩から圧痛点を探し，寸六の3番を刺入する．

53．膝関節炎

①焦氏：運動区と感覚区の上1/5，足運感区．

　対側を取穴し，1.5寸の毫鍼を帽状腱膜下層へ刺入したら200回/分の捻転を30秒～1分続けたあと30分留鍼し，留鍼中5～10分ごとに運鍼する．毎日1回治療して7回を1クールとし，各クール間は3～5日空ける．
②方氏：対応する伏象を取り，伏臓下焦，倒象下部を配穴する．

　直刺して骨膜に達し，得気すれば捻転補瀉したあと30分留鍼し，留鍼中2～3回運鍼する．毎日1回治療して7回を1クールとし，各クール間は3～5日空ける．
③国際：頂顳前斜線と頂顳後斜線の上1/5，頂中線．必要があれば頂旁1線を加える．

　対側を取るが，両膝なら両側を取る．刺鍼して抽気法により1～3分運鍼し，30～60分留鍼する．留鍼中に1～2回運鍼する．毎日1回治療して7回を1クールとし，各クール間は3～5日空ける．
※膝窩圧痛点の刺鍼，大腰筋刺鍼，腸骨筋刺鍼を組み合わせる．

54. 総腓骨神経麻痺

①焦氏：対側の運動区と感覚区の上1/5，足運感区．

　毫鍼を帽状腱膜下層へ刺入したら，200回/分の捻転を30秒～1分続ける．30分留鍼し，その間2回ほど運鍼したら抜鍼する．毎日1回治療して12回を1クールとし，各クール間は3～5日空ける．

③国際：対側の頂顳前斜線と頂顳後斜線の上1/5，頂旁1線．

　頂顳前斜線の上1/5は前頂から懸釐へ1寸透刺，頂顳後斜線の上1/5は百会から曲鬢へ1寸透刺，頂旁1線は承光から後ろへ1.5寸透刺する．規定の長さを刺入したら，進気法で1～3分運鍼する．運鍼時は患部を揉んだり，足を背屈させる．30分留鍼し，留鍼中10～15分ごとに運鍼する．毎日か隔日1回治療して12回を1クールとし，各クール間は3～5日空ける．

※胃経ラインへ排刺する．

55. 四肢の捻挫

③国際：肩の捻挫には，対側の頂旁2線と頂顳後斜線の中1/5．

　2寸の毫鍼を帽状腱膜下層へ刺入し，得気すれば2分ほど運鍼して30分留鍼する．留鍼中は10分ごとに運鍼すると同時に，患部の肩関節を動かさせる．

④朱氏：手首の捻挫には，対側頂顳後斜帯の中1/3．

　2寸の毫鍼を帽状腱膜下層へ刺入したら，小刻みに提挿瀉法する．運鍼時は関節を動かさせる．毎回3～5分ずつ，15分ごとに運鍼し，4～6時間留鍼する．毎日1回治療して，3～5回を1クールとする．

※手首の捻挫には，陽渓から陽池の透鍼を加える．

56. 足首の捻挫

①焦氏：対側感覚区の上 1/5 と足運感区．

　2寸の毫鍼を帽状腱膜下層へ1.5寸沿皮刺したら，200回/分で1分捻転する．30分留鍼し，留鍼中は5〜10分ごとに運鍼する．毎日1回治療して5回を1クールとする．

②方氏：患側の伏臓下焦と伏象足部．

　直刺か斜刺で骨膜まで刺入したら，小刻みな提插により得気させ，30分留鍼する．毎日1回治療して5回を1クールとする．

③国際：頂中線，頂顳後斜線の上 1/5．

　2分間ほど抽気法し，10分ごとに運鍼すると同時に，患部の足関節を動かさせる．

※捻挫した靭帯に，1番鍼を叢刺して得気させる．

57. かかとの痛み（足跟痛）

①焦氏：対側の足運感区と感覚区の上 1/5．

　2寸の毫鍼を帽状腱膜下層へ斜刺し，200回/分で30秒〜1分捻転する．30分留鍼し，10分ごとに運鍼する．毎日1回治療して7回を1クールとし，各クール間は5〜7日空ける．

②方氏：患側の伏象足部を取り，伏臓下焦と倒象下部を配穴する．

　片足の痛みは同側の伏象足部と伏臓下焦，対側の倒象下部を取る．両足ならば両側を取る．直刺して骨膜へ達し，得気すれば捻転したあと30分留鍼する．留鍼中は10分ごとに捻転する．毎日1回治療して7回を1クールとし，各クール間は5〜7日空ける．

※照海の下で，赤白の肉際から寸六鍼を入れ，得気させる．

58. 軟部組織の損傷

④朱氏：上肢には健側頂顳後斜帯の中 1/3．下肢なら頂中帯と頂顳後斜帯の上 1/3．肩は頂後斜帯と頂枕帯の上 1/3，そして顳底帯の前 1/3 と中 1/3．胸部は額旁 1 帯．背部は頂枕帯の中 1/3．腰仙部は頂枕帯の下 1/3 と頂中帯，そして頂顳後斜帯の上 1/3 を取る．

　上下肢は取穴帯を後ろから前に 2 鍼．胸部の取穴帯は上下に対刺．肩部と腰仙部は上から下へ 2 本を排刺する．小刻みな提插で 2 ～ 3 分運鍼し，得気すればよい．運鍼中は痛みが消えるか軽減するまで患部を動かさせる．毎日か隔日に 1 回治療して 10 回を 1 クールとし，各クール間は 5 ～ 7 日空ける．

⑤国際：対側を取る．頸部は枕上正中線と枕下旁線．四肢は頂顳前斜線と頂顳後斜線．下肢は頂顳前斜線と頂顳後斜線の上 1/3．肩部は頂顳前斜線と頂顳後斜線の中 1/3．胸肋部は額旁 1 線と額旁 2 線．腰背は頂旁 1 線と枕上正中線と枕上旁線．生殖器部は額旁 3 線．

　15 ～ 30 度角で刺入し，30 ～ 60 分留鍼するが，24 時間留鍼できれば効果が高くなる．5 ～ 10 分ごとに抽気法で運鍼し，同時に患部を動かさせる．毎日 1 回治療して 5 回を 1 クールとし，クール間は 1 ～ 2 日空ける．
※局部の圧痛点へも刺鍼する．

59. インポテンツ

①焦氏：両側の足運感区と生殖区．

　毫鍼を帽状腱膜下層へ刺入したらラインに沿わせて 1 ～ 1.5 寸沿皮刺し，200 回／分の捻転を 30 ～ 60 秒続け，30 分留鍼する．留鍼中は 5 ～ 10 分ごとに運鍼する．毎日 1 回治療して 7 回を 1 クールとし，各クール間は 3 ～ 5 日空ける．

②方氏：伏象の腎兪，λ縫合尖端．思維と信号を配穴する．

斜刺で刺入して骨膜に達したら，得気させて捻転する．30分留鍼し，留鍼中に1～3回運鍼する．毎日1回治療して7回を1クールとし，各クール間は3～5日空ける．
③国際：両側の額旁3線，頂中線．

頂中線は百会から前頂へ透刺，額旁3線は額角髪際の下0.5寸から刺入する．進気法で1～3分運鍼し，30分留鍼して，留鍼中に2～3回運鍼する．毎日1回治療して7回を1クールとし，各クール間は3～5日空ける．

60．遺精

①焦氏：両側の足運感区と生殖区．

毫鍼を帽状腱膜下層へ刺入したら，200回/分で1～3分捻転し，30分留鍼して，留鍼中1回運鍼する．毎日か隔日1回治療して7～10回を1クールとし，各クール間は5～7日空ける．
③国際：夢精には頂中線，額中線，右額旁1線，左額旁2線．早漏には両側の額旁3線，枕上旁線，頂中線，枕上正中線を取る．

夢精には抽気法を使い，前頭部は上から下，頂中線は前から後ろへ透刺して，1分間ほど強く運鍼する．早漏には進気法を使い，後頭部は上から下，額旁3線も上から下，頂中線は後ろから前へ透刺して，弱く30秒運鍼する．運鍼時は患者をリラックスさせ，下腹へ意識を注ぎ，腹式呼吸する．毎日か隔日1回治療して7～10回を1クールとし，各クール間は5～7日空ける．

61．糖尿病

①焦氏：両側の足運感区．

頭皮と30度角で毫鍼を帽状腱膜下層へ刺入し，200回/分で1～3分捻転し，30分留鍼して，留鍼中5～10分ごとに運鍼する．毎日1回治療

して15回を1クールとし，各クール間は5〜7日空ける．
③国際：頂中線，額旁2線，額旁3線．

　頂中線は前頂から百会へ透刺，額旁線は上から下へ1寸透刺する．抽気法で1分ほど運鍼し，30分留鍼して，留鍼中に1〜2回運鍼する．毎日1回治療して15回を1クールとし，各クール間は5〜7日空ける．
④朱氏：額中帯，額頂帯の前1/3と後ろ1/3，額旁3帯．

　得気したあと額頂帯の前1/3は小刻みな提插瀉法，ほかは補法する．運鍼時に患者は頭を空っぽにして，丹田（関元）を意識し，ゆっくりと腹式呼吸する．24時間留鍼して，隔日1回治療し，10回を1クールとする．
※胸8の夾脊穴を併用する．

62．尿失禁

①焦氏：百会，両側の足運感区．

　毫鍼を帽状腱膜下層へ刺入したら一方向へ鍼を回し，それ以上回らなくなれば鍼柄を引っ張る．患者は局部や頭皮全体が腫れぼったい感じになる．そして5分ほど留鍼したら元の方向へ鍼を戻し，再び巻きつける操作を3〜5回繰り返す．毎日1回治療して10回を1クールとし，各クール間は2日空ける．
③国際：頂中線，額旁3線．

　軽症ならば頂中線を百会から前頂へ透刺し，重症なら前後で対刺する．額旁3線は上から下へ透刺する．進気法で1〜2分運鍼すると同時に，下腹を引っ込めさせ，尿意を我慢させる．重症ならば関元と気海へ温和灸する．毎日か隔日1回治療して7〜10回を1クールとする．

63．排尿障害

①焦氏：両側の足運感区と生殖区．

1.5寸毫鍼を帽状腱膜下層へ刺入し,200回/分で1分ほど捻鍼し,30分留鍼して,留鍼中5分ごとに運鍼する.または疎密波で20分通電する.毎日1回治療する.
③国際:頂中線,額中線,額旁3線.
　毫鍼で1寸ほど透刺し,軽刺激の瀉法して6時間以上留鍼する.刺鍼して4時間すれば,自然に排尿できる.毎日1回治療する.

64. 頻尿

①焦氏:両側の足運感区と生殖区.
　帽状腱膜下層へ毫鍼を刺入し,200回/分で1分捻転して30分留鍼する.留鍼中5分ごとに運鍼して,毎日1回治療する.または83Hzの連続波で3〜5分,あるいは10分刺激する.午後か睡眠前に刺鍼するとよい.
⑤湯氏:両側の泌殖区,腰区,静線,血線.
　頭頂から周囲に向け,頭皮に沿わせて0.2〜0.3寸刺入し,提插で得気したら2時間留鍼して,留鍼中に2〜3回運鍼する.隔日1回治療して,10〜12回を1クールとし,各クール間は5〜7日空ける.
③国際:頂中線,額旁3線.
　軽症なら百会から前頂へ透刺し,重症なら前後対刺する.額旁3線は上から下へ透刺する.進気法で1〜2分運鍼すると同時に,下腹を引っ込めさせ,尿意を我慢させる.重症ならば関元と気海へ温和灸する.毎日か隔日1回治療し,症状が消えたら1〜2カ月以内に3〜5回頭鍼して効果を安定させる.

65. 泌尿器感染

①焦氏:両側の足運感区と生殖区.
　帽状腱膜下層へ毫鍼を1〜1.5寸刺入し,200回/分で30〜60秒捻転

して30分留鍼し，留鍼中5〜10分ごとに運鍼する．毎日1回治療して7回を1クールとし，各クール間は3〜5日空ける．

③国際：頂中線，両側の額旁3線．腰が怠ければ枕上正中線を加える．

　急性発作や尿道刺激症状が明確ならば，額旁3線を上下対刺し，頂中線は前後対刺し，枕上正中線を上から下へ透刺する．腰痛がひどければ，両側の枕上旁線にも2本を刺入し，3本が並ぶように斉刺する．毫鍼を帽状腱膜下層へ刺入したら，抽気法で1〜3分運鍼する．対刺や斉刺は，両手で同時に操作する．運鍼時には下腹を引っ込めさせ，尿意を我慢させる．さらに20〜30分留鍼し，その間1回運鍼する．慢性ならば頂中線のみ進気法を使い，ほかのラインは上から下へ刺鍼して抽気法する．毎日1回治療して，5〜7回を1クールとし，各クール間は3日空ける．

⑤湯氏：両側の泌殖区，腰区，静線，血線．

　頭頂から周囲に向けて頭皮に沿わせ0.2〜0.3寸刺入し，提挿で得気したら2時間留鍼して，留鍼中に2〜3回運鍼する．隔日1回治療して，10〜12回を1クールとし，各クール間は5〜7日空ける．

66. 尿管結石

①焦氏：対側の足運感区と生殖区，感覚区の上1/5．

　毫鍼を帽状腱膜下層へ1〜1.5寸刺入し，200回／分で小刻みな捻転を1分ほど続け，痛みが消えるまで留鍼する．毎日1回治療して7回を1クールとする．

③国際：対側の額旁3線と頂顳後斜線の上1/5，頂中線．

　額旁3線は上から下へ1寸，頂顳後斜線の上1/5は百会から前下方へ1.5寸透刺，頂中線は前頂から百会に透刺する．抽気法で1〜3分運鍼し，痛みが消えるまで留鍼する．毎日1回治療して7回を1クールとする．

67. 糸球体腎炎

①焦氏：対側の足運感区と生殖区，血管舒縮区．

2寸の毫鍼を帽状腱膜下層へ1〜1.5寸刺入し，200回/分の捻転を30〜60秒続け，30分留鍼する．留鍼中5〜10分ごとに運鍼する．毎日1回治療して，7〜10回を1クールとし，各クール間は3〜5日空ける．

②方氏：伏象の腎兪，伏臓下焦，伏象頭部．

直刺か斜刺で骨膜へ到達させ，小刻みな捻転により得気したら30分留鍼し，留鍼中1〜2回運鍼する．毎日1回治療して，7〜10回を1クールとし，各クール間は3〜5日空ける．

③国際：両側の額旁3線，頂中線．

額旁3線は上から下へ1寸透刺，頂中線は前頂から百会へ透刺する．毫鍼を帽状腱膜下層へ刺入したら，抽気法で1〜3分運鍼し，2〜4時間留鍼して，留鍼中に1〜3回運鍼する．毎日1回治療して，7〜10回を1クールとし，各クール間は3〜5日空ける．

④朱氏：額頂帯の中1/3と後ろ1/3，頂枕帯の中1/3，額旁2帯．

額頂帯の中1/3と後ろ1/3，頂枕帯の中1/3，額旁2帯は交代で使用し，小刻みに提挿補法する．運鍼するときは，患者に吸気させて息を止めさせ，気が皮膚に達して浮腫が消えるとイメージさせ，そのあと腹式呼吸をさせる．24時間留鍼し，隔日1回治療する．

68. 前立腺炎

①焦氏：両側の感覚区，足運感区，生殖区．

毫鍼を帽状腱膜下層へ刺入したら，200回/分で30〜60秒捻転を続け，30分留鍼して，留鍼中5〜10分ごとに運鍼する．急性なら毎日1回治療して7回を1クールとし，慢性なら隔日1回治療して10回を1クールとする．

②方氏：両側の伏臓下焦，伏象臀部．

　直刺か斜刺で刺入し，骨膜へ達したら小刻みに捻転提挿して，得気すれば30分留鍼し，留鍼中5～10分ごとに運鍼する．急性なら毎日1回治療して7回を1クール，慢性なら隔日1回治療して10回を1クールとする．
③国際：両側の額旁3線，頂中線．

　額旁3線は上から下へ1寸透刺，頂中線は前頂から百会へ透刺する．毫鍼を帽状腱膜下層へ刺入したら，急性なら抽気法，慢性では進気法で1～3分運鍼し，2時間留鍼して，留鍼中に2～3回運鍼する．急性なら毎日1回治療して7回を1クールとし，慢性なら隔日1回治療して10回を1クールとする．
※肛門の前2cmから3インチ10番を直刺する．

69．ショック

①焦氏：両側の胸腔区と感覚区．

　毫鍼を帽状腱膜下層へ1～1.5寸刺入し，患者の血圧が80mmHg以上になるまで200回/分の小刻みな捻転を続け，2～12時間留鍼する．留鍼中は血圧が安定するまで捻転時間を延長する．
③国際：両側の額旁1線と頂顳前斜線．

　額旁1線は上下対刺，頂顳前斜線は接力鍼法を使って3本リレーさせる．毫鍼が帽状腱膜下層へ達したら，患者の収縮期圧が80mmHg以上になるまで抽気法で運鍼し，12時間留鍼する．
※素髎や人中で運鍼してもよい．

70．胆嚢炎

①焦氏：肝胆区，感覚区の上1/5．

　毫鍼を30度角で帽状腱膜下層へ刺入し，パルスに繋いで30分通電する．

②方氏：伏臓中焦を取って骨膜まで刺入し，30分留鍼する．毎日1回治療して，10回を1クールとする．
③国際：左側の額旁2線．

瀉法して急性胆嚢炎による仙痛を治療する．すぐに痛みが止まる．
※中背部の夾脊穴へも刺鍼する．

71. 急性虫垂炎

①焦氏：足運感区，感覚区の上1/5．

右側を取り，毫鍼を帽状腱膜下層へ1～1.5寸ほど刺入したら，200回/分の捻転を1分続ける．30分留鍼して，留鍼中5～10分ごとに運鍼する．毎日1回治療して，10回を1クールとする．
②方氏：右側の伏臓下焦，伏象の足三里と闌尾穴あたり．

直刺か斜刺で骨膜まで刺入し，小刻みな捻転提挿により得気したら，30分留鍼する．毎日1回治療して，10回を1クールとする．
③国際：左側の額旁3線，頂中線．

額旁3線は上下に対刺し，頂中線は前頂から百会へ透刺する．得気したら200回/分の連続波に繋ぎ，強刺激で30分通電する．毎日1回治療して，10回を1クールとする．
※闌尾穴を強刺激する．

72. 脱肛

①焦氏：両側の足運感区．重度なら生殖区を加える．

毫鍼を平刺して帽状腱膜下層へ入れ，200回/分の捻転を30～60秒続け，30分留鍼し，留鍼中5～10分ごとに運鍼する．毎日1回治療して，10回を1クールとし，30日を1クールとする．
②方氏：λ縫合尖端を主穴とし，伏臓下焦とプレグマを配穴する．

直刺か斜刺で骨膜まで刺入し，捻転したあと30分留鍼して，留鍼中に1～3回運鍼する．毎日1回治療して，10回を1クールとし，30日を1クールとする．
③国際：左側の額旁3線，頂中線．

進気法して30分留鍼し，留鍼中に1回運鍼する．隔日1回治療して，10回を1クールとする．
※百会，長強，承山も使う．

73. 術後の痛み

①焦氏：対側の感覚区を主穴にし，内臓痛には両側の内臓刺激区（胃区や胸腔区，生殖区）を配穴する．

毫鍼を帽状腱膜下層へ刺入したら，200回／分で1分運鍼し，30分留鍼して，留鍼中5～10分ごとに運鍼する．
③国際：対側の頂顳後斜線を主穴とし，内臓痛には額旁1線，額旁2線，額旁3線から選んで配穴する．

頂顳後斜線は百会から曲鬢へ接力鍼法を使って透刺する．額旁1線，額旁2線，額旁3線は上から下へ1寸平刺する．抽気法で1～3分運鍼し，30分留鍼して，留鍼中2～3回運鍼する．
※合谷と曲池へ刺鍼し，合谷が得気したら一極へ繋いで通電する．

74. 癌の痛み

①焦氏：頭面部—感覚区の下2/5，肩と上肢—感覚区の中2/5，臀部と下肢—感覚区の上2/5を主穴とする．内臓痛があれば，相応する内臓刺激区を加える．例えば肺癌では胸腔区と感覚区の中2/5，胃癌では感覚区の中2/5と胃区，子宮癌なら感覚区の上2/5と生殖区を加える．

毫鍼を帽状腱膜下層へ1～1.5寸刺入し，200回／分で30～60秒捻転

する．5～10分ごとに運鍼して，痛みが軽減するか消えるまで留鍼し，毎日1回治療する．

②方氏：頭頸部なら伏象頭頸部，背部なら伏象背部などと，対応する部位の伏象を取る．

直刺で骨膜まで刺入し，得気したら小刻みに捻転提挿したあと，痛みが軽減するまで留鍼して，留鍼中5～10分ごとに運鍼する．毎日1回治療する．

③国際：頂顳後斜線を主穴にし，痛む部位に基づいて額旁1線，額旁2線，額旁3線から選んで配穴する．

頂顳後斜線は接力鍼法を使って2～3本を透刺する．前頭部は上から下へ1寸ずつ透刺する．得気すれば抽気法にて1～3分運鍼し，痛みが軽減するか消えるまで留鍼して，留鍼中は10分ごとに運鍼する．毎日1回治療する．

※やはり合谷と曲池へ刺鍼し，パルス刺激する．

第3節　婦人科疾患

子宮関係は生殖区と血管舒縮区，足運感区が主となる．

75. 生理痛

①焦氏：両側の足運感区と生殖区．

毫鍼を30度角で帽状腱膜下層へ1～1.5寸刺入したら，200回/分で3分捻転し，5～10分ごとに3分捻転する．毎日1回治療する．

②方氏：伏臓下焦，λ縫合尖端，伏象の三陰交あたり．

直刺で骨膜まで刺入し，得気したら捻転瀉法して30分留鍼する．留鍼中は1～2回運鍼する．毎日1回治療する．

③国際：頂中線，両側の額旁3線．

頂中線は前頂から百会へ透刺し，額旁3線は上から下へ1寸透刺する．抽気法で1～3分運鍼し，30分留鍼して，留鍼中2～3回運鍼する．毎日1回治療する．

※八髎へ刺鍼して，パルス刺激する．

76. 生理不順

①焦氏：生殖区．

両側を取り，毫鍼を帽状腱膜下層に沿って1～1.5寸刺入したら，200回/分で30～60秒捻鍼し，30分留鍼する．留鍼中5～10分ごとに運鍼する．毎日1回治療して，10回を1クールとする．

③国際：頂中線，額頂線（神庭から前頂）の中1/3，額旁2線，額旁3線．

毫鍼を帽状腱膜下層へ刺入したら，頑健ならば抽気法，虚弱なら進気法で30～60秒運鍼し，30分留鍼する．留鍼中は運鍼しない．隔日1回治療して，10回を1クールとする．

※血海，地機，三陰交，隠白など，下肢の脾経ラインから圧痛点を探し，刺鍼して抜鍼したあと，円皮鍼を貼る．

77. 機能性子宮出血

①焦氏：両側の生殖区を主穴とし，足運感区を配穴する．

毫鍼を両側の生殖区へ刺入し，さらに足運感区へも刺入する．両手同時に200回/分で2～3分捻転し，5分後に2回目の運鍼し，3回運鍼したあと15分留鍼して抜鍼する．生理の始まる3日前から毎日1回治療して，生理が終われば治療も終える．各月経期を1クールとする．

③国際：額旁3線．

頭維の内側0.75寸から毫鍼を下へ1寸刺入したら，頑健ならば抽気法，

虚弱なら進気法で1〜5分運鍼し，30分留鍼して，留鍼中5〜10分ごとに運鍼する．毎日1回治療して7回を1クールとする．
※やはり生理不順のように治療する．婦人科治療はほぼ同じ．

78. 無月経

⑧併用：両側の生殖区と血管舒縮区．肝腎不足や気血虚弱には頂中線，気滞血瘀には感覚区の上1/5を加える．

　気滞血瘀には瀉法，ほかは補法で2分運鍼し，30分留鍼する．隔日1回治療して，10回を1クールとし，5日空けて第2クールを始める．

79. 月経前緊張症

①焦氏：両側の生殖区，足運感区，血管舒縮区．

　毫鍼を帽状腱膜下層へ1〜1.5寸刺入し，200回/分で小刻みに30〜60秒捻転を続け，30分留鍼して，留鍼中15〜30分ごとに運鍼する．毎日1回治療して，10回を1クールとする．
③国際：頂中線，額中線，両側の額旁1線，額旁2線，額旁3線．

　前頭部は上から下へ1寸透刺，頂中線は前頂から百会へ1.5寸刺入して帽状腱膜下層へ達したら，抽気法で1分運鍼し，30〜60分留鍼する．留鍼中は2〜3回運鍼する．毎日1回治療して，10回を1クールとする．

80. 月経期の頭痛

③国際：額中線，顳後線．血瘀には額旁3線と頂顳後斜線の上2/5，頭頂痛には頂中線を加える．

　血虚には進気法，肝火や血瘀には抽気法を使う．頭痛が始まれば2分運鍼して30分留鍼し，間で1回運鍼する．毎日1回治療して，頭痛が消え

てから2日で治療を終える．治らねば，次に頭痛が始まってから第2クールを始める．

81. 月経期に乳房が痛い

③国際：額旁3線と頂顬後斜線の中1/5．

　肝気鬱結には抽気法，肝腎陰虚なら進気法する．症状が始まったら2分ほど運鍼し，20分留鍼する．留鍼中の運鍼はしない．毎日1回治療して，症状が消えてから2日で治療を終える．治らねば，次に乳房痛が始まってから第2クールを始める．

82. 月経期に身体が痛い

⑧併用：頂中線，頂顬後斜線の上3/5．寒凝血瘀には血管舒縮区を加える．

　身体が痛くなったら治療を始める．2分ほど運鍼し，30分留鍼して，間で1回運鍼する．毎日1回治療して，痛みが消えてから2日で治療を終える．治らねば，次に痛みが始まってから第2クールを始める．

83. 月経期に下痢する

③国際：額旁2線，頂中線，額旁3線．

　補法で2分ほど運鍼し，30分留鍼して，間で1回運鍼する．隔日1回治療して，10回を1クールとし，1週間空けて第2クールを始める．

84. 月経期のむくみ

⑧併用：生殖区，血管舒縮区．気滞血瘀による脹痛には対応する感覚区，脾腎陽虚には頂中線を加える．

浮腫の起きる1～2日前か，浮腫が起きてから治療する．虚証には進気法，実証には抽気法で2分運鍼し，30分留鍼して，間で1回運鍼する．腫れが退いたら治療を終える．治らねば次の月経時に第2クールを始める．

85. 月経期に感情が異常になる

③国際：額中線，額旁1線，頂顳後斜線の中1/5．

　症状の始まる3日前から治療する．2分抽気法で運鍼して30分留鍼し，間で1回運鍼する．毎日1回治療し，症状が消えたら治療も終える．

86. 子宮下垂

①焦氏：両側の足運感区と生殖区．

　切皮して毫鍼が帽状腱膜下層へ達したら，さらに1～1.5寸刺入して，200回/分の小刻みな捻転で30～60秒運鍼し，30分留鍼する．留鍼中は5～10分ごとに運鍼する．毎日1回治療して，10回を1クールとする．

②方氏：伏象の腎兪と臀部を主穴とし，伏臓下焦と倒象下部を配穴する．

　直刺か斜刺で骨膜まで刺入したら，小刻みな捻転提挿をして得気すれば30分留鍼し，留鍼中は2～3回運鍼する．毎日1回治療して，10回を1クールとする．

③国際：両側の額旁3線と頂中線．

　額旁3線は頭維の内側0.75寸へ切皮し，下へ向けて1寸刺入する．頂中線は百会から前頂へ1.5寸透刺する．進気法で1～3分運鍼し，1～2時間留鍼して，留鍼中は2～3回運鍼する．毎日1回治療して，10回を1クールとする．

87. 骨盤内炎症性疾患

①焦氏：両側の足運感区と生殖区．

　毫鍼を帽状腱膜下層へ1～1.5寸刺入して，200回/分の小刻みな捻転を30～60秒続け，30分留鍼する．留鍼中5～10分ごとに運鍼する．急性なら毎日か隔日1回治療して，10回を1クールとする．

②方氏：伏臟下焦，伏象臀部．

　直刺して骨膜まで達し，得気すれば捻転して30分留鍼する．急性なら毎日か隔日1回治療して，10回を1クールとする．

④朱氏：額頂帯の後ろ1/3，額旁3帯．

　毫鍼を帽状腱膜下層へ刺入したら，小刻みに抽気法する．運鍼時に患者は吸気して息を止め，患者が自分の手で下腹部を按圧したあと，数回腹式呼吸する．毎回10分以上運鍼し，2時間留鍼する．毎日1回治療して，10回を1クールとする．

88. 外陰部の痒み

③国際：額旁3線，頂顳後斜線の上2/5．

　肝経湿熱には抽気法し，30分留鍼して，間で1回運鍼する．毎日1回治療し，10回を1クールとして5日空け，第2クールを始める．肝腎陰虚には進気法で運鍼し，24時間留鍼して，7回を1クールとし，1週間空けて第2クールを始める．

89. 乳腺炎

③国際：額旁2線，額頂線（神庭から前頂）の中1/3．背部の腫れぼったさは頂枕線（百会から脳戸）の上1/3を加える．

　額旁2線に上から下へ刺入し，額頂線は前から後ろへ1寸，頂枕線は上

から下へ1寸透刺する．刺入したあと抽気法で1～3分操作し，24時間留鍼する．額旁2線と額頂線は，運鍼すると同時に患者が自分で患部を揉み，頂枕線で運鍼するときは背部の圧痛点を揉む．毎日1回治療して7回を1クールとする．

④朱氏：額旁2帯，健側頂枕帯の上1/3．

　毫鍼を上から下へ透刺し，小刻みな抽気法して24時間留鍼する．運鍼時に患者は吸気して息を止め，患者が自分の手で軽く患側乳房部を按圧したあと，数回ほど胸式呼吸する．

90．乳腺房増殖

②方氏：同側伏象の胸背部，対側の倒臓．

　直刺して骨膜まで到達させ，小刻みに捻転して，得気すれば30分留鍼する．毎日1回治療して，10回を1クールとする．

③国際：額旁2線，額頂線の中1/3．

　額旁2線は上から下へ，額頂線の中1/3は後ろから前へ1寸ほど刺入し，抽気法で2～3分運鍼する．運鍼時は患者が自分で患部を揉み，2～24時間留鍼する．毎日3回，1回2～5分運鍼する．月経前後や周期的に腫れぼったくなれば，症状の現れる前に毎日1回治療し，月経が始まったら中止する．周期がなければ隔日1回治療して10回を1クールとする．

④朱氏：額頂帯の前1/3，両側の額旁1帯．

　額頂帯の前1/3は後ろから前へ，額旁1帯は上から下へ帽状腱膜下層に刺入し，抽気法で1～3分運鍼して30分留鍼する．留鍼中は2～3回運鍼する．毎日1回治療して，10回を1クールとする．

91．乳汁過少

③国際：額旁1線．気血虚弱なら頂中線と頂旁2線，肝気鬱滞なら額旁3

線と頂旁2線を加える．

　毎回一側を取り，両側交互に使う．気血虚弱なら進気法して24時間留鍼し，隔日1回治療して10回を1クールとし，治らねば5日空けて第2クールを始める．肝気鬱滞なら抽気法を使い，15分留鍼して，間で1回運鍼し，治癒するまで続ける．

92. 更年期障害

①焦氏：両側の生殖区．

　毫鍼を帽状腱膜下層へ刺入したら，200回／分の捻転を30～60秒続け，30分留鍼して5分ごとに運鍼する．毎日1回治療して10回を1クールとする．

③国際：頂中線，額中線，額旁1線，額旁2線，額旁3線．

　1.5寸の毫鍼を髪際から後ろへ向けて沿皮刺し，抽気法で5分運鍼したあと12～24時間留鍼する．毎日1回治療して10回を1クールとする．更年期障害による鬱症状を治療する．

⑤湯氏：静線，心区，泌殖区，下三角．

　1寸の毫鍼を頭頂から下へ向けて0.2～0.3寸刺入する．捻転して得気すれば30～60分留鍼する．毎日1回治療して10回を1クールとする．

93. 妊娠悪阻

①焦氏：胃区，胸腔区．

　毫鍼を帽状腱膜下層へ1～1.5寸刺入し，200回／分で30～60秒捻転を続け，30分留鍼して，留鍼中5～10分ごとに運鍼する．急性なら毎日1回，慢性では毎日か隔日1回治療して，5回を1クールとする．

③国際：額中線，胃区，感覚区の中と上2/5．脾虚痰阻なら頂中線，肝気鬱結なら額旁3線を加える．

両側交互に取り，脾虚なら補法，鬱結なら瀉法して30分留鍼し，留鍼中1回運鍼する．毎日1回治療して7回を1クールとする．

94. 子癇

⑧併用：額中線，血管舒縮区，足運感区．

毫鍼を帽状腱膜下層へ刺入したら，覚醒するまで間欠的に瀉法する．浮腫や高血圧には血管舒縮区へ平補平瀉する．30分留鍼し，留鍼中1回運鍼する．隔日に1回治療して10回を1クールとし，5日空けて第2クールを始める．

95. 難産

①焦氏：生殖区，足運感区．

気血虚弱なら補法，気滞血瘀なら瀉法で1分運鍼し，10分ごとに運鍼する．

96. 胎盤残留

①焦氏：生殖区，足運感区．

気血虚弱なら補法，寒凝血瘀なら瀉法で2分運鍼し，10分ごとに運鍼する．

97. 出産後の腹痛

⑧併用：生殖区，感覚区の上1/5，血管舒縮区．血虚腹痛や寒凝腹痛には頂中線を加える．

血虚腹痛は進気法し，4時間留鍼して，5回を1クールとする．効果が

なければ2日空けて第2クールを始める．寒凝腹痛は頂中線に進気法，ほかは抽気法を使い，30分留鍼して，間で1回運鍼し，5回を1クールとする．血瘀腹痛は抽気法を使い，30分留鍼して，間で1回運鍼し，5回を1クールとする．

第4節　小児科疾患

　乳児には，あまり頭鍼が適さないと思われるので，重症にのみ使う．頭蓋骨が完全に縫合すれば，頭鍼が普通にできる．幼児の頭鍼治療は，脳源性の疾患に優れた効果がある．

98．おねしょ

①焦氏：足運感区．
　2寸の毫鍼を15〜30度角で帽状腱膜下層へ刺入し，捻転して腫れぼったく重い得気があれば30分留鍼し，留鍼中2回ほど運鍼する．隔日に1回治療して5回を1クールとする．
③国際：頂中線．
　前へ向けて1.5寸刺入し，2回/秒の低周波パルスに繋ぎ，15分通電する．毎日1回治療し，7回を1クールとして，クール間は5日空ける．
※乳児は泉門が閉じていないので，慎重に頭鍼する．幼児になれば頭鍼できる．

99．脳性麻痺

①焦氏：肢体麻痺には対側か両側の運動区と運動前区，精神障害や知能低下には顳三鍼と額五鍼，聴覚障害には暈聴区，視覚障害には視区，失語には言

語二区と言語三区，運動失調には舞踏震顫控制区（舞踏震顫区）と平衡区，癲癇発作には制癇区（胸腔区上端から 4cm）と足運感区と百会を取る．

　毫鍼を帽状腱膜下層へ所定の長さほど刺入し，捻転や強刺激せずに 2 時間留鍼する．隔日 1 回治療し，10 回を 1 クールとする．

③国際：症状に基づいて対側か両側の頂顳前斜線，頂中線，額中線，両側の顳前線，両側の顳後線，枕上正中線，両側の枕下旁線を取る．

　頂顳前斜線は接力透刺，頂中線は前頂から百会へ透刺，額中線は下向きに 1 寸，顳前線は頷厭から懸釐へ，顳後線は率谷から曲鬢へ，枕上正中線と両側の枕下旁線は上から下へ 1.5 寸刺入する．虚証には進気法，実証には抽気法で 1 分運鍼し，2～4 時間留鍼して，留鍼中は 10 分ごとに運鍼する．留鍼中，患者は自由に運動する．毎日か隔日 1 回治療し，10 回を 1 クールとする．

⑤湯氏：心区，三焦区，腰骶区，患肢後区，語智区，枕区，血線，風線．

　大泉門を避け，上から下へ 2～3mm ほど刺入する．一般に 1 区に 3 本刺入して，30 分～2 時間留鍼する．隔日 1 回治療し，3 カ月を 1 クールとし，10～14 日空けて第 2 クールを始める．

※相応する夾脊穴や四肢へも刺鍼する．

100. 知能障害

③国際：額中線，額旁 1 線，頂中線，枕上正中線．運動障害があれば頂顳前斜線，頂旁 1 線を加える．

　毫鍼を 30 度角で帽状腱膜下層へ刺入し，必要な長さまで透刺したら，進気法で操作し，1～3 時間留鍼する．

⑧併用：清醒区，智力区，四神聡，百会．精神障害には精神情感区，制癇区，安神区．言語，理解，記憶障害には視区，暈聴区，方氏の記憶，言語一区，言語二区，言語三区．四肢の運動障害には運動区の上段と中段，足運感区，平衡区，感覚区の上段と中段，運用区．

毫鍼を帽状腱膜下層へ刺入して，ゆっくりと必要な長さまで透刺したら，捻転せずに2〜4時間留鍼し，留鍼中は子供を自由に運動させる．毎日か隔日1回治療し，12回を1クールとして，各クール間は3〜5日空ける．

101. 多動症（微細脳障害・MBO・ADHD）

①焦氏：両側の舞踏震顫控制区，足運感区．不安定歩行に平衡区を加える．

毫鍼を帽状腱膜下層へ1〜1.5寸刺入する．舞踏震顫控区には3本を接力鍼法する．200回/分の小刻みな捻転を1〜3分続け，30分留鍼して，留鍼中5〜10分ごとに運鍼する．毎日1回治療し，12回を1クールとする．

③国際：額中線，頂中線．症状によって両側の額旁1線，額旁2線，枕下旁線を加える．

額中線，額旁1線，額旁2線は上から下へ1寸平刺，頂中線は前頂から百会へ1.5寸透刺，枕下旁線は玉枕から天柱へ透刺する．抽気法で1〜3分運鍼し，30分留鍼して，留鍼中10分ごとに運鍼する．毎日1回治療し，12回を1クールとする．

102. トゥレット症候群

①焦氏：両側の舞踏震顫控制区．

30度角で上から下へ，3本の毫鍼を接力鍼法する．そのあと低周波パルスに繋ぎ，疎密波で20分通電する．毎日1回治療して7回を1クールとし，1日空けて第2クールを始める．

③国際：額中線，頂中線，頂旁1線．瞬きには枕上正中線と額旁1線，肢体の痙攣には頂顳前斜線，奇声には顳後線を加える．

1寸の毫鍼をラインに沿わせ，傍らに1本を傍鍼刺する．虚証には進気法，実証には抽気法を使い，30～60分留鍼するが，病歴が長かったり症状が重ければ，適当に留鍼時間を延長する．ゆっくりと抜鍼し，すばやく鍼孔を塞いで出血させない．毎日か隔日1回治療し，20回を1クールとする．

第5節　皮膚科疾患

103. ジンマシン

①焦氏：両側の感覚区．
　毫鍼を帽状腱膜下層へ1.5寸刺入し，両手同時に200回/分の捻転を1～3分続け，30分留鍼して，留鍼中5～10分ごとに捻鍼する．急性なら毎日1回治療して5回を1クール，慢性なら隔日1回治療して10回を1クールとする．
②方氏：ジンマシンの現れた部位によって伏臓と倒臓の上焦・中焦・下焦を取る．口臭があれば伏象の肺兪を取る．
　直刺して骨膜へ到達させ，得気したら小刻みに捻転する．30分留鍼して，留鍼中2～3回運鍼する．急性なら毎日1回治療して5回を1クール，慢性なら隔日1回治療して10回を1クールとする．
③国際：両側の頂顳後斜線，額旁1線．胃腸症状があれば額旁2線を加える．
　頂顳後斜線は百会から曲鬢へ透刺するか，3本の鍼で接力鍼法する．額旁1線と額旁2線は上から下へ1寸透刺し，抽気法で1分ほど運鍼して2～4時間留鍼する．留鍼中は10～15分ごとに運鍼する．急性なら毎日1回治療して5回を1クール，慢性なら隔日1回治療して10回を1クールとする．

104. 皮膚掻痒症

①焦氏：両側感覚区の上2/5，足運感区．

 2寸毫鍼を帽状腱膜下層へ刺入し，200回/分で1～3分捻転したら，30分留鍼して10分ごとに運鍼する．毎日1回治療して10回を1クールとし，各クール間は5～7日空ける．

③国際：両側の頂顳後斜線，頂中線．

 毫鍼を帽状腱膜下層へ刺入する．痒みが激しければ，頂中線の左右1cmにも斉刺する．抽気法で1～3分運鍼し，30分留鍼して，留鍼中2～3回運鍼する．毎日1回治療して10回を1クールとする．

105. 神経皮膚炎（アトピー性皮膚炎乾燥型）

①焦氏：感覚区の上3/5，足運感区．対側を取るが，両側なら両側を取る．

 2寸毫鍼を帽状腱膜下層へ1～1.5寸刺入し，200回/分で30～60秒捻転を続け，30分留鍼して，留鍼中5～10分ごとに捻鍼する．毎日1回治療して10回を1クールとし，各クール間は5日空ける．

②方氏：病巣部によって伏臓と倒臓の上焦・中焦・下焦，伏象の対応部位を取る．

 直刺か斜刺で刺入し，鍼尖を骨膜へ到達させて，捻転提插する．無理に得気させなくてよい．30分留鍼して，留鍼中1～2回運鍼する．毎日1回治療して10回を1クールとし，各クール間は5日空ける．

③国際：対側で相応する部位の頂顳後斜線，頂中線，対側か両側の頂旁1線と頂旁2線．

 頂顳後斜線は百会から曲鬢へ透刺，頭頂部は前から後ろへ1.5寸透刺する．抽気法で1分運鍼し，30分留鍼して，留鍼中2～3回運鍼する．毎日1回治療して10回を1クールとし，各クール間は5日空ける．

106. ヘルペス

①焦氏:上肢や体幹ならば感覚区の中2/5,顔面なら感覚区の下2/5.いずれも対側を取る.

　毫鍼を帽状腱膜下層へ1〜1.5寸刺入し,200回/分で1〜3分捻転を続け,5分留鍼して捻転する.全部で3回捻転したら抜鍼する.毎日1回治療し,5〜7回を1クールとする.

③国際:頂顳後斜線の中2/5.顔面部ならば頂顳後斜線の下2/5と額旁2線.すべて対側を取る.

　頂顳後斜線の中2/5か下2/5を後上方から前下方へ1寸刺入し,額旁2線は上から下に1寸透刺する.抽気法で1〜3分捻転し,留鍼中は10分ごとに運鍼して,痛みが消えるか和らぐまで1〜2時間留鍼する.毎日1回治療し,5〜7回を1クールとする.

107. ニキビ

②方氏:伏臓と倒臓の上焦顔面部,伏象頭部.

　鍼を直刺して骨膜層へ達し,得気があれば捻転瀉法する.そのまま30分留鍼して,留鍼中2〜3回運鍼する.毎日1回治療して15回を1クールとし,各クール間は5〜7日空ける.

③国際:額中線,両側の額旁1線,額旁2線,額旁3線.

　上から下へ1寸透刺する.毫鍼が帽状腱膜下層へ達したら抽気法で1分運鍼し,30分留鍼して,留鍼中2〜3回運鍼する.毎日1回治療して15回を1クールとし,各クール間は5〜7日空ける.

108. 円形脱毛症

①焦氏:両側の足運感区,感覚区.

毫鍼を帽状腱膜下層へ1～1.5寸刺入し，200回/分で1～3分捻転したあと30分留鍼して，留鍼中5～10分ごとに運鍼する．毎日か隔日1回治療して10回を1クールとする．

②方氏：伏象頭部，伏象の肺兪・肝兪・脾兪・腎兪，そして伏臓の上焦・中・下焦．

　直刺か斜刺で骨膜へ到達させ，得気したら捻転補法し，20～30分留鍼する．毎日か隔日1回治療して10回を1クールとする．

⑨伝統：脱毛局部．側頭部なら頭維，頭頂部なら前頂から後頂の透刺，痒ければ風池と風府を加える．

　脱毛区は周囲から1.5寸～2寸の毫鍼を中心へ向けて十字に横刺する．ほかはマニュアル通りに刺入する．得気すれば捻転して20分留鍼する．毎日か隔日1回治療して10回を1クールとする．

第6節　鼻耳咽喉眼科の疾患

109. 麦粒腫

③国際：患側の額旁1線，額旁2線，枕上正中線．

　抽気法で2分運鍼し，30分留鍼して，間で1回運鍼する．毎日1回治療する．

110. 結膜炎

①焦氏：両側の視区．

　毫鍼を帽状腱膜下層へ斜刺したあと，200回/分の連続波に繋いで30分通電する．

③国際：額中線，枕上正中線，枕上旁線，頂顳後斜線の下2/5．

毫鍼を帽状腱膜下層へ斜刺したあと，200回/分の捻転を1～3分続け，30分留鍼して10分ごとに運鍼する．毎日1回治療して10回を1クールとし，各クール間は5～7日空ける．
※伝統的には太陽から目へ向けて透刺する．

111. 視神経炎

①焦氏：両側の視区．

　毫鍼を帽状腱膜下層へ1.5寸斜刺したあと，200回/分の捻転を1～3分続け，30分留鍼して5～10分ごとに運鍼する．毎日1回治療して12回を1クールとし，各クール間は3～5日空ける．

②方氏：両側の視覚，伏象頭部．

　直刺して骨膜まで到達させ，得気したら捻転する．30～60分留鍼し，留鍼中1～2回運鍼する．毎日1回治療して12回を1クールとし，各クール間は3～5日空ける．

③国際：額中線，頂顳後斜線の下2/5，枕上正中線．

　額中線は神庭から下へ1寸刺入するが，急性炎症なら上下対刺する．頂顳後斜線の下2/5は曲鬢から鍼尖を上へ向けて1寸平刺する．枕上正中線は，強間から脳戸へ透刺する．抽気法で1～3分運鍼し，1～2時間留鍼して，留鍼中2～3回運鍼する．毎日1回治療して12回を1クールとし，各クール間は3～5日空ける．

112. 視神経萎縮

①焦氏：両側の視区．

　毫鍼を帽状腱膜下層へ1.5寸斜刺したあと，200回/分の捻転を2～3分続け，20分留鍼して，間で1回運鍼する．隔日1回治療する．

②方氏：両側の視覚，伏象眼部，伏臓上焦．

直刺か斜刺で刺入し，骨膜へ深刺して，得気すれば小刻みに提插捻転して 30 分留鍼する．毎日 1 回治療して 10 回を 1 クールとし，各クール間は 3 〜 5 日空ける．
③国際：枕上正中線，両側の枕上旁線．

　枕上正中線は，脳戸から強間へ 1.5 寸透刺する．枕上旁線は上から下に 1.5 寸平刺する．進気法で 1 〜 3 分運鍼し，2 〜 4 時間留鍼して，留鍼中 2 〜 3 回運鍼する．毎日 1 回治療して 10 回を 1 クールとし，各クール間は 3 〜 5 日空ける．
※視神経萎縮は難病なので，球後や上睛明からの眼窩内刺鍼を併用する．

113．中心性漿液性脈絡膜症

③国際：両側の枕上旁線と額旁 2 線，枕上正中線，額中線．

　上から下へ 1 寸沿皮刺し，抽気法で 1 〜 3 分運鍼して 1 時間留鍼し，10 〜 12 分ごとに運鍼する．毎日 1 回治療して 10 回を 1 クールとする．
※球後や上睛明も併用する．

114．近視

①焦氏：両側の視区．

　3 寸毫鍼を上から下へ刺入し，200 回／分の捻転を 2 〜 3 分続け，20 分留鍼して，間で 1 回運鍼する．隔日 1 回治療して 4 週を 1 クールとする．
③国際：枕上正中線，両側の枕上旁線．

　枕上正中線は，脳戸から強間へ 1.5 寸透刺する．枕上旁線は脳戸の外側 0.5 寸から下に 1.5 寸平刺する．進気法で 1 〜 3 分運鍼し，30 〜 60 分留鍼して，留鍼中 5 〜 10 分ごとに運鍼する．毎日 1 回治療して 10 回を 1 クールとし，各クール間は 5 〜 7 日空ける．
※風池も併用する．

115. 色盲

①焦氏：両側の視区，感覚区の下 2/5.

　毫鍼を帽状腱膜下層へ1～1.5寸刺入し，200回/分の捻転を30～60秒続け，30分留鍼して，留鍼中5～10分ごとに運鍼する．毎日1回治療して7回を1クールとし，各クール間は3～5日空ける．

③国際：枕上正中線，両側の枕上旁線と頂顳後斜線の下 2/5.

　枕上正中線と枕上旁線は上から下へ1寸透刺し，頂顳後斜線の下 2/5 は後ろ上から前下へ1寸透刺する．進気法で1～3分運鍼し，1～2時間留鍼して，留鍼中1～2回運鍼する．毎日1回治療して7回を1クールとし，各クール間は3～5日空ける．

※重症な眼病には球後や上睛明からの眼窩内刺鍼，軽症なら風池や太陽へ刺鍼する．

116. 老人性白内障

①焦氏：両側の視区．

　毫鍼を帽状腱膜下層へ1.5寸刺入し，200回/分の捻転を1～3分続け，30分留鍼して，留鍼中5～10分ごとに運鍼する．毎日1回治療して12回を1クールとし，各クールは1週間空ける．

③国際：両側の枕上旁線．

　2寸の毫鍼を上から下へ1.5寸平刺し，得気したら進気法で1～3分運鍼して1～2時間留鍼する．毎日1回治療して12回を1クールとし，各クールは1週間空ける．

※白内障に眼窩内刺鍼しても，一時的効果しかない．撥鍼なら効く．

117. 耳鳴と難聴

①焦氏：両側の暈聴区．

　暈聴区の前後から帽状腱膜下層へ対刺する．どちらも4cmずつ刺入して，得気があれば200回/分で両手同時に3分ほど捻鍼する．留鍼中は10分ごとに運鍼し，これを3度繰り返す．毎日1回治療して7回を1クールとし，各クール間は3～5日空ける．

②方氏：両側の聴覚，伏象頭部．

　直刺して骨膜まで達し，得気があれば捻転提挿で運鍼して，30分留鍼する．毎日1回治療して12回を1クールとし，各クールは1週間空ける．

③国際：両側の顳後線．

　率谷から曲鬢へ1.5寸透刺し，抽気法で1～3分運鍼したあと1～2時間留鍼して，留鍼中は2～3回運鍼する．毎日1回治療して12回を1クールとし，各クールは1週間空ける．

⑧併用：声記憶区，語言形成区，顳三鍼，胸腔区，語言区，附加運動区．附加運動区を除き，両側を取る．

　毫鍼を帽状腱膜下層へ1～1.5寸刺入し，捻転も強刺激もせずに，そのまま1.5～2時間留鍼する．隔日1回治療して10回を1クールとする．
※翳風へも2寸毫鍼を直刺し，耳中へ響かせる．

118. メニエル病

①焦氏：両側の足運感区，暈聴区，感覚区，平衡区．

　暈聴区は横刺，足運感区は後ろから前へ平刺，平衡区と感覚区は上から下へ斜刺する．25度角で1～1.5寸刺入し，200回/分で3分ほど捻鍼して，5分後にも捻転して抜鍼する．毎日1回治療して10回を1クールとする．

②方氏：両側の平衡，聴覚，伏象頭部．

直刺して骨膜まで達し，得気があれば捻転提挿で運鍼して，30～60分留鍼するか，症状が軽減するまで留鍼する．毎日か隔日1回治療して5～7回を1クールとする．
③国際：顳後線，頂中線，額中線．
　顳後線は率谷から曲鬢へ透刺，頂中線は前頂から百会へ透刺，額中線は神庭から下へ向けて1寸透刺し，抽気法で運鍼するが，発作が起きていなければ進気法で運鍼する．1～3分運鍼して，患者の症状が軽減するか消えるまで留鍼し，5～10分ごとに運鍼する．毎日1回治療して5～7回を1クールとする．
※四神鍼と翳風も併用する．

119. アレルギー性鼻炎（花粉症）

②方氏：両側の嗅味，伏臓上焦，伏象頭部．
　直刺か斜刺で刺入して骨膜まで達し，得気があれば小刻みな捻転提挿で運鍼して，30分留鍼する．留鍼中は2～3回運鍼する．毎日1回治療して5～7回を1クールとする．
③国際：額中線，両側の額旁1線．
　額中線と額旁1線は，上から下へ1寸刺入して，帽状腱膜下層へ達したら，抽気法で1分運鍼する．そして30分留鍼し，15分ごとに運鍼する．毎日1回治療し，5～7回を1クールとする．
※鼻三鍼を併用する．それでダメなら大椎へ火鍼する．

120. 鼻血

②方氏：伏象頭部．伏臓中焦，嗅味，視覚を配穴する．
　直刺して鍼尖が骨膜層へ達し，得気すれば小刻みに捻転して30分留鍼するか，出血が治まるまで留鍼する．毎日1回治療して1～3回で終える．

③国際：額中線，頂中線，両側の額旁1線，額旁2線，額旁3線．

　前頭部は上から下へ1寸刺入し，頂中線は前頂から百会へ1.5寸透刺する．毫鍼を帽状腱膜下層へ刺入したら，抽気法で30〜60秒運鍼し，鼻血が止まるまで留鍼する．毎日1回治療して，1〜3回で終える．

121. 顎関節症

①焦氏：対側の感覚区と運動区の下2/5．

　毫鍼を帽状腱膜下層へ1寸ほど刺入し，200回／分で30〜60秒捻転したあと30分留鍼する．留鍼中5〜10分ごとに運鍼する．毎日1回治療して，7回を1クールとする．

③国際：対側の頂顳前斜線と頂顳後斜線の下2/5．

　頂顳前斜線の下2/5から懸釐へ向けて2寸透刺し，頂顳後斜線の下2/5から曲鬢へ向けて2寸透刺する．鍼が帽状腱膜下層へ達したら抽気法で1〜3分運鍼し，30〜60分留鍼して，留鍼中は10分ごとに運鍼する．運鍼中や留鍼中には，指の腹で最初は軽く，徐々に強く顎関節の圧痛点を揉む．毎日1回治療して，7回を1クールとする．

※下関へも1cmの深さに揚刺するとよい．それで得気しなければ，翳風へ刺鍼し，ダメなら頰車へ刺鍼し，それでもダメなら率谷から太陽への透刺，牽正などを加える．

122. 扁桃炎

③国際：額中線，額旁1線．

　毫鍼を上から下へ1寸刺入し，急性で症状がひどければ抽気法で2分運鍼し，15分留鍼して，間で1回運鍼する．毎日2〜4回刺鍼する．慢性で症状が軽ければ進気法で2分運鍼し，12時間留鍼する．隔日1回治療して10回を1クールとし，各クールは1週間空ける．

※完骨，風池，天柱にも直刺すると速効性がある．

123．咽頭炎

②方氏：伏象の頭頸部．伏臓上焦と倒臓上焦を配穴する．
　直刺して鍼尖が骨膜層へ達し，得気すれば小刻みに捻転して30分留鍼する．留鍼中は2～3回運鍼する．毎日1回治療して，3～5回で終える．
③国際：額中線，額旁1線．
　額中線は上下に対刺し，額旁1線は上から下へ1寸透刺する．抽気法で1～3分運鍼し，1～2時間留鍼して，留鍼中15分ごとに運鍼する．毎日1回治療して，3～5回で終える．
※やはり完骨，風池，天柱，そして後頸部の夾脊穴を加える．

124．咽喉頭異常感症（梅核気）

③国際：額中線，額旁1線．
　額中線と額旁1線は上から下へ透刺し，200回/分で1分捻転したあと15分留鍼して5分ごとに運鍼するか，操作せずに30分留鍼する．あるいは240回/分の連続波パルスに繋いで15～30分通電する．配穴は刺鍼して得気すれば，平補平瀉して15～30分留鍼する．毎日か隔日1回治療して，10回を1クールとし，各クール間は3～5日空ける．
※やはり完骨，風池，天柱，そして後頸部の夾脊穴を加える．

125．口腔潰瘍

⑨伝統：玉枕．
　穴位から円形か筋状の圧痛陽性物を探す．陽性物に鍼尖を内上方へ向けて30度角で刺入し，瀉法したあと10～15分留鍼するか，左手で陽性物

を摘んで固定し，右手で鍼を持って速刺速抜して，鍼孔を絞って1滴の血を出す．毎日1回治療して3〜7回を1クールとする．
※やはり完骨，風池，天柱，そして後頸部の夾脊穴を加える．潰瘍が虫歯によって起きていれば，歯を治療する．

126. 歯痛

①焦氏：対側感覚区の下2/5．両側なら両側を取る．
　毫鍼を帽状腱膜下層へ1寸ほど刺入し，200回/分で30〜60秒捻転したら，30〜60分留鍼して，留鍼中5〜10分ごとに運鍼する．1〜3回治療する．
②方氏：伏臓上焦．倒象の頭部と伏象の合谷を配穴する．
　直刺か斜刺して鍼尖が骨膜層へ達し，得気すれば小刻みに捻転して30〜60分留鍼し，留鍼中は2〜3回運鍼する．1〜3回治療する．
③国際：対側頂顳後斜線の下2/5．両側なら両側を取る．
　頂顳後斜線の下2/5は曲鬢から上へ向けて1寸ほど透刺し，帽状腱膜下層へ鍼体が入ったら抽気法で1〜3分運鍼し，2〜4時間留鍼する．留鍼中は15分ごとに運鍼し，1〜3回治療する．
※やはり完骨，風池，天柱へ刺鍼する．そして痛みが治まったら，歯医者へ行くか，やわらかい歯ブラシで丁寧にみがく．

第7節　脳障害

　頭鍼がもっとも得意とするのは，脳障害である．脳障害に一番多用されるのは焦氏系だが，それは方氏など全息系が直刺や斜刺なのに対し，焦氏系は透刺を使うので刺激する長さも広く，頭皮の血管が広範囲に拡張するため，大脳皮質で血液循環が活発になる範囲が多いからだろう．だから頭

鍼は，焦氏のように1本のみを使う方法より，朱明清のようにラインを帯と考えて3本を平行に並べる斉刺が効果的とされている．そのため頭鍼では，ラインに捕らわれずに，広い面積へ刺鍼することが重要である．

そこで斉刺や合谷刺，対刺，天谷八陣穴などの多刺法を使用し，3寸など長めの鍼を使って，刺激する面積を増やしたほうが効果的である．頭皮へ刺鍼すると，その直下にある血管しか拡張しないが，その血管に血液を供給している血管もあるので，ラインに捕らわれずに多刺したほうがよい．パルス電極のプラグも5組あるのだから，10本ぐらい刺鍼したほうがよい．また，太い鍼を使ったほうがよい．

脳障害は肢体麻痺が中心なので，焦氏系の運動区と感覚区がメインとなる．それに運動前区，附加運動区を加えて透刺する．運動区と感覚区は，耳付近の下2/5が顔，側頭部の中2/5が上肢，百会付近の上1/5が上肢である．つまり人間が逆立ちしたような感じに配列されているが，これは耳穴も人間が逆立ちしたような縮図で配列されているので覚えやすい．まず基本は焦氏頭鍼，それに習熟したら国際標準化の経穴に基づくライン，それに幅を与えた朱氏頭鍼を覚えるとよい．

他系統は，独自の取穴法があって，覚えにくい面がある．

頭鍼ではパルス通電することが多いので，10番ぐらいの太めの鍼を使用する．また細い鍼では効果も薄く，硬い頭皮では刺入しにくい．

脳卒中が悪いうちは抜鍼しても出血しないが，症状が改善するに従って頭皮にも血液が流れるようになり，かなり出血するので乾綿を持って抜鍼する．一般に，脳卒中への頭鍼治療は，3カ月以内が目安とされている．3カ月を過ぎても，頭鍼すれば頭の出血は消えるのだが，脳細胞が圧死しているので復活しない．だから早期治療が重要である．

次に，これまで使われてきたラインを中心とする治療法を参考として載せる．

127. 脳卒中

①焦氏：片麻痺には対側の運動区と感覚区．言葉が不鮮明だったり失語には言語二区と言語三区，四肢の浮腫には血管舒縮区，失行症には運用区，眩暈や耳鳴には暈聴区，下肢の痛みや大小便の失禁には足運感区，不安定歩行には平衡区を加える．

　2寸毫鍼を頭皮と15～30度角で帽状腱膜下層へ刺入し，鍼体を固定して，人差指橈側面と親指掌側面で鍼柄を挟み，人差指の中手指節関節を上下させ，200回/分の速度で30～60秒捻転する．そのあと15～30分留鍼し，留鍼中5～10分ごとに運鍼する．毎日1回治療して10回を1クールとし，各クール間は5～7日空ける．パルスも200回/分の連続波で通電する．

②方氏：伏臓頭部，片麻痺と対側の倒象と倒臓．失語には説話と信号，失行症には運平，不安定歩行には平衡，失読には記憶を加える．

　直刺か斜刺，透刺により鍼尖が骨膜層へ達し，捻転して得気すれば30分留鍼する．毎日1回治療して10回を1クールとし，各クール間は5～7日空ける．

③国際：対側の頂顳前斜線と頂顳後斜線，頂旁1線，頂旁2線．言葉が不鮮明ならば顳前線，血圧が高ければ頂中線を加える．

　頂顳前斜線は前頂から懸釐へ透刺，頂顳後斜線は百会から曲鬢へ透刺する．一般には上から下へ3本の鍼を接力鍼法にてリレーさせるが，3寸の毫鍼を使ってもよい．頂旁1線は承光から経に沿わせて後ろに1.5寸，頂旁2線は正営から経に沿わせて後ろに1.5寸，頂中線は前頂から百会へ透刺，顳前線は頷厭から懸釐へ透刺する．抽気法で1～3分運鍼し，30～60分留鍼して，留鍼中10～15分ごとに運鍼する．毎日1回治療して12回を1クールとし，各クール間は5～7日空ける．

※動かない手足にも刺鍼して，筋肉を緩める．できれば項鍼や後頚部の夾脊穴を併用する．

128. 脳卒中後遺症

①焦氏：対側の運動区，感覚区，足運感区．

　治療ラインの上下から対刺し，帽状腱膜下層へ刺入する．30分留鍼して，留鍼中は両手同時に200回/分の捻転を3分続け，10分休む．これを3回繰り返す．毎日1回治療して，10回を1クールとし，3～5日空けて第2クールに入る．

③国際：病巣側の頂顳前斜線と頂中線．

　1.5寸の毫鍼を10本使う．第1鍼は額中線，第2鍼は頂中線を透刺する．さらに4本を取り，頂顳前斜線の先から後ろへ帽状腱膜下層をリレーで透刺する．再び4本を取り，先ほど刺入した4本の傍ら0.5寸から，前の毫鍼と十字になるよう交叉刺する．各鍼を1分捻転し，10分休んでから再度捻転する．運鍼時に患者は肢体を運動させ，6時間留鍼して抜鍼する．留鍼中は運鍼しない．当日は洗髪できない．毎日1回治療して5回を1クールとし，各クール間は2日空ける．

⑥于氏：頂区，頂前区．

　于致順の分区法に基づいて，頂区，頂前区，額区，枕区，枕下区，顳区，項区と頭部を7つに分ける．そして頂区と頂前区を取り，叢刺法を使って帽状腱膜下層へ1～1.5寸透刺する．それぞれの区に3～5本刺入し，長時間留鍼して，間欠的に運鍼する．6～10時間留鍼し，留鍼中に2～3回捻転する．毎日1回治療して1カ月を1クールとする．

※やはり麻痺した手足にも刺鍼する．

129. 仮性球麻痺

①焦氏：言語一区（運動区の下2/5の別名）．

　言語一区へ毫鍼を沿皮刺して，帽状腱膜下層へ1～1.5寸刺入したら，200回/分で2～3分捻転し，5分空けて再度運鍼する．こうして2回運

鍼したら抜鍼する．毎日1回治療して，10回を1クールとする．
③国際：額中線．

　神庭から下へ向けて1寸刺入し，髪際からも同様に刺鍼する．鍼が吸い込まれる感じがしたら抽気法で運鍼し，同時に患者は嚥下するような運動をする．20分留鍼して2～3回運鍼する．隔日1回治療して，10回を1クールとする．
⑩我流：両側の視区と平衡区．

　視区は上から下，平衡区は下から上へ透刺し，疎密波で通電する．さらに完骨，風池，天柱，そして後頚部の夾脊穴を加え，ベッドに向けて垂直に刺入する．このまま30分留鍼する．3日に1回治療する．

130. パーキンソン症候群
（脳動脈硬化によりパーキンソン様の震顫麻痺が起きたもの）

①焦氏：両側の舞踏震顫区．動きが緩慢だったり減少すれば両側運動区，知覚障害があれば対側か両側の感覚区を加える．

　頭皮と30度角で帽状腱膜下層へ鍼体を刺入したら，200回/分で3分捻転し，30分留鍼して，留鍼中に2回運鍼する．毎日1回治療して10回を1クールとし，各クール間は3～5日空ける．
②方氏：両側の書写と運平，思維．不安定歩行には平衡を加える．

　直刺か斜刺して鍼尖が骨膜層へ達したら，捻転提挿して30分留鍼する．隔日1回治療して，10回を1クールとする．
※硬直した四肢にも，太くて長い鍼で透刺したほうがよい．それで40分ほど留鍼すれば，筋肉が柔らかくなる．ドーパミン不足には効かない．

131. 脳萎縮

①焦氏：血管舒縮区，足運感区．

血管舒縮区は髪際から刺鍼し，上へ向けて3cm刺入する．足運感区は前神聡の横0.5寸から刺鍼し，後ろへ向けて正中線と平行に刺入する．200回/分で3分捻転し，30分留鍼して，留鍼中5～10分ごとに運鍼する．毎日1回治療して，12回を1クールとする．項鍼も併用したほうがよいが，留鍼されていることを忘れて動く患者がいるので慎重にする．

132. 運動失調

①焦氏：両側の平衡区．患者の症状によって視区，舞踏震顫控制区，暈聴区，足運感区を配穴する．

　毫鍼を帽状腱膜下層へ刺入し，200回/分で小刻みに30～60秒捻転し，15分留鍼する．留鍼中は5分ごとに運鍼する．毎日1回治療して，10回を1クールとし，各クール間は3～5日空ける．

②方氏：両側の平衡，そして両側の思維，聴覚，視覚，運平を配穴する．

　斜刺で鍼尖が骨膜層へ達し，得気すれば1～3分捻転して30分留鍼する．運鍼中は患者に手足を動かさせるか，受動運動させる．毎日1回治療して，10回を1クールとし，各クール間は3～5日空ける．

③国際：両側の枕下旁線，顳後線，枕上旁線，頂顳前斜線の上1/5と中2/5を配穴する．

　枕下旁線は，脳戸の横0.5寸から下へ向けて1.5寸刺入する．頂顳前斜線の上1/5と中2/5は，前頂から前下方へ3寸沿皮刺する．抽気法で1～3分運鍼し，1～2時間留鍼して，留鍼中2～3回運鍼する．毎日1回治療して，10回を1クールとし，各クール間は3～5日空ける．

※安眠，風池，天柱へも刺鍼したほうがよい．

133. 植物人間

①焦氏：感覚区，運動区，足運感区，視区，胸腔区．

斜刺で毫鍼を帽状腱膜下層へ刺入したら，200回／分で30〜60秒捻転を続け，1〜2時間留鍼し，留鍼中5〜10分ごとに運鍼する．毎日1回治療し，15回を1クールとして，1週間空けて第2クールの治療する．
③国際：額中線，頂中線，頂顳前斜線，頂顳後斜線，枕下旁線．

額中線は神庭から下へ1寸，頂中線は前頂から百会へ透刺，頂顳前斜線は前頂から懸釐へ透刺，頂顳後斜線は百会から曲鬢へ透刺，枕下旁線は玉枕から下へ1.5寸沿皮刺する．進気法で1〜3分運鍼して1〜12時間以上留鍼する．毎日1回治療し，15回を1クールとして，1週間空けて第2クールを治療する．
※やはり天柱，風池，安眠の刺鍼を併用する．

134. 小舞踏病

①焦氏：対側の舞踏震顫控制区．両側ならば両側を取る．

斜刺で毫鍼を帽状腱膜下層へ刺入し，200回／分で30〜60秒捻転を続け，30分留鍼して，留鍼中5〜10分ごとに運鍼する．毎日1回治療し，15回を1クールとして，各クール間は3〜5日空ける．
②方氏：伏象頭面と対応する肢体．対側か両側の倒象穴を配穴してもよい．

直刺して，鍼が骨膜層まで達したら，捻転して得気させたあと30分留鍼する．毎日1回治療して15回を1クールとする．
③国際：頂中線，頂顳前斜線．感情変化が激しければ額中線，不安定歩行には枕下旁線を加える．

頂中線は前頂から百会へ透刺，頂顳前斜線は前頂から懸釐へ透刺するか，3本で三段接力鍼法する．額中線は神庭から下向きに1寸透刺，枕下旁線は玉枕から下へ向けて天柱に透刺する．抽気法で1〜3分運鍼し，運鍼時は患者が能動運動するか受動運動する．1〜2時間留鍼して，留鍼中に2〜3回運鍼する．毎日1回治療して10回を1クールとし，各クール

間は3〜5日空ける．

135. 外傷性脳症

①焦氏：片麻痺には運動区，失語には言語二区と言語三区，頭痛や知覚障害には感覚区，眩暈やぼんやりすれば暈聴区，平衡障害には平衡区を取る．運動区や感覚区は対側だが，ほかは両側を取穴する．

毫鍼を帽状腱膜下層へ刺入し，200回/分で30〜60秒捻転を続け，30分留鍼して，留鍼中5〜10分ごとに運鍼する．毎日か隔日に1回治療して12回を1クールとし，各クール間は5〜7日空ける．

③国際：片麻痺には頂顳前斜線，頭痛や知覚障害には頂顳後斜線，失語には顳前線，不眠には額旁1線，眩暈やぼんやりすれば顳後線，精神異常には額中線を取る．すべて両側を取る．

頂顳前斜線側は前頂から懸釐へ3寸透刺するか，上から下へ3本を接力鍼法する．頂顳後斜線も同じように刺鍼する．額旁1線は眉衝から下向きに1寸透刺，顳前線は頷厭から懸釐へ透刺，額中線は神庭から下へ向けて1寸透刺，顳後線は率谷から曲鬢へ透刺する．一定の長さを刺入したら，それぞれを抽気法で1〜3分運鍼し，30〜60分留鍼して，留鍼中10分ごとに運鍼する．毎日か隔日に1回治療して12回を1クールとし，各クール間は5〜7日空ける．

おわりに

　ここに記載した治療法は，さまざまな書籍を参考とした．治療例は，焦氏，方氏，朱氏，国際しかないが，それは，私たちが北京の学校で学習した1985年の五版教材が焦氏頭鍼を載せており，1996年の六版教材と2007年の21世紀教材が国際頭鍼を載せているからだ．恐らく今後は，焦氏→国際→朱氏という頭鍼が主流となり，方氏は消えてゆくことになるだろう．90年代は，方氏の頭鍼についての書籍が多く出版された．現在では朱氏が多い．焦氏頭鍼から国際頭鍼に変わったのは，治療点名称が「効能を表す名称」から「部位を示す名称」へと移行したためで，耳鍼も同じ傾向にある．

　治療ラインは焦氏が覚えやすく，全体的なイメージを摑むには方氏頭鍼がよい．前髪際ラインは，上星を中心に人間が横たわっているイメージで，額角が足になる．同じように，運動区や感覚区のラインは，耳前が頭で，百会が足と，人体が逆立ちしているイメージ．正中線は，前髪際が頭で，百会が足．後面は，正中線に人体が正立しているイメージになる．

　いずれにせよ脳の機能局在に基づいて頭鍼が作られているので，全体像を摑むには人体が描かれている方氏がよい．

　1つの治療法を覚えるといっても「脈診十年」という．つまり診察法を習得するためには，時間がかかるのだ．しかし頭鍼は，症状さえ分かれば，初心者でも治療できる．耳鍼と同じく非常に手軽な治療法だが，体鍼も併用する必要がある．

　本書に述べた参考処方を実践しているうちに，運動疾患なら運動区に人間が逆立ちしている，知覚障害なら感覚区で人が逆立ちしてる，震えなら舞踏震顫控制区で人が逆立ちしてる，心臓血管関係なら血管舒縮区で逆立ち，内臓疾患ならば前髪際で，頭を中心に双子が左右に分かれている，こ

うした全体像が分かってくる．だから病名や症状が分かれば，即治療できる．そして頭鍼に併用すべき体鍼療法も付記しておいた．

8番の2インチ（寸六）か1.5インチ（寸三）中国鍼を使い，鍼管を用いて切皮し，少し引き抜いて横刺（平刺）する．斜刺では頭蓋骨に当たって刺入できず，沿皮刺では硬い頭皮に阻まれて入りにくい．3mmぐらい切皮して15〜30度角で刺入すれば，だいたいスルスルと入ってゆく．鍼体が決められた長さまで入ったら，拳を握るようにして親指と人差指で鍼柄を挟み，少し捻鍼する．補瀉を気にした進気法と抽気法があるが，実際は補瀉など関係ない．頭鍼は，その頭蓋骨下にある大脳皮質に血液を供給するだけで，血液を遮断する頭鍼はない．だから実質上は補も瀉もない．現に焦氏頭鍼は，平補平瀉で捻転していた．鍼の方向性も書かれているが，実際には方向性なども関係ない．下から上は刺入しにくいので，ほとんどが上から下へと刺入しているだけである．切皮するとき痛ければ，切皮するときだけ呼吸を止めてもらえばいい．ただラインに刺せばよい．

そのあとは留鍼するか，疎密波か200回/分（3.3Hz）の連続波パルスに繋いで放置しておけばよい．

頭鍼の留鍼は長いほどよいといわれているが，治療の都合で20〜40分にする．同じ体勢では，患者がつらいからだ．

抜鍼は，ゆっくりと引き上げて，皮下まで鍼尖がきたら，すばやく抜鍼する．好転すると出血しやすいので，乾いた消毒綿花を持って抜鍼する．

治療クールは，一般に慢性なら隔日に1回で，10回を1クールとし，各クール間は5〜10日空ける．急性では毎日か隔日に1回治療する．

だが入院させているわけではないので，働きながら頭鍼を毎日とか隔日に1回というのは難しい．そこで1週間に1回とか2回だけ治療する．もちろん病院で入院治療している場合は，このかぎりではない．

一般に毎日とか隔日に治療する場合は刺鍼本数を減らし，前に刺鍼した場所を避ける．しかし1週間に1回しか治療しないケースでは刺鍼本数を増やし，三角形に並べる斉刺や平行に刺入する排刺して，必要な治療ライ

ンは全部取る．たまにカツラを被っている人があるが，カツラの上から鍼すると硬くて刺さらない．カツラを外して刺すべきである．

　まったく手足が動かなければ，頭鍼とともに手足へ透刺する．これは痙性麻痺では必須で，硬くなって拘縮した筋肉へ30号3寸ぐらいの鍼を透刺する．それによって3～6回で，まったく動かなかった手足が動くようになる．重力に逆らって動かせるようになるには，かなり時間がかかるが，水平方向へ動かせるようになれば，あとは本人のリハビリに頼る．だいたい頭鍼は6回ぐらいで効果がある．脳の出血は，頭鍼をすれば直ちに消えるが，それは頭蓋骨付近のことであって，深部の出血は簡単には消えない．だから頭皮から3cm以上離れた部位の出血を消すことは，かなり難しいといえる．脳の中心部にある出血は，頭鍼が効かない．だから中心部の障害には体鍼と頚鍼を中心にすべきである．

　椎骨動脈は脳底動脈に繋がっているので，それが拡張すれば脳内の血流も改善するため脳中心部にも影響がある．しかし頭鍼ほど顕著な効果ではない．だから脳中心部に出血がある場合は，治療を断ったほうがよいかもしれない．

　頭鍼をする基準だが，出血が50ml以内であれば頭鍼，それより多ければ開頭手術と，中国ではされている．

　頭鍼を始める時期については，いろいろな説があって一定していないが，早いほうがよいというのが一般的だ．早いほうがよいといっても，倒れた直後に救急車を呼ばず頭鍼治療を始めるというのは行き過ぎで，直後は救急車を呼んで，その間に指先や人中へ刺鍼し，出血を軽く治める処置をする．

　最初は降圧剤を投与して血圧を下げ，腰椎穿刺して脳圧を下げて，脳ヘルニアなどを防ぎ，血腫によって脳が圧死しないようにする必要がある．状態が安定してから頭鍼を始めるので，だいたい2～3日から1週間後に頭鍼を実行する．

　脳卒中治療といっても，頭鍼効果を知らない医者が多いので，患者は土

日に「一時帰宅する」と要求して頭鍼治療を受けたほうがよい．そうでないと拒否されることがある．

　頭鍼は1週間も練習すればできるようになるので，中国では若い鍼灸師が脳卒中の出張治療をしている．それを家床科と呼ぶが，床はベッドの意味で，家庭のベッドまで往診するのである．だから日本でも初心者で比較的暇な開業したての鍼灸師が，脳卒中の往診に向いている．

　頭鍼開始の時期は分かったが，では何回ぐらいまで効果があるのか？

　私の経験によると，6回ぐらいまでは頭鍼の効果が顕著だが，それ以降は頭鍼をしてもしなくても大差なくなる．だから「頭鍼と体鍼併用」から「体鍼のみ」へと移行させるが，なかには「頭鍼と併用したほうが効果がある」と要求されることがあるので，その場合は頭鍼を併用している．

　では頭鍼をしても効果がなくなる手遅れ時期とは？

　中国では「だいたい3カ月を過ぎれば，頭鍼の効果がなくなる」といわれている．それは脳卒中によって脳細胞が弱っているうちは治るが，圧迫されている時間が長引くと脳細胞が死んでしまうからだ．死んだ脳細胞は，血液循環を改善しても復活しない．ただ失語症の場合は例外のようで，運動麻痺の場合は3カ月の法則が当てはまるが，ほかの症状では当てはまらなかったりする．だから3カ月を過ぎていても挑戦してみる価値はある．私が診た失語症の人は「ワァー，ワァー」しかいえない状態が7年も続いていたらしいが，頭鍼によって少し速度は遅いものの，はっきり喋れるようになった．だが肢体麻痺の場合は，3カ月を過ぎていれば，断れれば断ったほうがよいと思う．3カ月以内ならば，周囲の眼にもはっきり分かるほど改善されてゆくが，その期間を過ぎた患者は，治療者も「自然治癒なのかどうか分からない」程度にしか改善しないからだ．それでは患者の家族に，鍼の驚異的な効果をアピールできない．ただ，これは60歳を過ぎた老人のことで，20代・30代のように若ければ，半年経過していても驚異的な効果がある．しかし圧倒的に高齢患者が多いのが現状だ．

　例えば脳卒中となって1週間目で治療した肢体麻痺の場合，降圧剤を注

射されて尻もちをつき，腰痛となった．病院で腰痛が治らないから，自宅へ帰って出張治療を頼まれた．脳卒中なので，もちろん寝たきり，まったく動けない．そこでギックリ腰の治療とともに頭鍼治療した．その翌週，再び出張治療を頼まれたので「もう歩けるはずだから」と来てもらった．歩くのが不自由だからと車を運転して来たが，3回も頭鍼治療すると，普通に歩けるようになり，6回の治療で完全に正常人のようになった．脳の出血は，鍼する前にＣＴを撮り，鍼した翌日にＭＲＩを撮ったところ，出血していた頭半分はきれいになっており，刺鍼してない健側に少し血が残っているだけだった．こうして肢体麻痺は6回で治ったのだが，治療していなかった顔面麻痺が残り，その治療で日数がかかった．つまり脳卒中から1週間以内に治療でき，出血量が少なくて，大脳皮質表面に出血があれば，驚異的な効果がある．だが年数を経たものは，出血が消えるだけである．

　脳塞栓と脳出血では，どちらが効果があるかという問題だが，中国では脳塞栓に効果があるとするのが一般的だ．ただ脳出血のほうが効果があるという人もある．私の経験では，脳出血に効果がある．

　日本の場合，脳塞栓では点滴によって溶かしてしまうため，そのあとで頭鍼しても効果があまりない．頭鍼機序として，頭鍼で脳塞栓に効果がある場合は，詰まった塞栓の血管を刺鍼によって拡張させ，血栓の詰まりを流してしまおうというものなので，すでに血栓が溶解してしまった脳血管では，頭鍼しても効果があまり見られない．体鍼の効果だけであろう．

　痙性麻痺と弛緩性麻痺では，どちらが効果があるかという問題だが，体鍼を併用して硬直を消せるため，痙性麻痺が効果がよく，弛緩性麻痺では効果がはっきりしない．

　いずれにせよ体鍼，夾脊鍼，項鍼などと同じで，頭鍼は脳機能局在に基づいた理論性のある治療法だから，大脳皮質の血流が原因となっている疾患には効果がある．

図版出典一覧

第 2 章
　図 1：『頭鍼療法治百病』144 頁，図 12-2（温木生編著，人民軍医出版社，2007 年）

第 5 章
　図 2：『頭鍼療法治百病』71 頁，図 7-9
　図 3：『頭鍼療法治百病』71 頁，図 7-10
　図 4：『全訳鍼法灸法学』73 頁（淺野周訳，たにぐち書店，2006 年）
　図 5：『頭鍼療法治百病』72 頁，図 7-11
　図 6：『頭鍼療法治百病』72 頁，図 7-12
　図 7：『頭鍼療法治百病』72 頁，図 7-13
　図 8：『頭鍼療法治百病』73 頁，図 7-14
　図 9：『頭鍼療法治百病』74 頁，図 7-15
　図 10：『頭鍼療法治百病』74 頁，図 7-16
　図 11：『頭鍼療法治百病』74 頁，図 7-17
　図 12：『頭鍼療法治百病』75 頁，図 7-18
　図 13：『頭鍼療法治百病』75 頁，図 7-19
　図 14：『頭鍼療法治百病』76 頁，図 7-20
　図 15：『頭鍼療法治百病』76 頁，図 7-21
　図 16：『頭鍼療法治百病』177 頁，図 12-23（改）
　図 17：『頭鍼療法治百病』182 頁，図 12-29
　図 18：『頭鍼療法治百病』75 頁，図 7-19（改）

第 6 章
　図 19：『頭鍼療法治百病』85 頁，図 8-2
　図 20：『頭鍼療法治百病』87 頁，図 8-3
　図 21：『頭鍼療法治百病』87 頁，図 8-4
　図 22：『頭鍼療法治百病』88 頁，図 8-5
　図 23：『頭鍼療法治百病』90 頁，図 8-6
　図 24：『頭鍼療法治百病』92 頁，図 8-7
　図 25：『頭鍼療法治百病』93 頁，図 8-8
　図 26：『頭鍼療法治百病』94 頁，図 8-9
　図 27：『頭鍼療法治百病』97 頁，図 8-12

第 9 章
　図 28：『頭鍼療法治百病』160 頁，図 12-14（改）
　図 29：『頭鍼療法治百病』161 頁，図 12-15（改）
　図 30：『頭鍼療法治百病』163 頁，図 12-16（改）
　図 31：『頭鍼療法治百病』164 頁，図 12-17

図版出典一覧

図 32：『頭鍼療法治百病』154 頁，図 12-8
図 33：『頭鍼療法治百病』155 頁，図 12-9
図 34：『頭鍼療法治百病』156 頁，図 12-10
図 35：『頭鍼療法治百病』157 頁，図 12-11
図 36：『頭鍼療法治百病』158 頁，図 12-13
図 37：『頭鍼療法治百病』157 頁，図 12-12
図 38：『頭鍼療法治百病』150 頁，図 12-5
図 39：『頭鍼療法治百病』151 頁，図 12-6［左］
図 40：『頭鍼療法治百病』151 頁，図 12-7［左］
図 41：『頭鍼療法治百病』151 頁，図 12-6［右］
図 42：『頭鍼療法治百病』151 頁，図 12-7［右］
図 43：『頭鍼療法治百病』168 頁，図 12-18［右下］
図 44：『頭鍼療法治百病』168 頁，図 12-18［左下］
図 45：『頭鍼療法治百病』168 頁，図 12-18［左上］
図 46：『頭鍼療法治百病』168 頁，図 12-18［右上］
図 47：『頭鍼療法治百病』176 頁，図 12-22
図 48：『頭鍼療法治百病』177 頁，図 12-23
図 49：『頭鍼療法治百病』177 頁，図 12-24
図 50：『頭鍼療法治百病』178 頁，図 12-25
図 51：『頭鍼療法治百病』180 頁，図 12-26
図 52：『頭鍼療法治百病』181 頁，図 12-27
図 53：『頭鍼療法治百病』183 頁，図 12-30
図 54：『頭鍼療法治百病』182 頁，図 12-28
図 55：『頭鍼療法治百病』182 頁，図 12-29
図 56：『頭鍼療法治百病』184 頁，図 12-31
図 57：『頭鍼療法治百病』170 頁，図 12-19
図 58：『頭鍼療法治百病』171 頁，図 12-20
図 59：『頭鍼療法治百病』174 頁，図 12-21
図 60：『頭鍼療法治百病』186 頁，図 12-32
図 61：『頭鍼療法治百病』186 頁，図 12-33
図 62：『頭鍼療法治百病』187 頁，図 12-34
図 63：『頭鍼療法治百病』189 頁，図 12-35（1）
図 64：『頭鍼療法治百病』189 頁，図 12-35（2）
図 65：『頭鍼療法治百病』189 頁，図 12-35（3）
図 66：『頭鍼療法治百病』189 頁，図 12-35（4）
図 67：『靳三鍼』7 頁，図 6（柴鉄劬編著，人民衛生出版社，2009 年）
図 68：『靳三鍼』3 頁，図 1，図 2
図 69：『靳三鍼』9 頁，図 8
図 70：『靳三鍼』15 頁，図 14
図 71：『靳三鍼』18 頁，図 16
図 72：『最新鍼灸治療 165 病』xiii頁（張仁編著，淺野周訳，三和書籍，2007 年）

索　引

あ

啞穴 ―――― 165
足運感区 ―――― 144
頭三角 ―――― 164
後三角 ―――― 174
安神区 ―――― 162
胃区 ―――― 145
胃脊点 ―――― 174
胃脊内点 ―――― 174
咽喉区 ―――― 172
印堂内点 ―――― 170
陰陽点 ―――― 170
陰陽内点 ―――― 170
陰陽両面 ―――― 170
暈鍼 ―――― 106
暈聴区 ―――― 143
暈痛鍼 ―――― 185
運動区 ―――― 141
運動区透感覚区五鍼 ―――― 167
運動前区 ―――― 158
運平 ―――― 138
運用区 ―――― 144
腋区 ―――― 172
益脳十六穴 ―――― 166
帯状鍼感 ―――― 54
温通督陽法 ―――― 177

か

開闔補瀉 ―――― 53
踝陰線 ―――― 173
膈下点 ―――― 174
額区 ―――― 161,172
額五鍼 ―――― 158
額中線 ―――― 147
額頂線 ―――― 148

額頂帯 ―――― 153
額旁1線 ―――― 148
額旁2線 ―――― 148
額旁3線 ―――― 148
額旁1帯 ―――― 153
額旁2帯 ―――― 154
額面区 ―――― 171
下肢陰区 ―――― 173
下焦 ―――― 133
下焦区 ―――― 173
下肢陽区 ―――― 175
上三角 ―――― 174
踝陽線 ―――― 175
感覚区 ―――― 141
眼球協同運動中枢 ―――― 164
眼区 ―――― 172
環状刺法 ―――― 67
肝胆区 ―――― 173
記憶 ―――― 137
嗅味 ―――― 140
胸腔区 ―――― 146
強刺激 ―――― 53
夾脊鍼療法 ―――― 186
強壮区 ―――― 164
靳三鍼 ―――― 184
頸夾脊 ―――― 186
経験取穴 ―――― 36
頸鍼 ―――― 177
迎随補瀉 ―――― 52
頸前区 ―――― 172
頸膨大区 ―――― 188
血管舒縮区 ―――― 142
血線 ―――― 176
肩陰線 ―――― 173
言語一区 ―――― 141,149

言語二区 —— 143
言語三区 —— 143
兼証治療 —— 38
剣突点 —— 171
剣突内点 —— 171
肩陽線 —— 175
股陰線 —— 173
項区 —— 162
項後区 —— 175
交叉刺法 —— 62
口唇区 —— 172
項鍼穴 —— 177
控制区 —— 142
項叢刺 —— 178
後頭骨全息法頭穴 —— 176
声記憶区 —— 159
語言区 —— 169
語言形成区 —— 160
腰夾脊 —— 186
呼循 —— 139
語智区 —— 174
小幅度提挿 —— 50
股陽線 —— 175

さ

臍点 —— 171
臍内点 —— 171
三角区 —— 173
思維 —— 136
視覚 —— 138
視区 —— 145
耳区 —— 172
指掌線 —— 173
四神鍼 —— 184
下三角 —— 174
眦枕線 —— 170
膝陰線 —— 173
失算区 —— 168
膝陽線 —— 175

趾底線 —— 173
指背線 —— 175
趾背線 —— 175
次鼻咽口舌区 —— 163
下脳戸 —— 177
弱刺激 —— 54
斜刺 —— 47
揉 —— 98
十字刺法 —— 63
手指加強区 —— 168
情感区 —— 168
顳区 —— 162,172
上下対刺 —— 60
顳後線 —— 151
顳後帯 —— 155
顳三鍼 —— 157,185
上肢陰区 —— 173
上焦 —— 132
上焦区 —— 172
上肢陽区 —— 175
顳前線 —— 150
顳前帯 —— 155
徐疾補瀉 —— 52
書写 —— 136
舒縮区 —— 142
進気法 —— 50
心区 —— 172
信号 —— 138
深刺 —— 48
震顫 —— 50
震顫控制区 —— 142
制狂区 —— 164
井字刺法 —— 66
斉刺法 —— 63
生殖区 —— 146
精神情感区 —— 162
清醒区 —— 163
静線 —— 176
制癲区 —— 146

晴明区	174	頂結前帯	155
静留鍼	70	頂耳線	170
切	99	頂顳後斜線	149
折鍼	113	頂顳前斜線	149
接力刺法	64	頂顳帯	154
説話	136	頂前区	161,171
前後正中線	169	頂中線	148
前後正中内線	170	頂枕帯	156
前後対刺	60	頂旁1線	150
浅刺	48	頂旁2線	150
扇状刺法	67	直刺	48
前庭区	175	治聾五穴	166
叢刺	10	枕外隆凸内点	170
双指法	99	枕下区	161
疎波	75	枕下旁線	152
疎密波	76	枕区	161,174
		枕項区	174
た		枕上正中線	151
対症取穴	36	枕上旁線	151
滞鍼	108	枕点按法	8
大椎点	174	枕点鍼法	8
大椎内点	174	枕療定位	7
多穴区配穴	37	対刺	60
多体系配穴	38	骶夾脊	187
多療法配穴	38	骶区	175
単穴区配穴	37	定神鍼	185
単指法	99	提挿	49
断続波	76	提挿補瀉	52
弾撥	51	点	99
智三鍼	184	癲癇区	168
肘陰線	173	電気鍼	74
抽気法	49	天谷八陣穴	165
中刺激	54	天突点	171
中焦	133	天突内点	171
中焦区	173	透刺法	68
肘陽線	175	倒象	134
聴覚	139	倒臓	134
頂区	160	動留鍼	70
頂結後帯	155		

な

捻転 ——— 49
捻転補瀉 ——— 51
脳三鍼 ——— 184
ノコギリ波 ——— 76

は

背区 ——— 175
肺・支気管区 ——— 172
排刺法 ——— 67
抜鍼法 ——— 71
鼻区 ——— 172
脾胃区 ——— 173
鼻咽口舌区 ——— 163
皮下出血 ——— 110
泌殖区 ——— 173
風線 ——— 176
附加運動区 ——— 159
伏象 ——— 130
伏臓 ——— 132
舞踏震顫控制区 ——— 142
平衡 ——— 139
平衡区 ——— 145
平刺 ——— 47
平補平瀉 ——— 53
傍刺法 ——— 60

ま

前三角 ——— 174
密波 ——— 75
胸夾脊 ——— 186
面区 ——— 172
捫 ——— 99

や

山元敏勝の頭穴 ——— 180
陽関点 ——— 174
陽関内点 ——— 174
腰区 ——— 165, 175

揚刺法 ——— 65
腰骶区 ——— 175
腰膀大区 ——— 188

ら

留鍼 ——— 69
顱底帯 ——— 156

わ

腕陰線 ——— 173
弯鍼 ——— 112
腕陽線 ——— 175

【著者紹介】

淺野　周（あさの　しゅう）

中国医学翻訳家　鍼灸師（北京堂鍼灸）

翻訳書

『全訳経絡学』『全訳中医基礎理論』『全訳中医診断学』『全訳鍼灸治療学』『全訳鍼法灸法学』『全訳鍼灸医籍選』『実用急病鍼灸学』（たにぐち書店）『鍼灸学釈難』『経外穴110選』（源草社）『急病の鍼灸治療』『難病の鍼灸治療』『刺血療法（共著）』（緑書房）『完訳鍼灸大成』『刺鍼事故』『最新鍼灸治療165病』『美容と健康の鍼灸』（三和書籍）

略歴
- 1956年　島根県生まれ
- 1985年　学生時代に三寸三番を使った大腰筋刺鍼を開発
- 1987年　明治東洋医学院鍼灸科卒
- 1990年　北京中医学院針推系進修生終了
- 1990年　北京堂を開業．脳卒中治療をするようになる
- 1998年　北京堂ホームーページを開設．治療法を公開
- 2011年　東京にて後進に鍼灸治療を指導

三寸鍼を使った大腰筋刺鍼で知られている。

頭皮鍼治療のすべて
頭鍼・頭穴の理論と135病の治療法

2011年 4月 5日　第1版第1刷発行
2015年12月20日　第1版第2刷発行

著　者　　淺野　周
©2011 Syu Asano

発行者　　高橋　考
発　行　　三和書籍

〒112-0013　東京都文京区音羽2-2-2
電話 03-5395-4630　FAX 03-5395-4632
sanwa@sanwa-co.com
http://www.sanwa-co.com/
印刷／製本　モリモト印刷株式会社

乱丁、落丁本はお取替えいたします。定価はカバーに表示しています。
本書の一部または全部を無断で複写、複製転載することを禁じます。

ISBN978-4-86251-099-0 C3047

本書の電子版（PDF形式）はBook Pubの下記URLにてお買い求めいただけます。
http://bookpub.jp/books/bp/426

三和書籍の好評図書
Sanwa co.,Ltd.

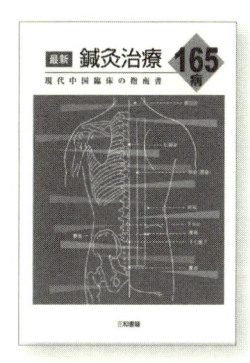

最新鍼灸治療165病
──現代中国臨床の指南書──

張仁 編著 淺野周 訳
A5判／並製／602頁／定価6,200円＋税

腎症候性出血熱、ライム病、トゥレット症候群など近年になって治療が試みられてきた病気への鍼灸方法を紹介。心臓・脳血管、ウイルス性、免疫性、遺伝性、老人性など西洋医学では有効な治療法がない各種疾患、また美容性疾患にも言及。鍼灸実務に携わる方、研究者の必携書!

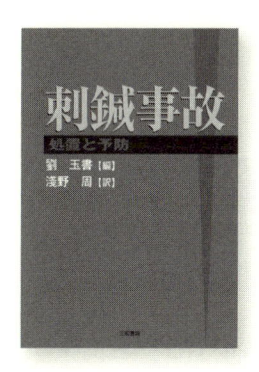

刺鍼事故
──処置と予防──

劉玉書 編 淺野周 訳
A5判／並製／406頁／定価3,400円＋税

誤刺のさまざまな事例をあげながら、事故の予防や誤刺を起こしてしまったときの処置の仕方を図入りで詳しく説明。鍼灸医療関係者の必読本!
「事故を起こすと必ず後悔します。そして、どうしたら事故を起こさなくて効果を挙げられるか研究します。事故を起こさないことを願って、この本を翻訳しました」

(訳者あとがきより一部抜粋)

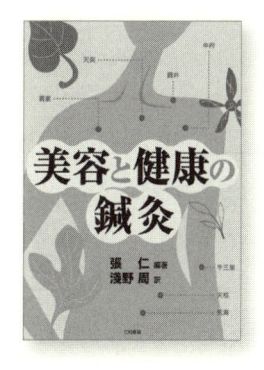

美容と健康の鍼灸

張仁 編著 淺野周 訳
A5判／並製／408頁／定価3,980円＋税

本書は、禁煙、禁酒、禁麻薬、さらに美容、健康維持、病気の予防を内容としている。ハゲ、白髪、ニキビ、ソバカス、肝斑、シミ、老人斑、いぼ、しわの治療などに加えて、ダイエットや病気予防も書かれている。健康な身体であってこそ、美しく感じるスタイルを保つことができ、便秘がないからこそ美しい素肌が保てるのである。だから美しくなるためには、まず健康でなければならない──。

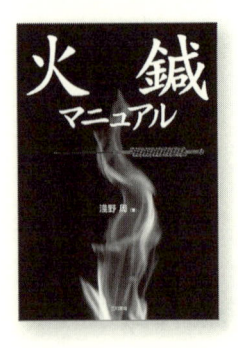

火鍼マニュアル

淺野周 著
A5判／並製／152頁／定価 3,200 円＋税

「火鍼」は、直接灸の効果を併せ持つ鍼治療である。本書は火鍼による治療法を疾患別に、病因、治療（ツボの位置と火鍼の操作法）、文献（中国の参考文献の和訳）、カルテ（症例）、および備考（その他の注意点）に端的に整理した。

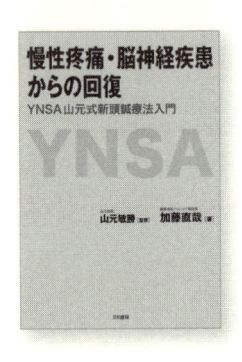

慢性疼痛・脳神経疾患からの回復
YNSA 山元式新頭鍼療法入門

山元敏勝 監修　加藤直哉 著
A5判／並製／200頁／定価 3,300 円＋税

世界で1万人以上の医師が実践する脅威の頭鍼治療法YNSA。すべての痛み、神経症状、不定愁訴などに即効性のある治療効果がある他、リハビリ以外に治療法がないとされる脳梗塞などにも顕著な効果を発揮する。

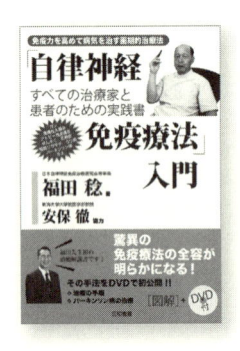

「自律神経免疫療法」入門　DVD付
すべての治療家と患者のための実践書

福田稔 著　安保徹 協力
A5判／並製／253頁／定価 3,000 円＋税

自律神経免疫療法は、自律神経のバランスを整え、免疫力を高めて病気を治癒に導く治療法。少しでも多くの治療家のみなさんに治療の実際と理論をご紹介したいと考え、治療の内容をまとめたのが本書である。DVDでは、モデルを使って治療の手順を解説したものと、パーキンソン病の患者さんの実際の治療を紹介している。

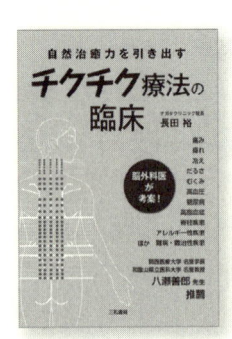

チクチク療法の臨床

長田裕 著
A5判／並製／264頁／定価 3,000 円＋税

チクチク療法（＝無血刺絡療法）誕生から10年。絶版となった『無血刺絡療法』から7年半の間に蓄積された新疾患を含む膨大な治療症例と臨床データを加えた最高の書。前巻『自分でできるチクチク療法』をお読みになって興味を持たれた方が、さらに理解を深める本としても最適。